L'anatomie en orthophonie

Parole, déglutition et audition

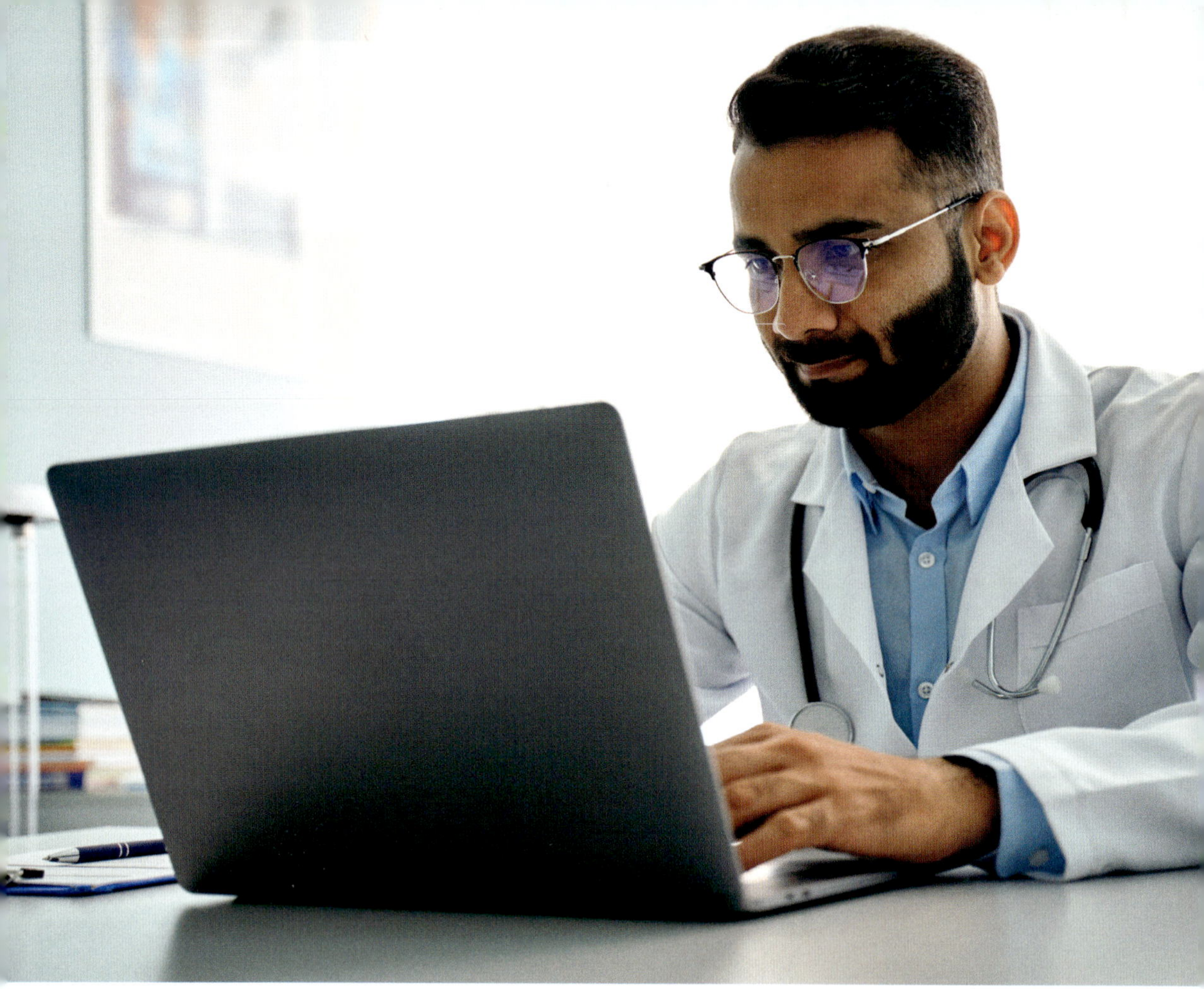

L'anatomie en orthophonie

Parole, déglutition et audition

David H. McFarland, Ph. D.
Professeur titulaire à l'École d'orthophonie et d'audiologie de la Faculté de médecine de l'Université de Montréal
Récipiendaire du prix de carrière Germaine Huot de l'Ordre des orthophonistes et audiologistes du Québec
Fellow de l'American Speech-Language-Hearing Association

5e édition

Elsevier Masson

ELSEVIER

Elsevier Masson SAS, 65, rue Camille-Desmoulins, 92442 Issy-les-Moulineaux cedex, France

L'anatomie en orthophonie. Parole, déglutition et audition, 5e édition, de David H. McFarland.

Note de l'éditeur : Elsevier adopte une position neutre en ce qui concerne les conflits territoriaux ou les revendications juridictionnelles dans le contenu qu'il publie, y compris dans les cartes et les affiliations institutionnelles.
ISBN : 978-2-294-78364-7

Table des matières

Introduction

Plan du chapitre

La parole diffère des autres processus spécialisés du corps humain par le fait que l'objectif visé par cet acte n'est pas de déplacer le corps ou encore d'interagir avec un objet, mais de communiquer. Il est estimé que nous produisons jusqu'à 15 sons de la parole par seconde et que cette activité requiert l'engagement de plus d'une centaine de muscles distribués à l'intérieur de différents systèmes physiologiques impliqués dans la production de la parole, incluant les systèmes respiratoire, laryngé-phonatoire et oropharyngé-articulatoire. La production de la parole est conséquemment un des mouvements humains spécialisés les plus complexes. Les processus de contrôle neurologique sous-jacents sont également complexes, et requièrent l'implication de plusieurs structures corticales et sous-corticales hiérarchiquement organisées interagissant avec des signaux sensoriels rétroactifs provenant des structures périphériques de la parole. Comme illustré dans la figure 1, la déglutition utilise plusieurs, voire à la totalité, des structures anatomiques (et des processus de contrôle neurologique) impliquées dans la production de la parole à des fins différentes. Par exemple, les plis vocaux, dont la vibration est essentielle à la production de certains sons de la parole, sont des structures clés pour protéger les voies respiratoires inférieures pendant la déglutition. Les articulateurs oraux, qui modifient le son généré par la vibration des plis vocaux, sont utilisés dans la déglutition pour préparer et transporter les aliments solides et liquides. Le pharynx, qui constitue une partie du tractus vocal, contribue également au transport du bol alimentaire vers l'œsophage et l'estomac. Considérant ce chevauchement anatomique important, il n'est pas surprenant que les pathologies et lésions affectant la parole aient également souvent un impact sur la déglutition.

L'objectif de ce livre est donc de résumer les connaissances actuelles des bases anatomiques de la production de la parole, de la voix et de la déglutition dans leur fonctionnement normal, en plus de donner des bases fondamentales dans le diagnostic et le traitement de l'expression pathologique de ces fonctions. Son objectif est également d'introduire les bases anatomiques de l'audition et de la fonction vestibulaire. Bien sûr, les structures anatomiques et leurs fonctions physiologiques respectives sont en réalité intimement liées ; elles ont cependant été artificiellement séparées dans cet ouvrage afin d'en faciliter l'apprentissage.

Le livre et les notions qui y sont présentées sont organisés autour des illustrations médicales du Dr Frank M. Netter. Le texte est ainsi présenté avec des références spécifiques à ces illustrations classiques et les structures pertinentes y sont mises en évidence. Comprendre l'anatomie requiert une représentation visuelle des structures selon plusieurs orientations, et les figures de Netter permettent une telle perspective. De plus, vous remarquerez des termes écrits en italique et mis entre parenthèses. Ces ajouts correspondent aux termes anglais fréquemment utilisés. Des tableaux résumant l'origine, l'insertion, l'innervation et la fonction de chaque muscle étudié (tableaux 1.1 à 1.3 [p. 71-75], 2.1 à 2.3 [p. 110-114] et 3.1 à 3.5 [p. 176-183]), ainsi que les fonctions et l'innervation corticale des noyaux moteurs des nerfs crâniens importants pour la parole et la déglutition (tableaux 5.1 et 5.2 [p. 273-274]), seront fournis tout au long du livre. Des figures provenant d'autres illustrateurs talentueux et des figures originales créées spécifiquement pour ce livre ont été ajoutées au cours des différentes éditions de cet ouvrage afin de mettre en évidence certaines structures clés et leur fonction et pour amener les lecteurs à comprendre les structures anatomiques pouvant être observées dans une évaluation de la déglutition par vidéofluoroscopie.

Nous débuterons avec un résumé des systèmes de classification anatomique, de la nomenclature anatomique, des termes relatifs aux directions et aux mouvements, ainsi que des différents tissus anatomiques. Nous nous attarderons ensuite sur les descriptions des structures respiratoires, laryngées-phonatoires et oropharyngées-articulatoires pour terminer avec l'anatomie de l'audition et de la fonction vestibulaire et les structures neurologiques de base impliquées dans le contrôle et la coordination des mouvements de la parole et de la déglutition.

L'étude de l'anatomie est une des plus anciennes sciences médicales, ses origines datant des premières civilisations grecques. Vous vous apprêtez donc à embarquer dans cette vaste et noble tradition qu'est l'étude des principes de l'anatomie humaine.

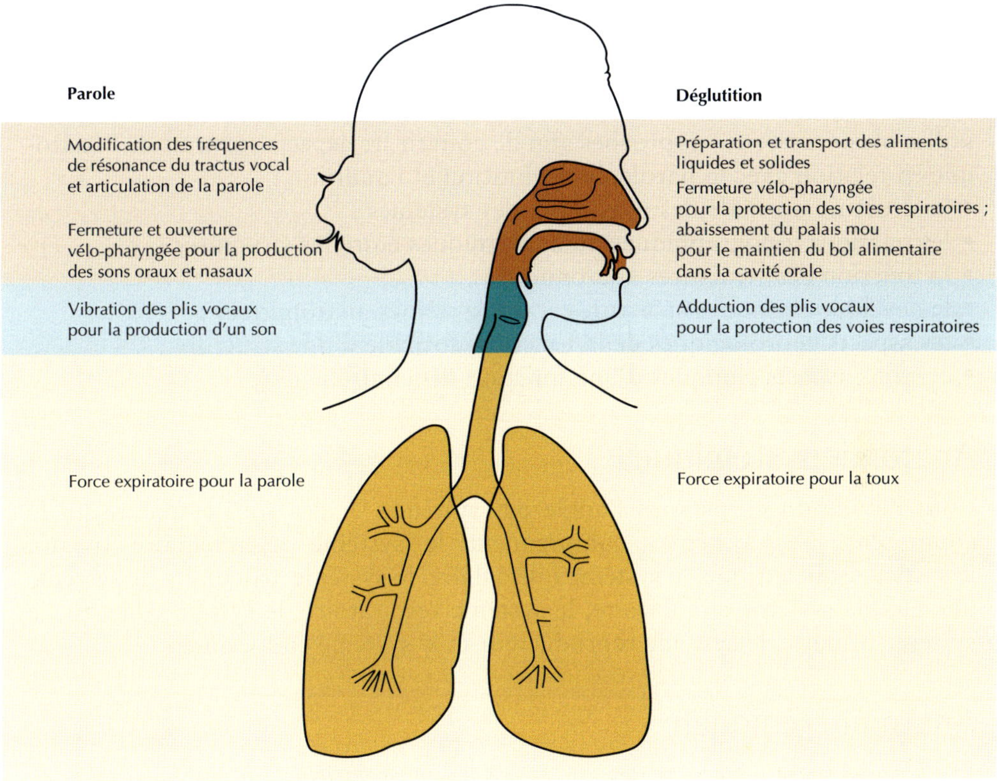

FIGURE 1. **Structures anatomiques partagées impliquées dans la parole et dans la déglutition.**
Source : Elsevier Inc.

Anatomie

Il y a plusieurs façons de classifier, et par conséquent d'étudier, l'anatomie humaine. Quelques-unes sont décrites dans les sections suivantes. Cet ouvrage utilise plusieurs de ces approches afin de couvrir les aspects suivants de l'anatomie en relation avec la parole, la déglutition et l'audition :
- la structure normale des organes et des systèmes ;
- les relations topographiques ou anatomiques entre les structures ;
- la fonction des structures anatomiques ;
- le développement des structures et des systèmes anatomiques ;
- les aspects neurologiques de la fonction normale d'une structure ;
- certains aspects cliniques d'une fonction déficitaire.

Anatomie systémique

C'est l'étude du corps sous l'angle des systèmes et des sous-systèmes qui le composent. Ces systèmes comprennent le système tégumentaire (peau), le système squelettique, le système musculaire, le système articulaire, le système nerveux, le système circulatoire, le système respiratoire, le système digestif, le système urinaire, le système reproducteur et le système endocrinien.

Anatomie régionale

Elle concerne plusieurs zones du corps et les relations qu'entretiennent les structures anatomiques de ces zones ou régions entre elles. Les régions typiques sont :
- la tête ;
- le cou ;
- le dos ;
- le thorax ;
- l'abdomen ;
- le bassin et le périnée ;
- les membres supérieurs ;
- les membres inférieurs.

Anatomie développementale

Elle concerne le développement prénatal et postnatal des structures anatomiques.

Anatomie fonctionnelle

C'est l'étude des corrélations existant entre une structure et sa fonction. Elle combine des principes anatomiques et physiologiques.

Anatomie clinique

L'anatomie clinique met l'accent sur les corrélations entre une structure et sa fonction qui ont un impact au niveau de la pratique médicale et des autres professions de la santé.

Nomenclature

Avant de débuter la discussion sur le corps humain, il est important de se familiariser avec les termes fréquemment utilisés par les anatomistes pour décrire une structure et sa localisation. Ces termes facilitent grandement la compréhension et l'étude de l'anatomie.

Position anatomique (voir figure 2)

Toutes les structures sont décrites par rapport à une position standard, appelée la *position anatomique*. Chez les *humains*, la position anatomique est définie selon une personne en position debout, face à l'observateur, les bras le long du corps, les paumes tournées vers l'avant, les jambes jointes et les pieds droit devant.

Puisque la plupart des animaux sont quadrupèdes, leur position anatomique et les termes directionnels associés sont différents de ceux utilisés pour les humains. Cela doit être gardé en tête lorsqu'on compare l'anatomie humaine à l'anatomie non humaine.

Plans et coupes (figure 2)

Les plans anatomiques divisent le corps en différentes sections et sont utilisés pour décrire l'orientation des structures et les mouvements anatomiques. Pour visualiser ces différents plans, nous vous demandons d'imaginer une feuille de papier qui « coupe » le corps en différentes sections. Voici une description des trois principaux plans anatomiques de référence.

Plan sagittal (*sagittal*)

Le plan sagittal est un plan longitudinal parallèle à la suture sagittale du crâne. Pour se représenter visuellement l'axe de ce plan, il faut imaginer la feuille de papier alignée verticalement entre les deux yeux. Tous les plans sagittaux sont parallèles à cette feuille de papier. Lorsque le plan sépare le corps en deux parties égales gauche et droite, il s'agit alors du plan sagittal médian ou plan médian (*midsagittal, median plane*). Tous les autres plans sagittaux portent le nom de plans parasagittaux (*parasagittal*), ou simplement sagittaux (*sagittal*).

Plan coronal ou frontal (*coronal, frontal*)

Le plan frontal, ou coronal, est un plan longitudinal qui s'entrecroise avec le plan sagittal à angle droit. Pour se représenter visuellement l'axe de ce plan, il faut imaginer que l'on tient la feuille de papier droit devant soi, et parallèle à la suture coronale ou frontale du crâne. Tous les plans frontaux sont parallèles à cette feuille. Les plans coronaux divisent le corps ou un organe en ses parties antérieure et postérieure. En anglais, on utilise le terme *midcoronal* ou *midfrontal* pour désigner le plan qui divise le corps en deux moitiés égales antérieure et postérieure.

Plan transverse ou horizontal (*transverse, horizontal*)

Le plan transverse, ou horizontal, divise le corps ou une structure en parties supérieure et inférieure. Pour se le représenter visuellement, il faut imaginer que la feuille de papier est placée à l'horizontal devant soi. Tous les plans transverses sont parallèles à cette feuille. En anglais, on utilise le terme *midtransverse* pour désigner le plan qui divise le corps en deux moitiés égales supérieure et inférieure.

N.B. : une coupe suit un plan dit oblique (*oblique plane*) si elle se situe entre un plan sagittal et un plan transverse.

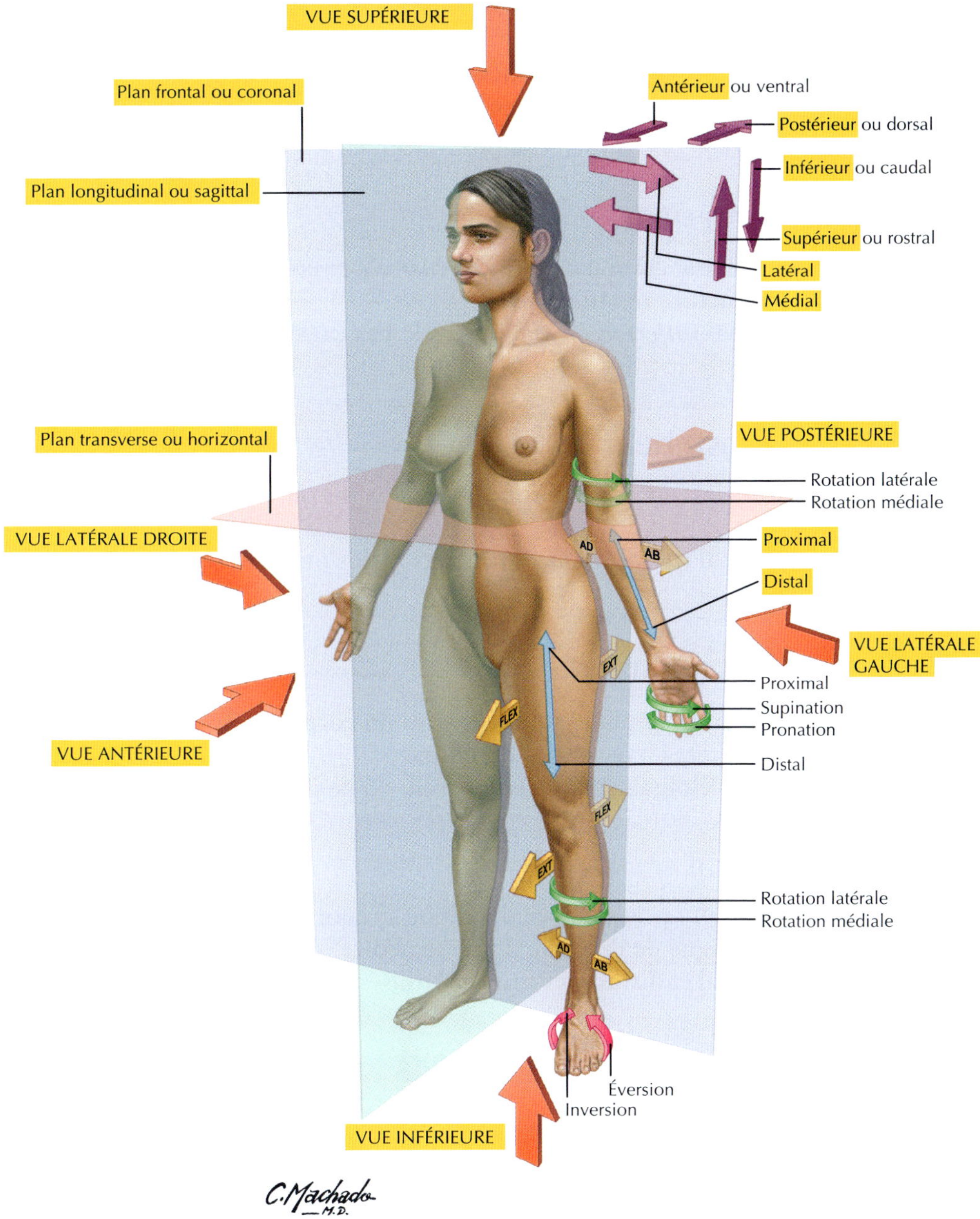

FIGURE 2. **Position anatomique, termes relationnels et plans du corps.**

➺ **Les légendes de certaines planches sont surlignées en jaune afin de mettre en évidence les structures mentionnées dans le texte.**

Termes anatomiques

Ces termes sont utilisés pour localiser des structures et pour désigner des régions sur ces structures lorsque le sujet est en position anatomique. Ils sont listés en paires d'oppositions (voir figure 2 : se référer aux flèches mauves et bleues).

Supérieur et inférieur

• Supérieur, rostral ou crânial (*superior, rostral, cranial*) : vers le haut ou au-dessus d'une structure ou du corps.
• Inférieur ou caudal (*inferior, caudal*) : vers le bas ou en dessous d'une structure ou du corps.

Antérieur et postérieur

• Antérieur ou ventral (*anterior, ventral*) : vers l'avant ou à l'avant du corps ou d'une structure.
• Postérieur ou dorsal (*posterior, dorsal*) : vers le dos ou à l'arrière du corps ou d'une structure.

Médian, médial et latéral

• Médian (*median*) : sur le plan sagittal central du corps.
• Médial (*medial*) : vers l'axe central du corps.
• Latéral (*lateral*) : s'éloignant du plan médian, ou de l'axe central, du corps.

Proximal et distal

• Proximal (*proximal*) : près de l'origine d'une structure ou du tronc du corps.
• Distal (*distal*) : éloigné de l'origine d'une structure ou du tronc du corps.
Les termes proximal et distal sont souvent utilisés afin de décrire les membres.

Superficiel, profond et intermédiaire

• Superficiel ou externe (*superficial, external*) : à proximité de la surface du corps ou d'une structure.
• Profond ou interne (*deep, internal*) : éloigné de la surface du corps ou d'une structure.
• Intermédiaire ou moyen (*intermediate, middle*) : entre une structure plus interne et une structure plus externe.

Ces termes sont souvent utilisés pour décrire les relations anatomiques entre des structures, comme une structure qui est plus profonde, ou superficielle, à une autre.

Pariétal et viscéral (voir figure 5)

- Pariétal (*parietal*) : concerne la paroi externe d'une cavité corporelle.
- Viscéral (*visceral*) : relatif aux viscères ; enveloppe qui contient un organe.

Procubitus et couché allongé

- Procubitus (*prone*) : position anatomique du corps selon laquelle le visage et les surfaces ventrales du corps sont dirigés vers le bas.
- Couché allongé (*supine*) : position anatomique du corps selon laquelle le visage et les surfaces ventrales du corps sont dirigés vers le haut.

Ipsilatéral, controlatéral et bilatéral

- Ipsilatéral (*ipsilateral*) : réfère au même côté du corps.
- Controlatéral (*contralateral*) : réfère au côté opposé du corps.
- Bilatéral (*bilateral*) : réfère aux deux côtés du corps.

Ces termes sont souvent utilisés pour décrire l'innervation des structures. L'innervation réfère à la transmission et à la distribution des informations sensorielles et motrices depuis ou vers un organe, un muscle ou une glande.

Vues, aspects et surfaces

L'anatomie requiert la visualisation des structures sous différentes perspectives. Les termes vue, aspect et surface sont utilisés pour décrire ces orientations. Une vue décrit la façon dont nous sommes orientés pour observer le corps ou une structure (voir figure 2 : se référer aux flèches rouges) :

- une vue supérieure est obtenue lorsque l'observateur est positionné au-dessus d'une structure, alors qu'une vue inférieure est obtenue lorsque l'observateur est positionné en dessous d'une structure (figure 3) ;
- une vue antérieure est obtenue lorsque l'observateur est positionné à l'avant d'une structure, alors qu'une vue postérieure est obtenue lorsque l'observateur est positionné à l'arrière d'une structure (figures 4 et 5) ;
- une vue latérale est obtenue lorsque l'observateur est positionné plus loin du plan médian que le corps ou la structure (voir Plan sagittal [p. 8]), alors qu'une vue médiale est obtenue lorsque l'observateur est positionné directement sur le plan médian (figures 4 et 6).

Une surface correspond à la couche superficielle ou supérieure d'une structure anatomique (par exemple, voir la surface antérieure des poumons dans la figure 5). Un aspect correspond à la partie d'une structure qui peut être observée dans une vue spécifique (par exemple, voir l'aspect latéral du crâne visible dans la vue latérale de la figure 6).

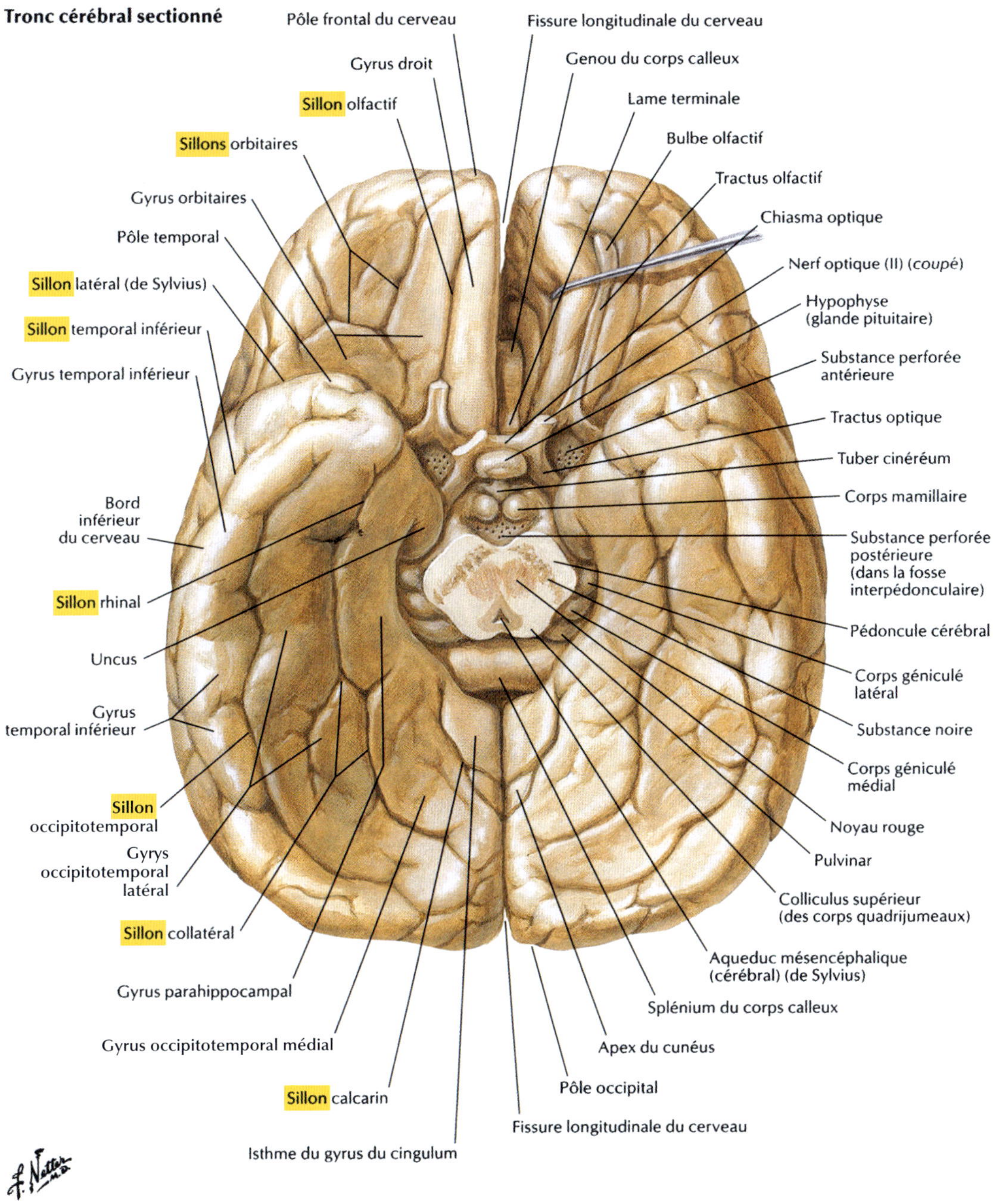

FIGURE 3. **Vue inférieure du cerveau.**

Source : Netter illustration used with permission of Elsevier Inc.

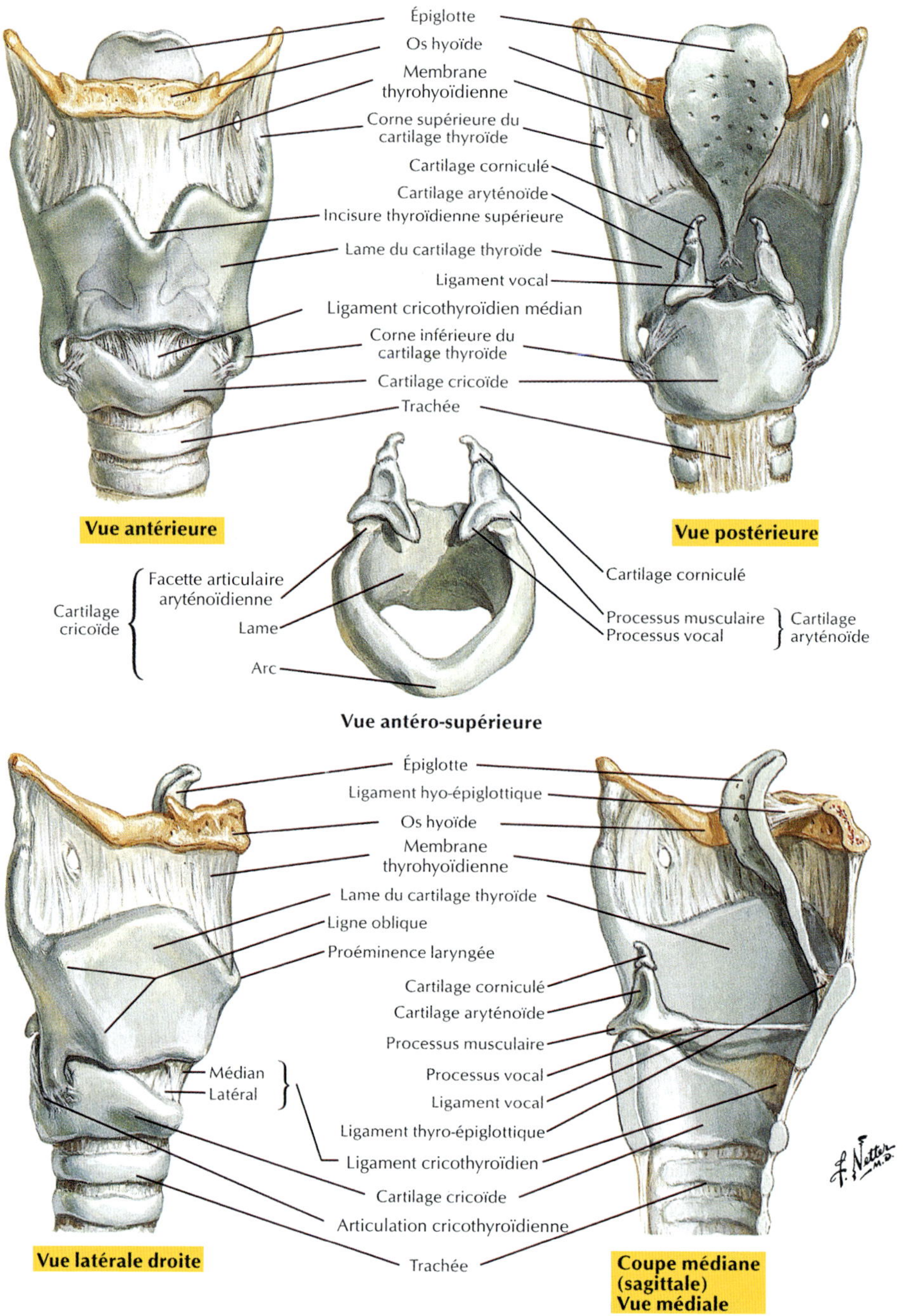

FIGURE 4. **Vues antérieure, postérieure, latérale et médiale des cartilages du larynx.**
Source : Netter illustration used with permission of Elsevier Inc. All rights reserved.

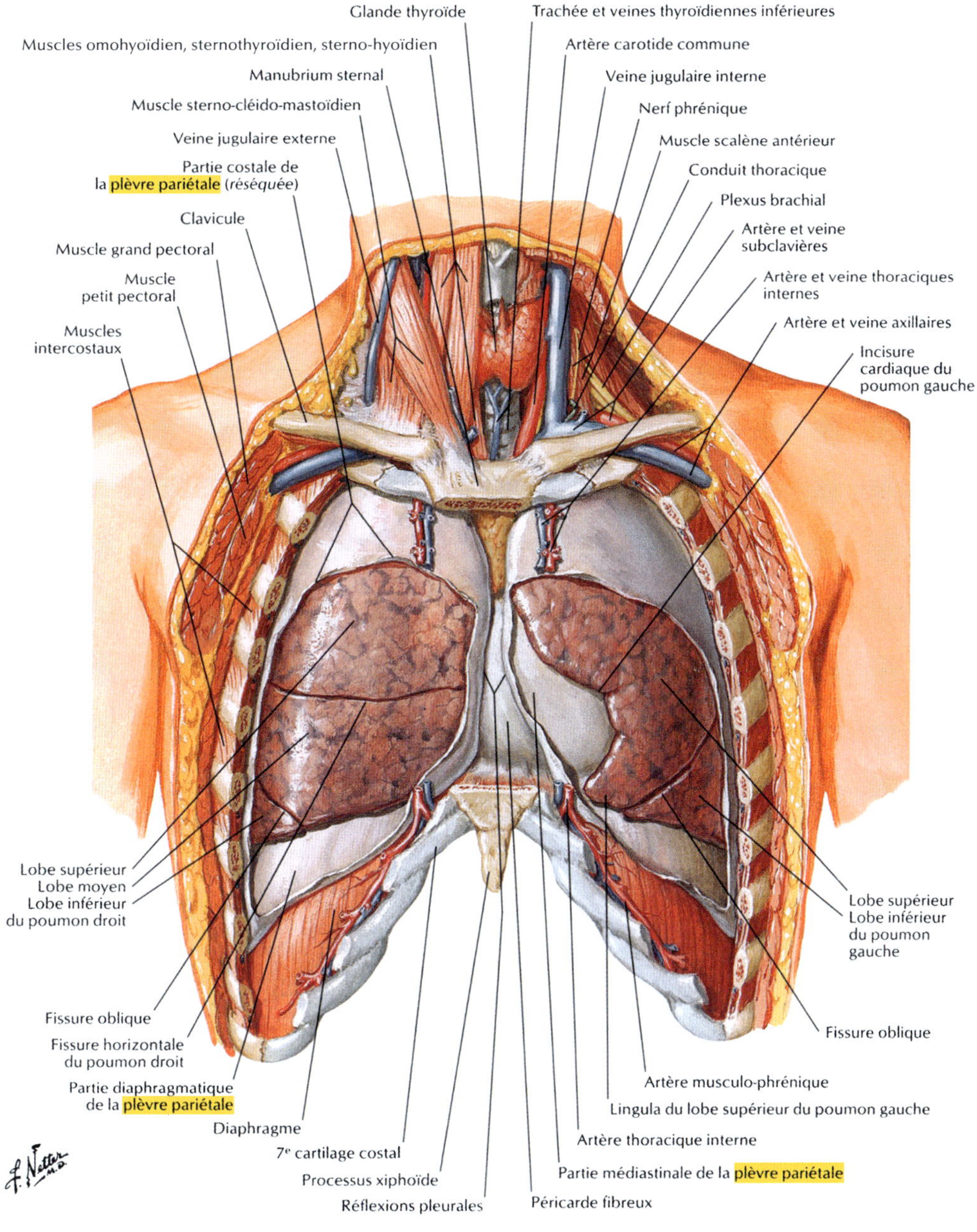

FIGURE 5. **Vue antérieure des poumons *in situ*.**

Noter la plèvre pariétale.

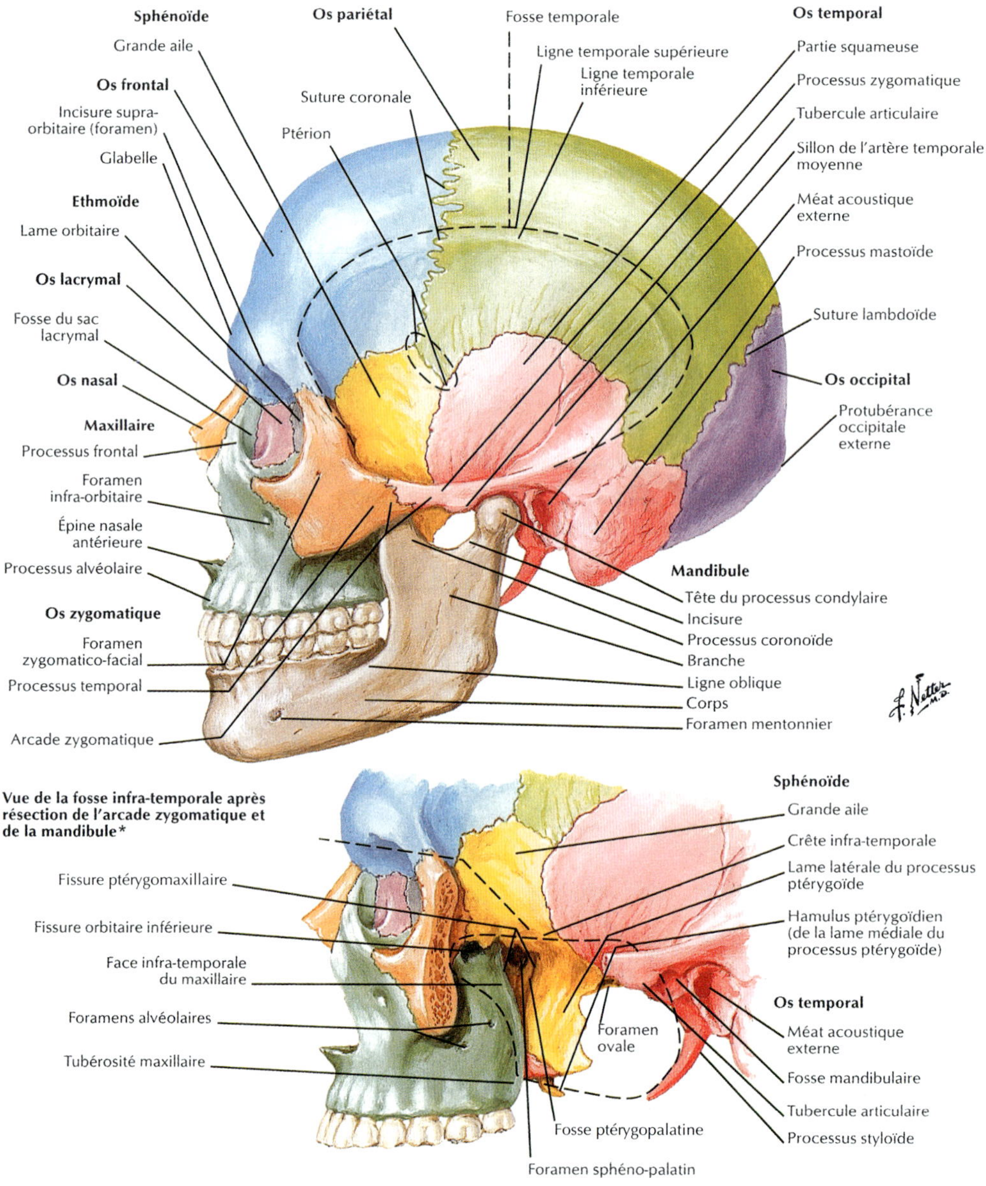

* Superficiellement, le processus mastoïde forme la limite postérieure

FIGURE 6. **Vue latérale du crâne.**
Source : Netter illustration used with permission of Elsevier Inc. All rights reserved.

Mouvements anatomiques

Comme les termes anatomiques, les mouvements anatomiques sont habituellement décrits en paires d'oppositions. Chaque paire est détaillée dans les sections suivantes (voir figure 2).

Flexion et extension

- Flexion (*flexion*) : mouvement de rapprochement entre deux os ou deux segments corporels adjacents qui diminue l'angle de l'articulation.
- Extension (*extension*) : mouvement se produisant aux mêmes articulations que pour la flexion, mais de sens opposé ; ce mouvement augmente l'angle de l'articulation.

Abduction et adduction

- Abduction (*abduction*) : mouvement qui éloigne une structure du plan médian du corps.
- Adduction (*adduction*) : mouvement qui rapproche une structure vers la ligne médiane du corps.

Élévation et abaissement

- Élévation (*elevation*) : mouvement de déplacement d'une structure vers le haut dans un plan frontal.
- Abaissement (*depression*) : mouvement de déplacement d'une structure vers le bas dans un plan frontal.

Protraction et rétraction

- Protraction, protrusion ou antépulsion (*protraction, protrusion*) : mouvement d'une structure vers l'avant.
- Rétraction, rétrusion ou rétropulsion (*retraction, retrusion*) : mouvement d'une structure vers l'arrière.

Supination et pronation

Ces termes réfèrent à des mouvements de rotation de certaines structures telles que le bras et la main.

- Supination (*supination*) : la supination de l'avant-bras est une rotation de la main pour que la paume soit antérieure (avec le bras droit) ou vers le haut (avec le bras plié).
- Pronation (*pronation*) : la pronation de l'avant-bras est une rotation de la main pour que la paume soit postérieure (avec le bras droit) ou vers le bas (avec le bras plié).

Vocabulaire relatif à l'anatomie

Plusieurs structures sont nommées soit selon leur localisation dans le corps (par exemple, muscles intercostaux externes, sphincter œsophagien inférieur, supraglottique, etc.), soit selon leurs fonctions (par exemple, muscle élévateur de la scapula, muscle tenseur du voile du palais, muscle abaisseur de l'angle de la bouche, etc.). D'autres structures, en plus de leur nom anatomique, portent des appellations provenant de la mythologie (par exemple, tendon d'Achille), du nom de la première personne ayant associé la structure à une maladie ou une malformation ou du nom de la première personne ayant décrit la structure (par exemple, cercle de Willis).

Le nom des muscles et des ligaments correspond souvent à leurs points d'attachement. Ces points d'attachement sont l'origine et l'insertion.

- L'origine d'un muscle : point d'attache d'un muscle qui demeure relativement fixe durant la contraction musculaire.
- L'insertion d'un muscle : point d'attache mobile d'un muscle.

En général, l'origine est nommée en premier et l'insertion en deuxième. Parfois, l'origine et l'insertion peuvent être interchangées (insertion en premier et origine en deuxième) si les deux sont considérées d'égale mobilité. Le nom des muscles peut également fournir de l'information sur la forme d'un muscle, comme le nombre de ventres ou de portions du muscle (par exemple, *di*gastrique pour deux ventres), sur sa localisation (par exemple, intercostaux *externes*) ou sur son action (par exemple, *tenseur* du voile du palais).

Tissus primaires

Un ensemble de cellules présentant une structure semblable et remplissant une fonction commune constitue un tissu. Il y a quatre groupes de tissus primaires :
1. tissu épithélial ;
2. tissu conjonctif ;
3. tissu musculaire ;
4. tissu nerveux.

Tissu épithélial (ou épithélium)

On retrouve de l'épithélium de revêtement sur toutes les surfaces du corps et dans les cavités ouvertes des différents systèmes (systèmes respiratoire, digestif, cardiaque et vasculaire). Ce groupe de tissus répond aux fonctions suivantes :
- protection ;
- absorption et filtration ;
- excrétion et sécrétion ;
- sensation.

Tissu conjonctif

Le tissu conjonctif est un élément clé (avec les muscles et le squelette) du système musculosquelettique. Il correspond au tissu le plus commun et le plus répandu à travers le corps humain. Ses principales fonctions sont les suivantes :
- fixation et soutien ;
- protection ;
- isolation ;
- transport de fluides et d'autres substances à l'intérieur du corps.

Le tissu conjonctif peut être solide, liquide ou gélatineux et peut être classifié de plusieurs façons différentes. Les tissus conjonctifs sont généralement divisés en deux catégories principales : les tissus conjonctifs proprement dits et les tissus conjonctifs spécialisés.

Tissus conjonctifs proprement dits

Ce type de tissu conjonctif comprend une variété de sous-catégories différentes en fonction du type, de la quantité et de l'arrangement des cellules, des fibres et de la matrice extracellulaire qui les composent. Seule une classification est présentée dans ce livre, mais il existe plusieurs autres façons de regrouper les différentes sous-catégories. Il est également à noter que les types de tissus forment davantage un continuum que des entités distinctes.

Lâche

• **Aréolaire :** tissu assez souple et gélatineux formé de collagènes et de fibres élastiques qui entoure les organes ou d'autres structures du corps et forme un coussin pour ceux-ci.
• **Adipeux :** tissu très riche en cellules adipeuses ; c'est un isolant qui accumule les graisses et qui protège et soutient les organes.
• **Réticulaire :** tissu similaire au tissu aréolaire composé uniquement de fibres réticulaires. Il forme le stroma qui a une fonction de soutien dans les organes lymphoïdes et hématopoïétiques (par exemple, nœuds lymphatiques, moelle osseuse).

Dense

• **Dense régulier :** tissu composé majoritairement de fibres collagènes et un peu de fibres élastiques qui suivent toutes les deux une orientation parallèle. Il relie et soutient les structures du corps. Les fibres collagènes sont relativement rigides en comparaison avec les fibres élastiques et prennent plus de temps avant de retrouver leur forme après une déformation (comme un étirement). Les tendons, les ligaments et les aponévroses (voir ci-dessous l'encadré Définitions de certains tissus conjonctifs fréquemment abordés dans le présent ouvrage sont composés de tissu conjonctif dense régulier.
• **Dense irrégulier :** tissu principalement composé de fibres collagènes n'ayant pas d'orientation spécifique et d'un peu de fibres élastiques. Sa fonction est de renforcer et de protéger les structures. Le tissu conjonctif dense irrégulier se trouve dans les fascias profonds du corps, les capsules articulaires et le derme de la peau.
• **Élastique :** tissu comportant une haute concentration de fibres élastiques (élastine ou autres) qui confère flexibilité et résistance. De tels tissus se retrouvent dans l'arbre bronchique et le larynx, incluant le ligament vocal des plis vocaux.

Définitions de certains tissus conjonctifs fréquemment abordés dans le présent ouvrage

- *Membrane* : couche mince de tissu épithélial ou conjonctif qui recouvre et protège les cavités du corps et d'autres surfaces. Il existe quatre types de membranes : muqueuse, séreuse, synoviale et cutanée.
- *Ligament* : bande de tissu conjonctif dense orienté qui relie deux os, deux cartilages ou un cartilage à un os. Le ligament est légèrement élastique et s'étire sous tension.
- *Tendon* : bande de tissu conjonctif dense régulier qui relie un muscle squelettique à un os. Les tendons sont flexibles mais résistent à l'extension (étirement). Ils sont alimentés par une terminaison nerveuse sensorielle importante, les corpuscules de Golgi.
- *Fascia* : couche de tissu conjonctif qui recouvre et regroupe des structures anatomiques (muscles et organes) et qui sert aussi de point d'attache pour quelques muscles.
- *Aponévrose* : feuillet de tissu fibreux ou membraneux qui recouvre un muscle ou qui constitue le point d'origine ou d'insertion d'un muscle squelettique.

Tissus conjonctifs spécialisés

Les types de tissus conjonctifs suivants font partie d'une catégorie à part compte tenu de leur structure et de leur fonction hautement spécialisées.

Cartilage

- **Hyalin :** c'est le cartilage le plus commun. Il assure un certain soutien et une flexibilité. Il est composé majoritairement de fibres collagènes. Exemples : les cartilages costaux, les cartilages du nez, les anneaux cartilagineux de la trachée et la majorité des cartilages laryngés.
- **Élastique :** il est similaire au cartilage hyalin, mais contient plus de fibres élastiques. Il est donc plus flexible. Exemples : les cartilages de l'oreille externe et de la trompe pharyngotympanique, l'épiglotte, les cartilages cunéiformes et corniculés.
- **Fibrocartilage :** il est composé de grosses fibres de collagène et fournit une résistance et une capacité d'absorption aux chocs. Exemples : les disques intervertébraux et la symphyse pubienne.

Tissu osseux

Le tissu osseux est un tissu dur et rigide composé de fibres de collagènes et de dépôts de minéraux. Les os produisent les globules rouges et blancs du sang, emmagasinent les minéraux, soutiennent le corps, protègent les organes vitaux et fournissent un support squelettique pour le mouvement. Ils ont également un rôle de conduction du son dans l'audition.

Sang

Bien qu'étant un fluide, le sang est classifié comme un tissu conjonctif spécialisé. Il est composé de globules rouges, de globules blancs et de plaquettes qui sont entourés d'un liquide : le plasma. Il est responsable du transport des gaz respiratoires, des nutriments et d'autres substances cruciales pour le fonctionnement normal du corps.

Tissu musculaire

- **Squelettique :** les muscles squelettiques sont composés de fibres musculaires striées et sont impliqués dans le contrôle volontaire et involontaire des mouvements.
- **Cardiaque :** les muscles cardiaques sont composés de cellules striées et exercent un contrôle involontaire du cœur.
- **Lisse :** les muscles lisses sont composés de cellules non striées et sont impliqués dans le contrôle involontaire des organes du corps.

Tissu nerveux

Le système nerveux est composé de deux types de tissu nerveux :
- **neurones :** cellules spécialisées conduisant l'influx nerveux ;
- **cellules gliales :** cellules non conductrices qui soutiennent, isolent et protègent les neurones.

Termes relatifs aux os

Ces termes sont classés en deux catégories :
1. dépressions ;
2. élévations.

Dépressions

- Fissure : fente.
- Foramen : ouverture naturelle (figures 7 et 8).
- Fosse : creux (figure 8).
- Sillon : rainure (figure 8). Ce terme est aussi utilisé pour décrire les dépressions étroites et allongées situées sur la surface du cerveau (voir figure 3).
- Méat : corridor (figures 8 et 9).
- Sinus : cavité (figure 9).

Élévations

- Condyle : joint rond d'une articulation (figure 10).
- Crête : saillie osseuse (figure 10).
- Tête : grossissement de l'extrémité d'un os (figure 10).
- Apophyse (processus) : projection ou extension (figure 8).
- Épine : projection en forme de pic (figures 7 et 8).
- Tubercule : petite protubérance ronde (figures 7 et 10).
- Tubérosité : large protubérance ronde (figures 10).

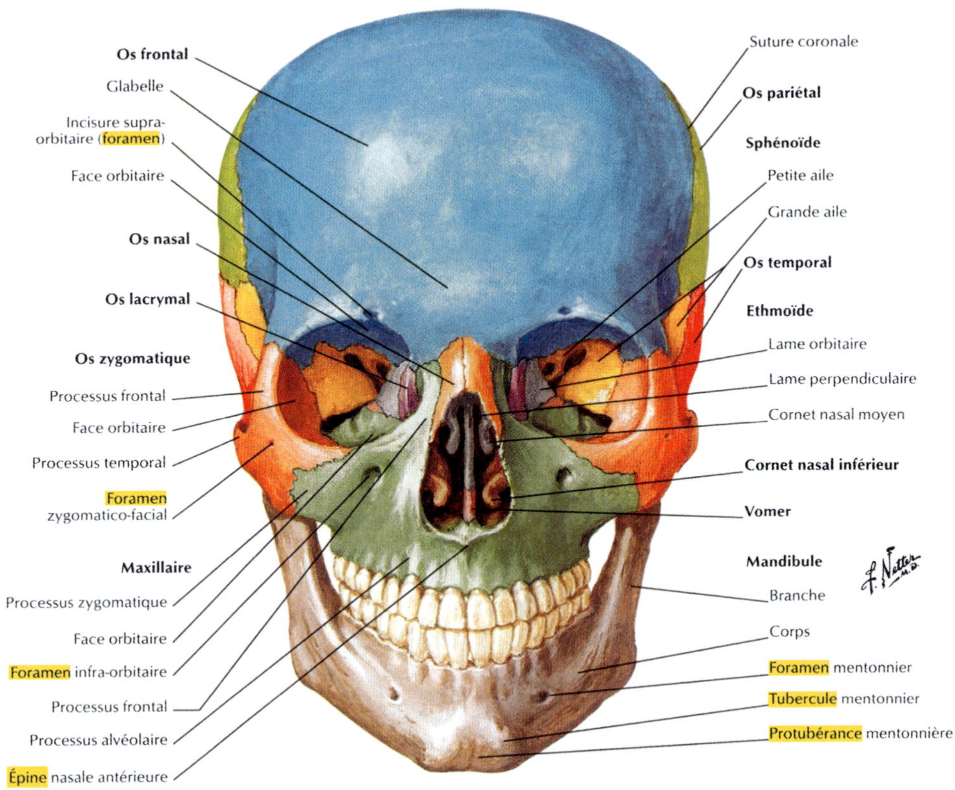

FIGURE 7. **Vue antérieure du crâne, montrant des exemples de foramens, de tubercules, d'épines et de protubérances.**
Source : Netter illustration used with permission of Elsevier Inc. All rights reserved.

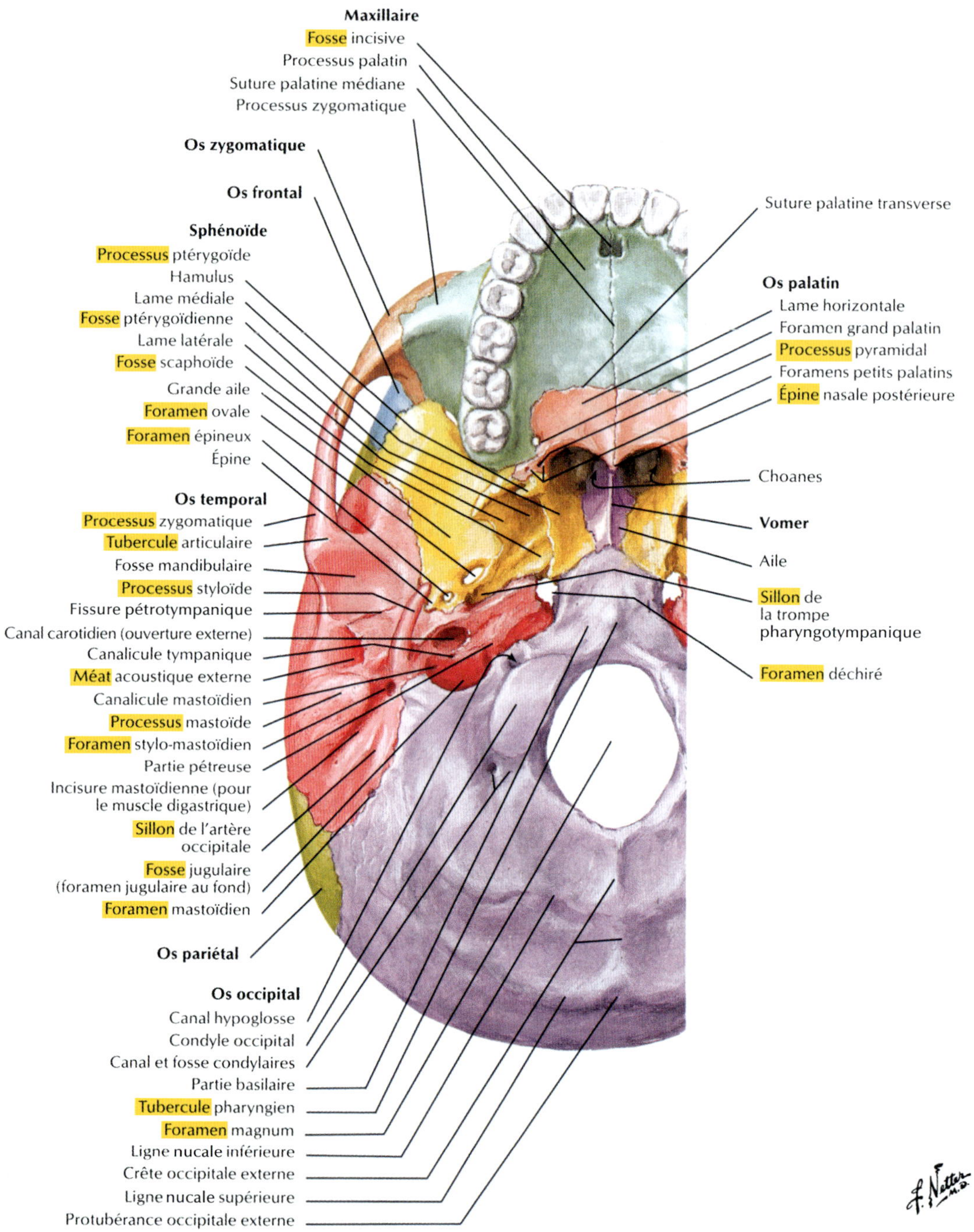

FIGURE 8. **Vue inférieure de la base du crâne.**
Noter les fosses, les foramens, les sillons, les méats, les épines, les tubercules et les apophyses (processus).

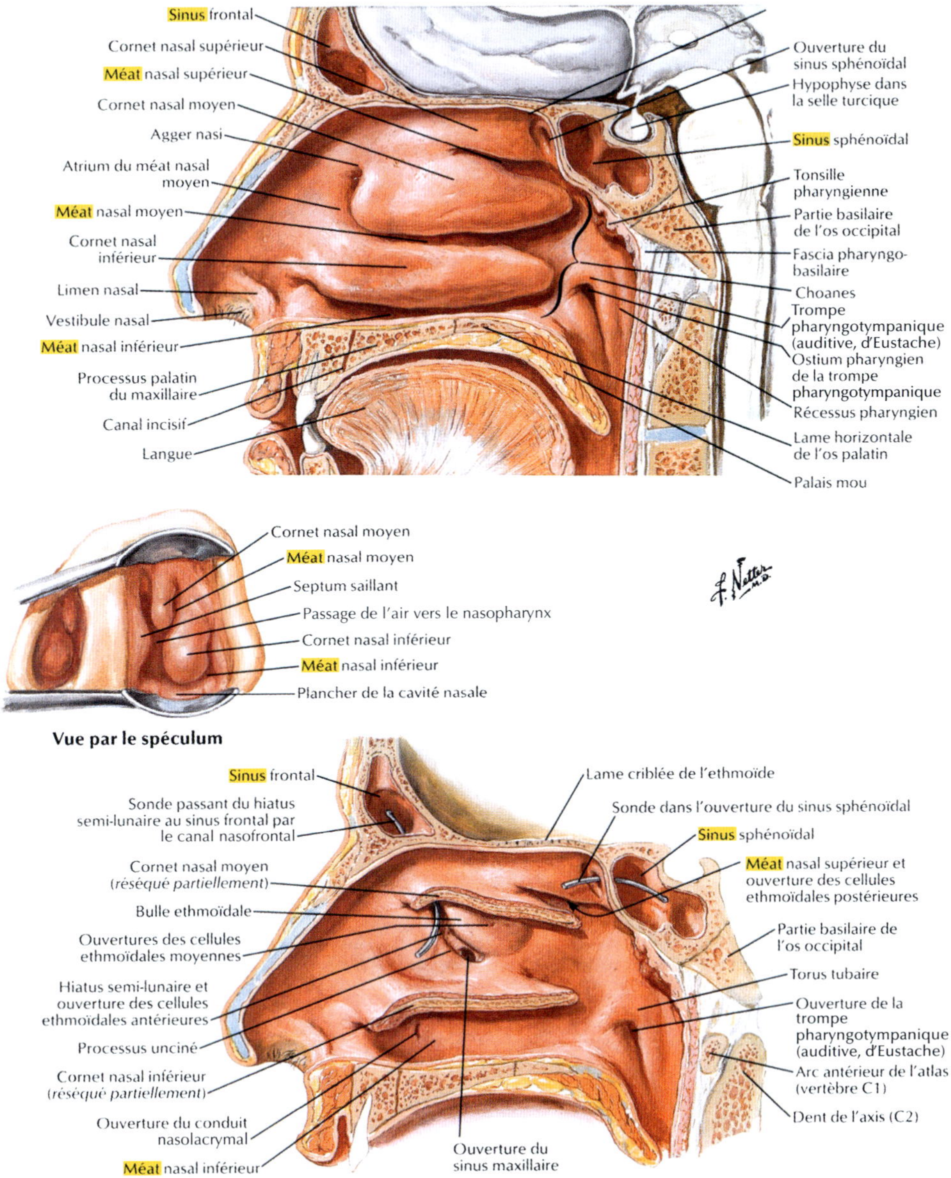

FIGURE 9. **Paroi latérale de la cavité nasale, montrant des exemples de sinus et de méats.**

Source : Netter illustration used with permission of Elsevier Inc.

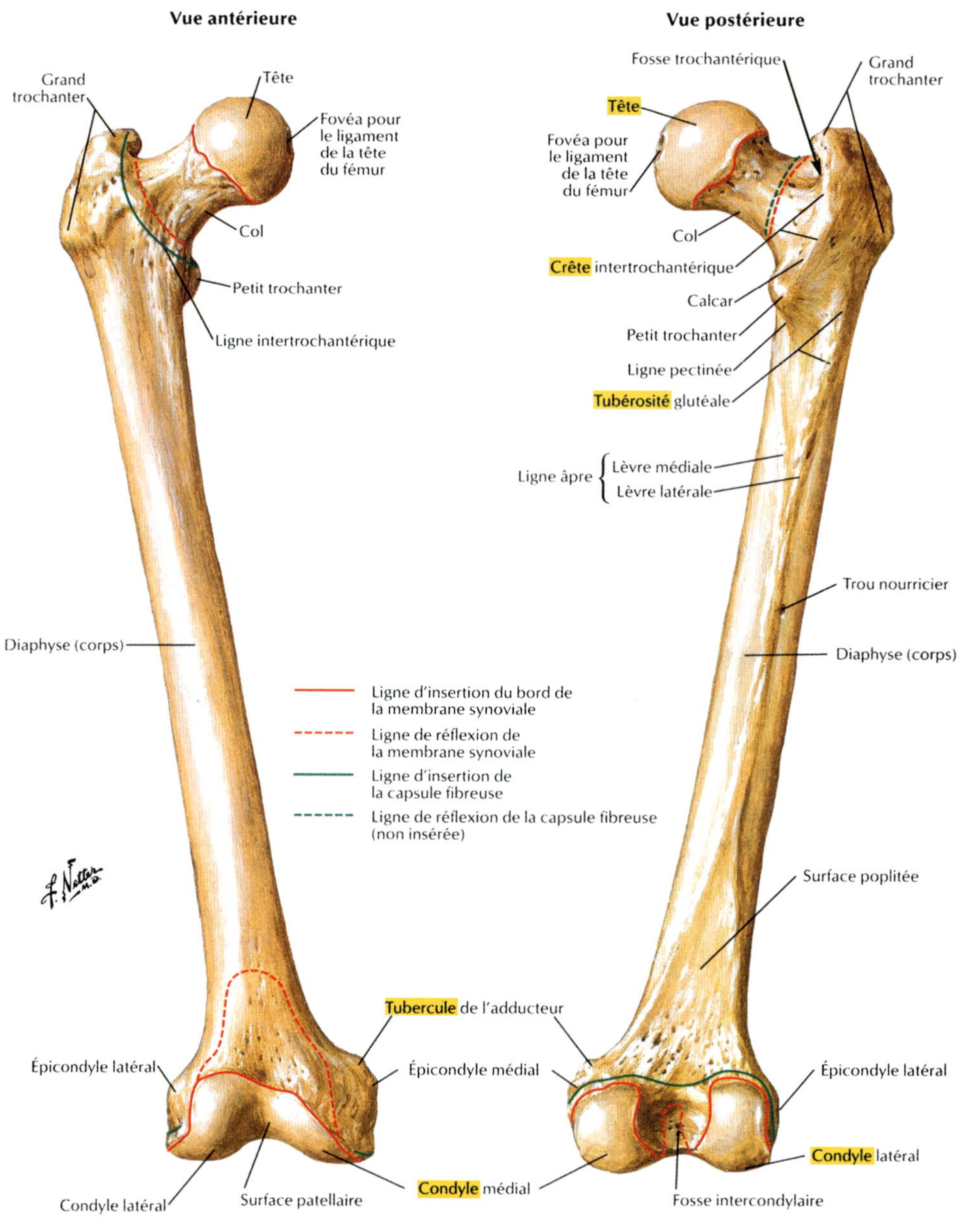

Figure 10. **Vues antérieure et postérieure du fémur avec le condyle, la crête, la tête, le tubercule et la tubérosité.**
Source : Netter illustration used with permission of Elsevier Inc. All rights reserved.

Chapitre 1
Le système respiratoire

Plan du chapitre

Introduction

L'appareil respiratoire est essentiel pour l'élimination du dioxyde de carbone et l'absorption de l'oxygène de l'air. Superposée à sa fonction biologique, on retrouve l'utilisation du système respiratoire dans la production de la parole. Le système respiratoire est la source d'énergie essentielle à la vibration des plis vocaux et à la production des consonnes par les articulateurs oraux. La respiration et la déglutition doivent être soigneusement coordonnées pour protéger les voies respiratoires. Le système respiratoire participe également à d'importantes fonctions protectrices des voies respiratoires, comme la toux.

Afin de permettre la production de la parole, une pression en dessous des plis vocaux, ou pression sous-glottique, doit être générée et maintenue à un niveau quasi constant. Ce mécanisme de maintien de la pression relève d'une interaction complexe entre les forces générées par les propriétés mécaniques passives des poumons et du thorax et les forces générées de façon active par la contraction musculaire. Bien que la pression sous-glottique demeure relativement constante pendant la vibration des plis vocaux, il est tout de même possible de la modifier pour changer l'intensité de la voix.

La parole est produite dans une étendue relativement limitée de la capacité vitale (la quantité maximale d'air pouvant être échangée). Les inspirations pour la parole se terminent typiquement à un volume pulmonaire légèrement supérieur à celui associé à la fin d'une inspiration durant la respiration au repos, et elles sont courtes et brusques afin d'éviter les interruptions. Les expirations pour la parole sont prolongées par rapport à celles durant la respiration au repos, et puisque la parole est produite pendant la phase expiratoire, leur durée et le fait qu'elles se rendent ou non à un volume pulmonaire sous le niveau de repos expiratoire (le volume pulmonaire à la fin d'une expiration au repos) varient selon les demandes communicationnelles.

La déglutition nécessite une coordination précise avec les processus de la respiration afin d'assurer une protection des voies respiratoires lors du passage de nourriture et de liquide, incluant la salive, dans le pharynx. Les voies respiratoires doivent être protégées pendant la déglutition puisque l'air et le bol alimentaire doivent passer par le même conduit. Une coordination efficace permet de prévenir les aspirations (aussi appelées fausses routes) qui ont lieu lorsqu'une portion de nourriture, de liquide ou de salive entre dans les voies respiratoires inférieures (trachée). Les mécanismes de protection des voies respiratoires durant la déglutition incluent la fermeture des plis vocaux, le déplacement antéro-supérieur du larynx (souvent appelée élévation laryngée), la fermeture vélo-pharyngée et l'inhibition de la respiration. Les déglutitions commencent normalement entre le milieu et la fin de la phase expiratoire de la respiration au repos, autrement dit à des volumes pulmonaires moyens à bas du volume courant (la quantité d'air échangée pendant la respiration au repos). Cette coordination est optimale pour l'efficacité de la déglutition et pour la protection des voies respiratoires. La toux, qui est importante pour la protection des voies respiratoires, implique la génération d'une force expiratoire élevée et d'un flot d'air suffisant pour dégager les voies respiratoires.

Le système respiratoire sera donc l'objet d'étude de ce chapitre. Nous commencerons par faire un rappel anatomique du squelette avant de procéder à l'étude des poumons et des structures respiratoires associées. Enfin, il sera question des muscles de la respiration et de leur fonctionnement.

Support squelettique de la respiration

Le support squelettique de la respiration est formé des éléments suivants (figure 1.1; voir aussi plus loin figures 1.3 et 1.4) :

- face postérieure : le rachis dorsal ;
- face antérieure : le sternum et les cartilages costaux ;
- parois latérales : les côtes ;
- supérieur : la ceinture scapulaire ;
- inférieur : la ceinture pelvienne.

Rachis dorsal ou colonne vertébrale (*vertebral column*) (figure 1.1)

Le rachis dorsal contient 32 à 33 vertèbres numérotées de haut en bas et réparties en cinq régions :

- 7 vertèbres cervicales (*cervical vertebrae*) ;
- 12 vertèbres thoraciques (*thoracic vertebrae*), sur lesquelles 12 côtes s'articulent ;
- 5 vertèbres lombaires (*lumbar vertebrae*) ;
- 5 vertèbres sacrées (*sacral vertebrae*) ;
- 3 à 4 vertèbres coccygiennes (*coccygeal vertebrae*).

Le rachis dorsal présente quatre courbes (cervicale, thoracique, lombaire et sacrale). Ces courbes lui donnent la forme de deux S superposés et lui confèrent souplesse et résistance, nécessaires pour supporter le poids et les mouvements du corps.

Noter également le changement de forme des vertèbres. Les vertèbres inférieures sont plus massives, pour soutenir plus de poids.

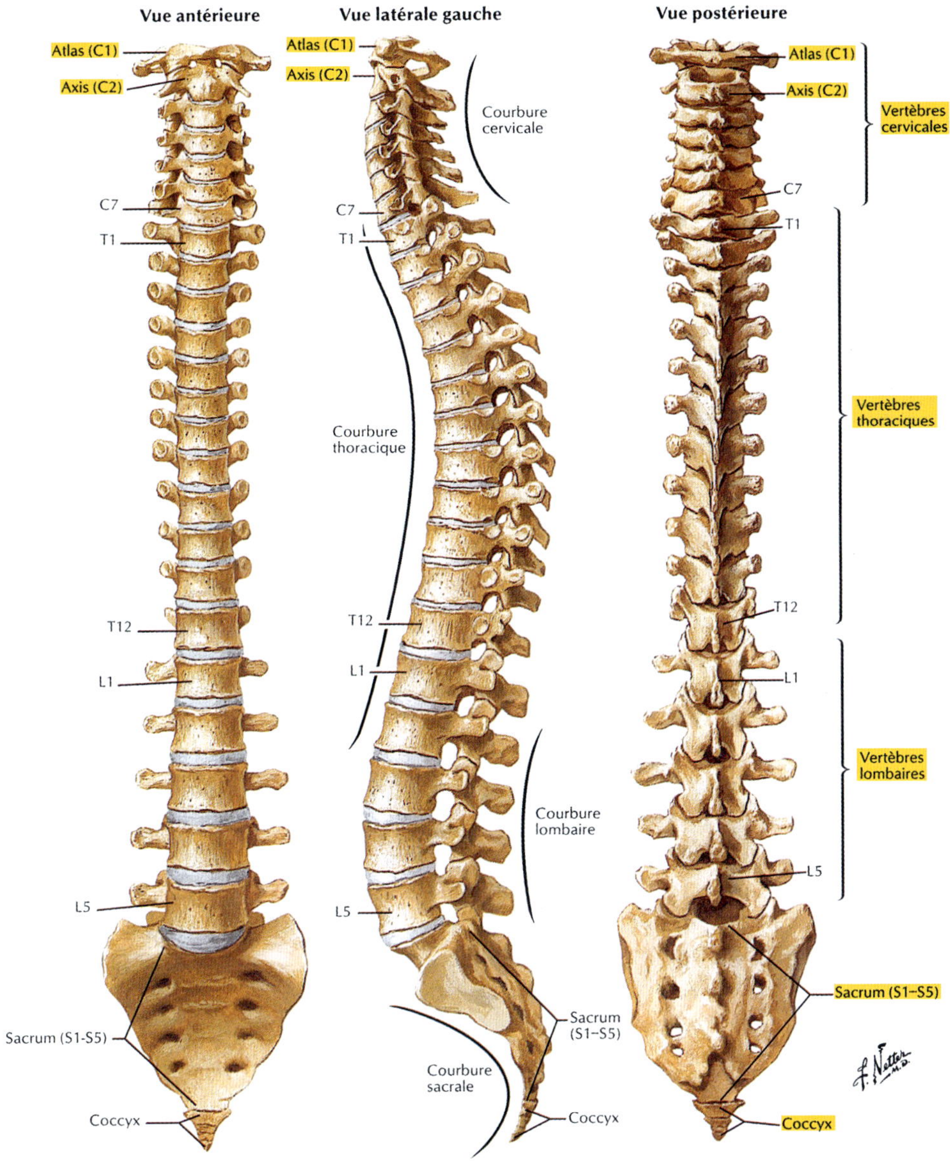

FIGURE 1.1. Le rachis dorsal (colonne vertébrale).
Source : Netter illustration used with permission of Elsevier Inc. All rights reserved.

➻ Certaines légendes des figures sont surlignées en jaune afin de mettre l'accent sur les éléments mentionnés dans le texte correspondant à la figure.

La *structure typique* d'une vertèbre thoracique comprend les éléments suivants (figure 1.2) :

- un corps vertébral sur lequel on retrouve deux facettes costales supérieures et deux facettes costales inférieures où s'articulent les têtes des côtes au-dessus et en dessous de la vertèbre (« s'articuler » signifie « se rapprocher pour former un joint ») ;
- un trou (foramen) vertébral (le canal où passe la moelle épinière) ;
- deux apophyses articulaires supérieures et deux apophyses articulaires inférieures sur lesquelles on retrouve respectivement des facettes articulaires supérieures et inférieures où s'articulent les vertèbres adjacentes ;
- une paire d'apophyses transverses qui s'étendent latéralement et sur lesquelles on retrouve des facettes costales transverses à leur extrémité où s'articule le tubercule des côtes. Les apophyses transverses des vertèbres thoraciques sont également le point d'attachement de plusieurs muscles profonds du dos et de ligaments ;
- une apophyse épineuse qui s'étend postérieurement et légèrement inférieurement. Elle constitue le point d'attachement de plusieurs muscles profonds et superficiels du dos et de ligaments.

N.B. : Netter utilise le terme « processus » pour désigner les apophyses :

- processus : projection ou excroissance applicable à n'importe quelle structure anatomique ;
- apophyse : projection ou excroissance applicable principalement aux structures osseuses.

Sur la figure 1.1, noter également :

- deux vertèbres ont des caractéristiques anatomiques et fonctionnelles différentes des autres vertèbres. La première vertèbre cervicale (C1), ou l'atlas (*atlas*) (d'après la mythologie grecque), n'a pas de corps ni d'apophyse épineuse. Elle supporte la tête et permet la rotation et les autres mouvements de la tête. La deuxième vertèbre cervicale (C2), ou l'axis (*axis*), possède une apophyse odontoïde (signifie « semblable à une dent ») qui sert de pivot pour la rotation de la tête ;
- la septième vertèbre cervicale (C7) possède une longue apophyse épineuse, souvent facilement localisable puisqu'il est possible de la palper à la surface de la peau ;
- les vertèbres sacrées sont fusionnées chez l'adulte. Elles renforcent et stabilisent le bassin et forment le sacrum (*sacrum*) ;
- les vertèbres coccygiennes sont aussi soudées et constituent un petit os triangulaire, le coccyx (*coccyx*) ;
- entre les vertèbres adjacentes, on retrouve des disques intervertébraux (*intervertebral discs*) fibrocartilagineux, excepté entre l'atlas et l'axis et entre les vertèbres adjacentes sacrées et coccygiennes (qui sont fusionnées). On retrouve un large disque intervertébral entre la dernière vertèbre lombaire (L5) et la première vertèbre sacrée (S1), appelé le joint lombosacré (*lumbosacral joint*). Un petit disque atypique, le joint sacrococcygien (*sacrococcygeal joint*), se trouve entre la dernière vertèbre sacrée (S5) et la première vertèbre coccygienne (Co1). Les disques intervertébraux permettent le mouvement et l'absorption des chocs.

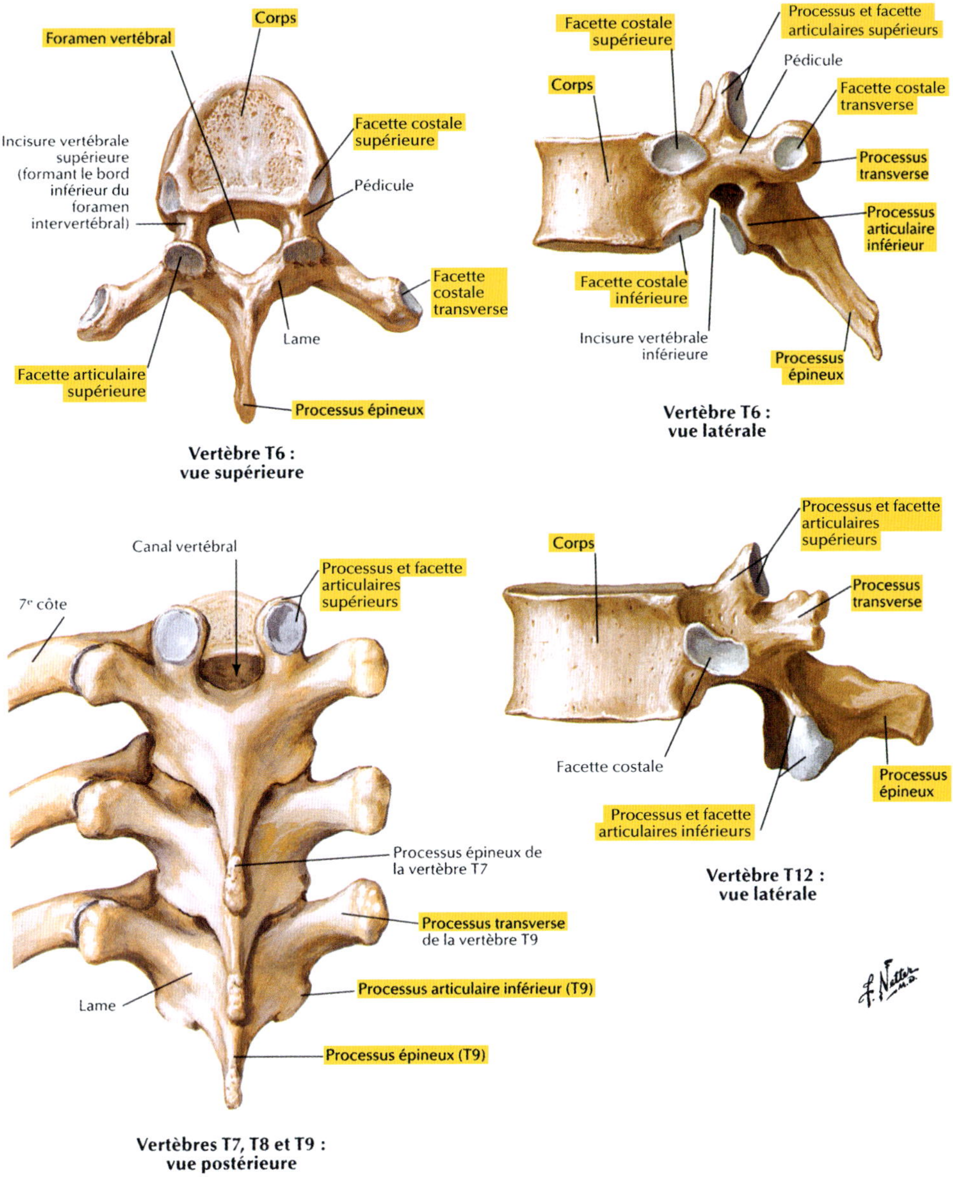

Figure 1.2. Les vertèbres thoraciques.

Source : Netter illustration used with permission of Elsevier Inc. All rights reserved.

Cage thoracique (*rib cage*) : sternum, cartilages et côtes (figure 1.3)

Le corps humain contient les 12 paires de côtes suivantes :
- les côtes 1 à 7 sont les « vraies » côtes ou côtes sternales (*true or vertebro-sternal ribs*) et s'articulent directement au sternum, indépendamment l'une de l'autre, par des cartilages costaux (pour la mobilité) ;
- les côtes 8, 9 et 10 sont les « fausses » côtes (*false ribs*) et s'articulent au sternum par un cartilage commun qui rejoint le septième cartilage costal ;
- les côtes 11 et 12 sont les côtes « flottantes » (*floating ribs*) ; leur extrémité antérieure est libre (non reliée au sternum).

L'extrémité postérieure de chaque côte s'articule avec le rachis dorsal. Le sternum (*sternum*) s'articule avec les côtes et les clavicules. Il est composé des trois parties suivantes :
- le manubrium (*manubrium*) ;
- le corps (*corpus or body*) ;
- l'appendice xiphoïde (*xyphoid process*).

L'articulation du manubrium avec le corps forme l'angle sternal, ou angle de Louis, et marque la localisation approximative du second cartilage costal et du niveau de la bifurcation trachéale.

Ceinture scapulaire (*pectoral, scapular or shoulder girdle*) (figure 1.3)

- La ceinture scapulaire est formée en avant par la clavicule (os long et mince) et en arrière par la scapula ou omoplate (*scapula*) (os plat triangulaire).
- La clavicule (*clavicle*) fournit un support pour projeter la scapula vers l'extérieur de la cage thoracique.
- L'humérus (*humerus*) s'insère dans la cavité glénoïdale (*glenoid cavity*) de la scapula.
- La ceinture scapulaire est un site d'attachement pour de nombreux muscles accessoires de la respiration tels que le grand pectoral et le sterno-cléido-mastoïdien. La fixation ou la stabilisation de la ceinture scapulaire est nécessaire pour exécuter une inspiration forcée ou une expiration forcée, de même que pour lever des poids lourds ou effectuer d'autres activités musculaires difficiles.

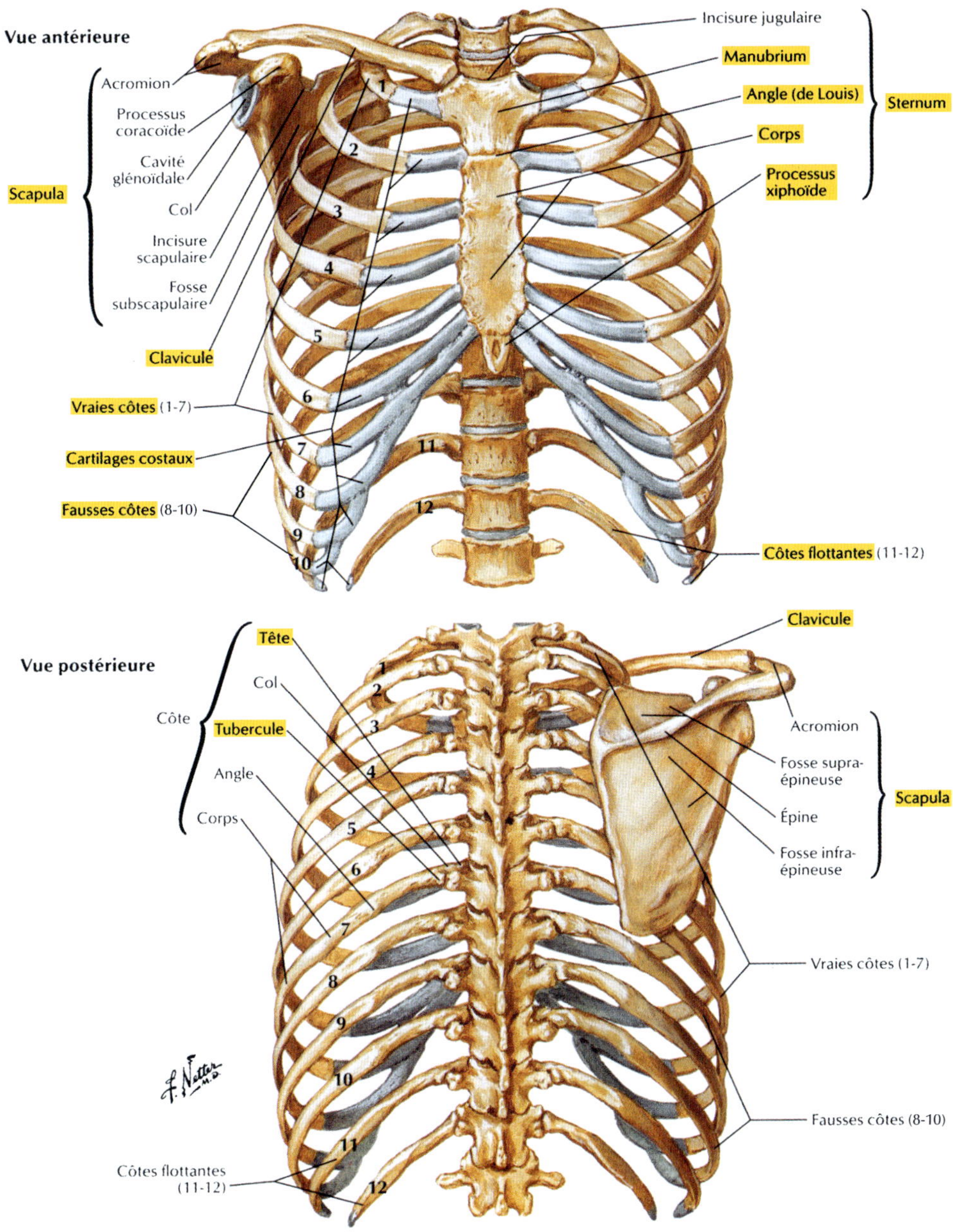

FIGURE 1.3. **Le squelette du thorax.**
Source : Netter illustration used with permission of Elsevier Inc.

Ceinture pelvienne (*pelvic girdle or bony pelvis*) (figure 1.4)

La ceinture pelvienne est formée par les éléments suivants :

- deux os coxaux symétriques (os iliaques ou os de la hanche) (*coxal or hip bones*) s'articulent l'un à l'autre postérieurement au niveau des ailes du sacrum et antérieurement au niveau de la symphyse pubienne (*pubic symphysis*). Chaque os coxal est composé de trois os distincts qui fusionnent pendant le développement. Chez l'adulte, même si ces os sont intimement soudés et qu'aucune ligne de suture n'est visible, on conserve toutefois le nom des différentes parties :
  - l'ilion (*ilium*),
  - l'ischion (*ischium*),
  - le pubis (*pubic bone*) ;
- le sacrum est attaché à l'*ilium* au niveau de la jonction sacro-iliaque (*sacro-iliac joint*), un joint extrêmement solide et stable qui supporte le poids de la partie supérieure du corps ;
- le coccyx est le segment final du rachis dorsal et est souvent appelé « l'os de la queue ».

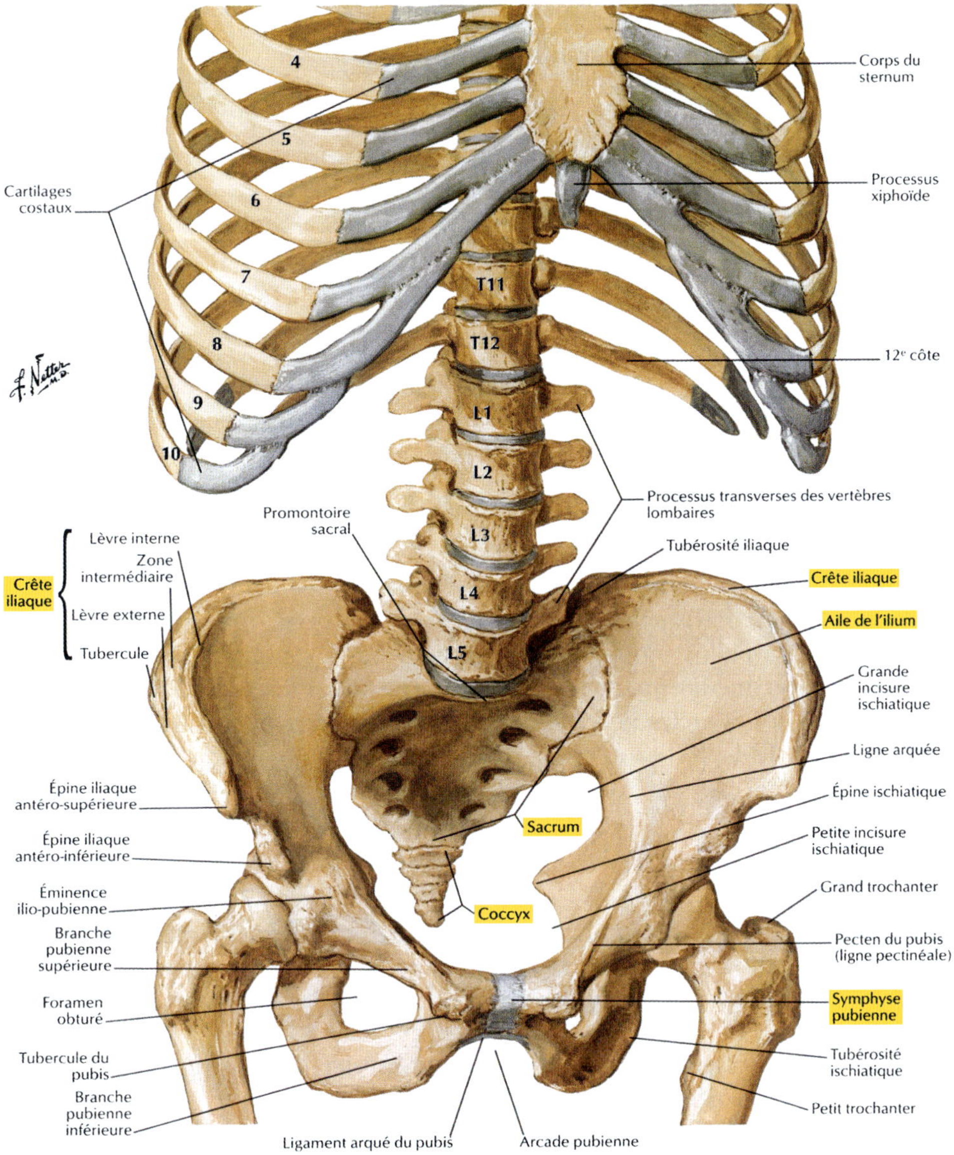

FIGURE 1.4. **Le squelette de l'abdomen.**
Source : Netter illustration used with permission of Elsevier Inc. All rights reserved.

Voies respiratoires

L'air circule dans les voies respiratoires suivantes :

- la cavité nasale ;
- la cavité orale ;
- la cavité pharyngée ou pharynx ;
- le larynx ;
- la trachée ;
- les bronches ;
- les poumons.

Cavité nasale (*nasal cavity*) (figure 1.5)

La cavité nasale est le premier segment des voies respiratoires supérieures et constitue le siège du sens de l'olfaction (voir chapitre 3 [p. 132-133]).

Cavité orale (*oral cavity*) (figure 1.6)

La cavité orale est délimitée antérieurement et latéralement par les dents, postérieurement par l'arc palatoglosse (piliers antérieurs), supérieurement par le palais dur et le palais mou et inférieurement par la langue. Elle se situe postérieurement et médialement au vestibule oral (ou buccal) (l'espace entre les lèvres ou les joues et les gencives/dents), et antérieurement au pharynx (voir chapitre 3 [p. 134-135]).

Cavité pharyngée ou pharynx (*pharyngeal cavity or pharynx*) (figure 1.6)

Le pharynx est un conduit musculomembraneux orienté verticalement qui permet une communication entre la cavité orale et l'œsophage et entre la cavité nasale et le larynx (voir chapitre 3 [p. 128-131]). Il se compose des trois portions suivantes :

- nasopharynx ou rhinopharynx (portion située derrière la cavité nasale) ;
- oropharynx (portion située derrière la cavité orale) ;
- laryngopharynx ou hypopharynx (portion située derrière le larynx).

Larynx (*larynx*) (figure 1.7)

Le larynx se situe directement au-dessus de la trachée et devant le pharynx. Sa principale fonction biologique est de protéger les voies respiratoires inférieures (voir chapitre 2 [p. 86-91]).

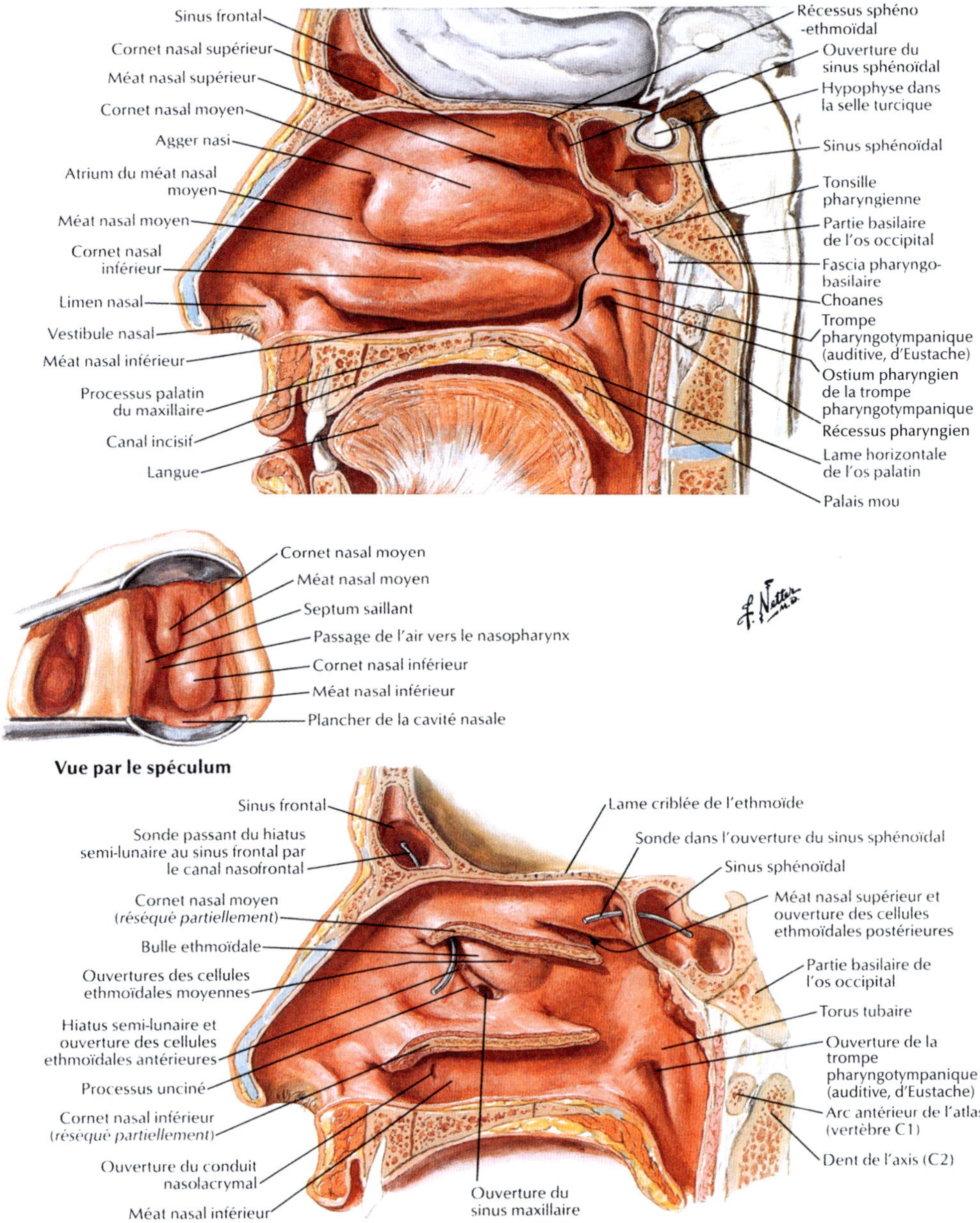

Figure 1.5. **Le mur latéral de la cavité nasale.**
Source : Netter illustration used with permission of Elsevier Inc. All rights reserved.

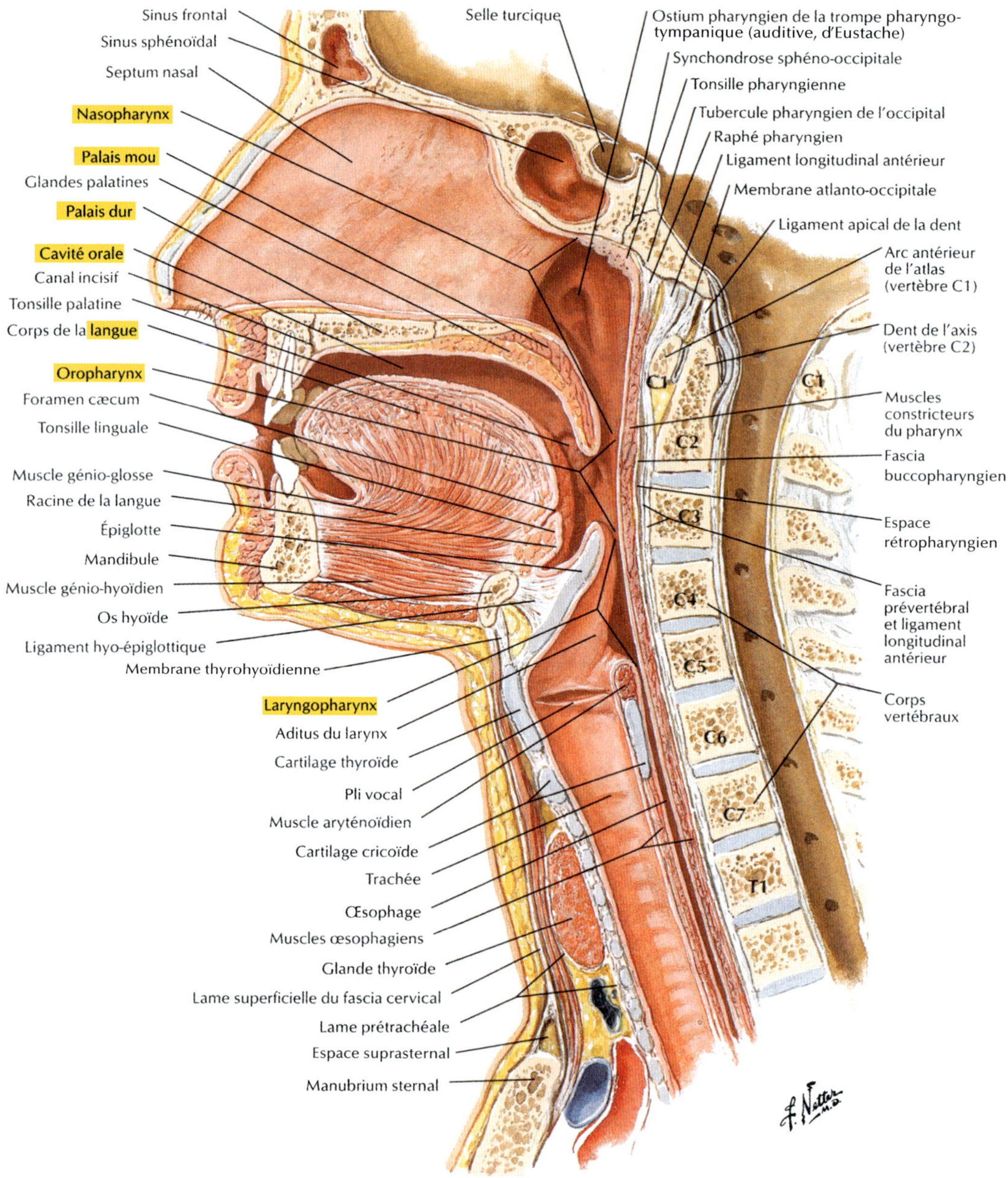

FIGURE 1.6. **Une coupe médiane du pharynx.**
Source : Netter illustration used with permission of Elsevier Inc. All rights reserved.

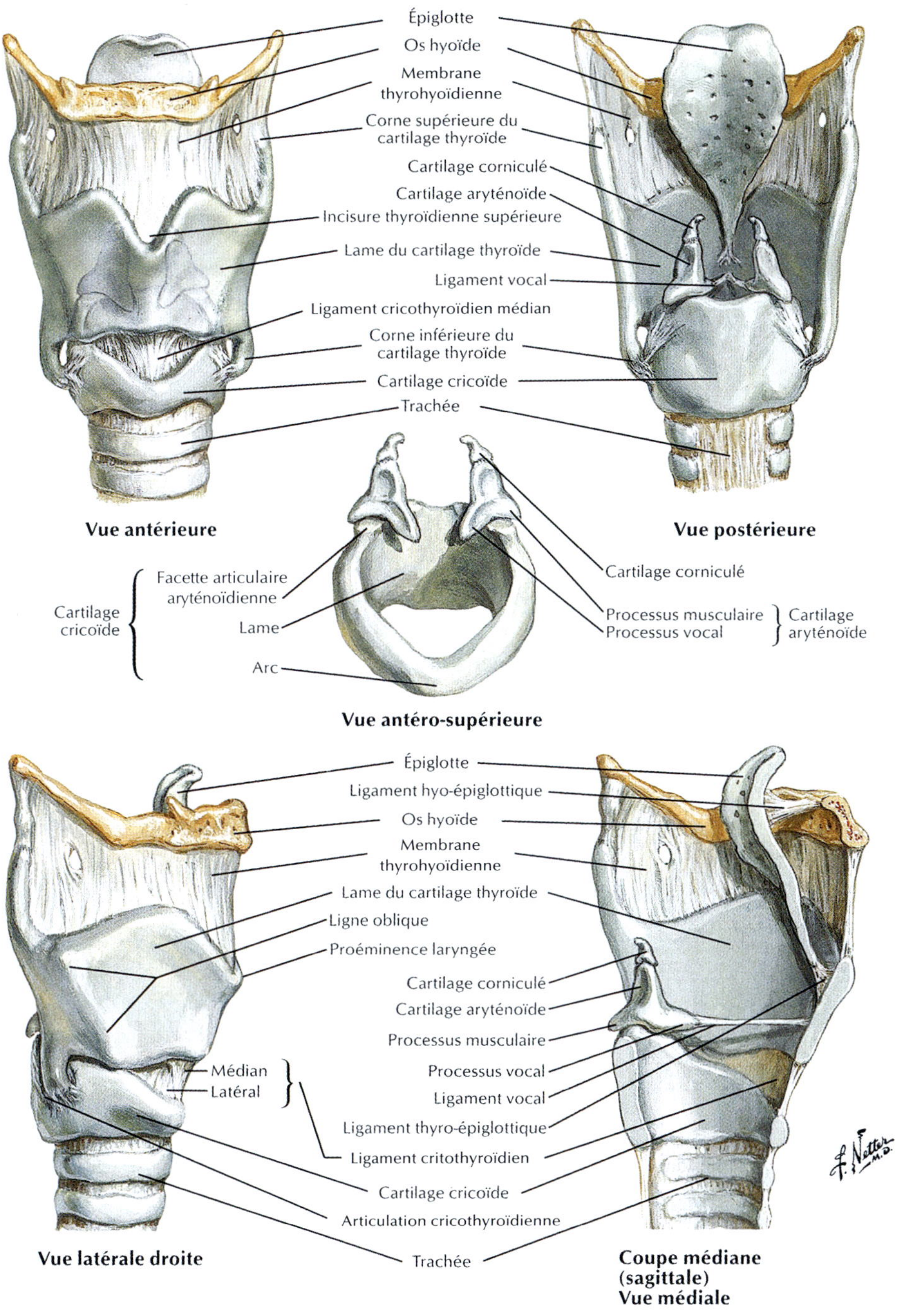

FIGURE 1.7. **Les cartilages du larynx.**

Trachée (*trachea*) (figure 1.8)

La trachée s'étend du larynx aux bronches. Elle comprend 16 à 20 anneaux cartilagineux incomplets (en forme de fer à cheval) reliés ensemble par des ligaments. Les anneaux ont une ouverture postérieure qui permet l'attachement de l'œsophage. La trachée possède deux segments : (1) cervical et (2) thoracique.

Bronches (*bronchi*) (figures 1.8 et 1.9)

La trachée se divise, ou bifurque, à la hauteur de l'angle sternal (T4 à T5) pour former les bronches souches ou primaires (droite et gauche).

- Les bronches souches (*main or primary bronchi*) se divisent en bronches lobaires ou secondaires : une pour chaque lobe pulmonaire, donc trois pour le poumon droit (supérieure, moyenne et inférieure) et deux pour le poumon gauche (supérieure et inférieure).
- Les bronches lobaires (*lobar or secondary bronchi*) se divisent ensuite en bronches segmentaires ou tertiaires (bronches de troisième ordre) : chacune alimente un segment bronchopulmonaire spécifique, donc 10 à droite et de 8 à 10 à gauche (selon que certains segments bronchopulmonaires se partagent ou non une même bronche segmentaire).
- Les bronches segmentaires (*segmental or tertiary bronchi*) continuent de se diviser plusieurs fois (20 à 25 générations) pour finalement devenir des bronchioles (« petits tubes ») terminales avec un diamètre de moins de 0,5 mm. Les bronchioles terminales (*terminal bronchioles*) constituent les plus petites divisions des voies respiratoires où aucun échange gazeux ne se produit.

Les échanges gazeux se produisent d'abord au niveau des bronchioles respiratoires (*respiratory bronchioles*), puis des conduits alvéolaires (*alveolar ducts*), des sacs alvéolaires (*alveolar sacs*) et, finalement, des alvéoles (*alveoli*), où l'essentiel des échanges gazeux a lieu (figure 1.10).

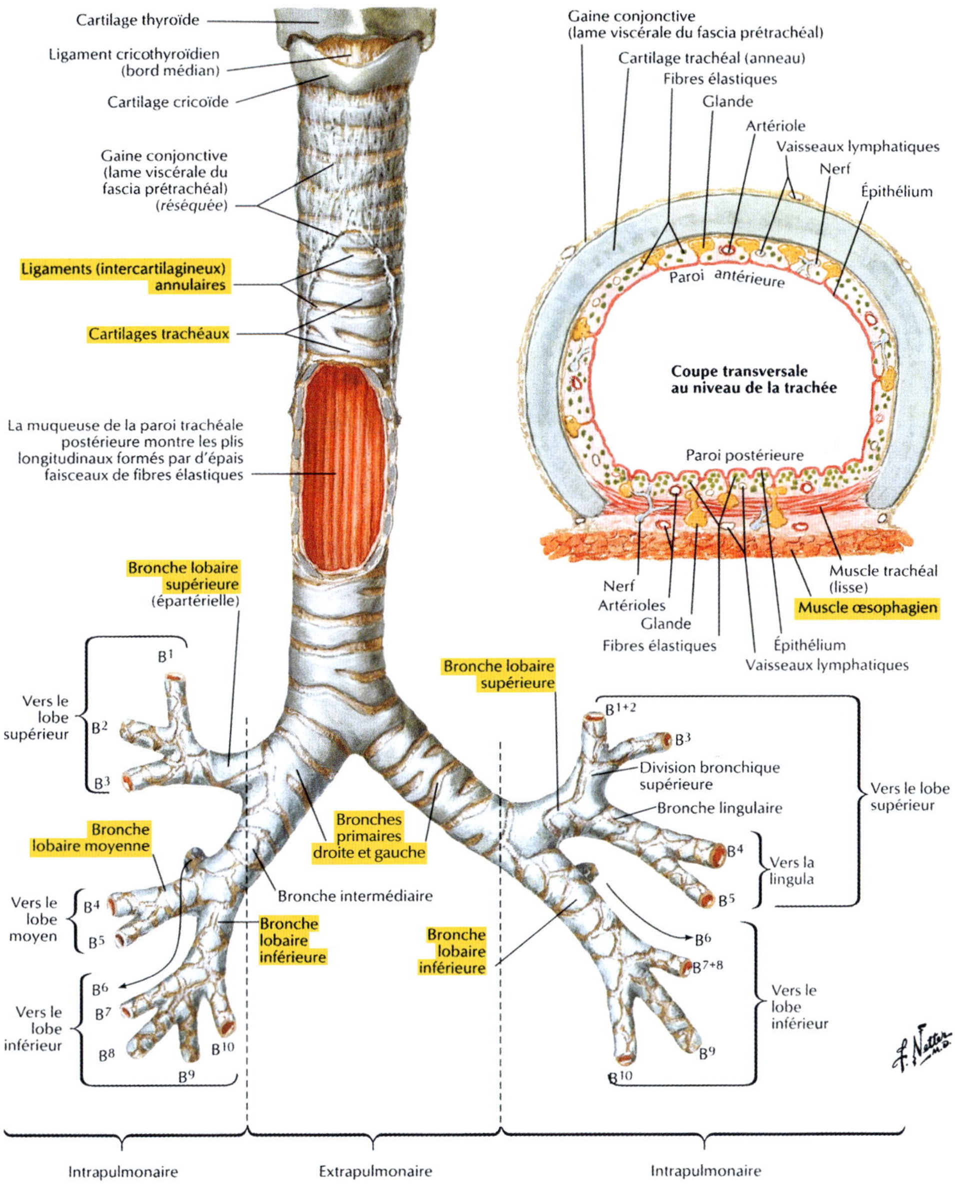

FIGURE 1.8. **La trachée et les bronches souches.**

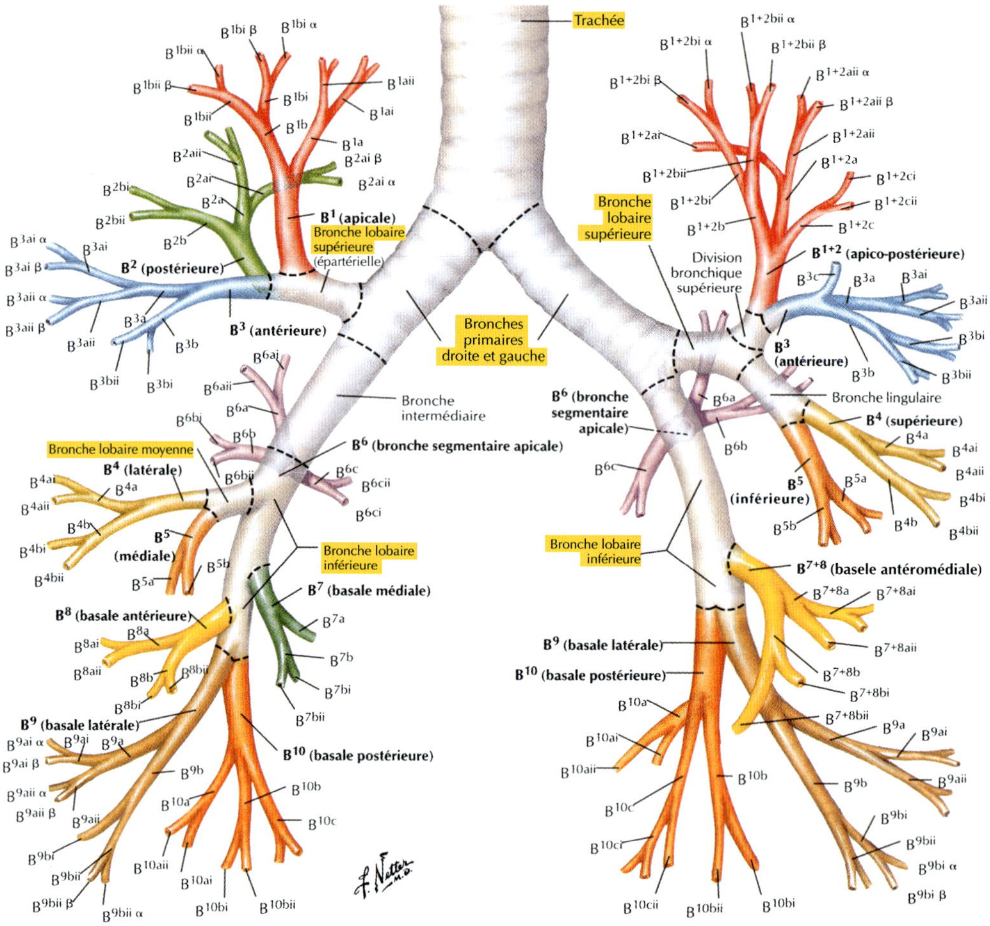

La nomenclature habituelle des segments pulmonaires est celle de Jackson et Huber, et les bronches segmentaires suivent cette nomenclature. Ikeda a proposé une nomenclature (voir cette planche) semblable jusqu'à la 6e subdivision bronchique. Pour simplifier, sur ce dessin, ne sont représentées que les bronches de la 5e ou de la 6e génération. Les bronches segmentaires (B) sont numérotées de 1 à 10 sur chaque poumon, correspondant aux segments pulmonaires. Sur le poumon gauche, B^1 et B^2 sont associées à B^7 et B^8. Les sous-segments, ou de 4e ordre, sont indiqués par addition des lettres a, b ou c pour chaque branche supplémentaire. Les bronches de 5e ordre sont désignées par les lettres i (antérieur) ou ii (postérieur), et celles de 6e ordre par les lettres grecques α ou β. De nombreux textes utilisent plutôt des chiffres (comme le propose Boyden) pour les bronches segmentaires.
Les variations du modèle bronchique type montré ici sont communes, surtout dans les voies aériennes périphériques.

FIGURE 1.9. **La nomenclature des bronches.**
Source : Netter illustration used with permission of Elsevier Inc.

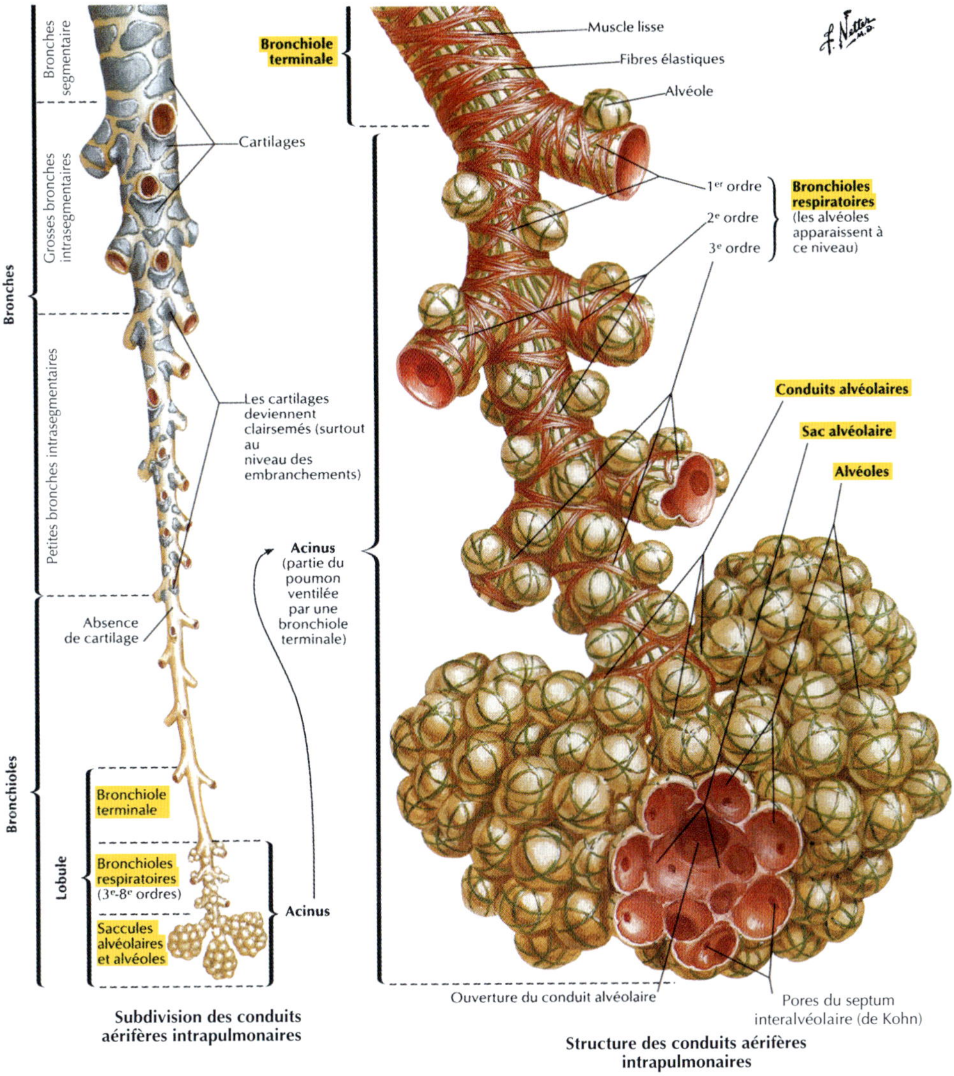

Figure 1.10. **Les voies respiratoires intrapulmonaires.**
Les échanges gazeux débutent au niveau des bronchioles respiratoires.
Source : Netter illustration used with permission of Elsevier Inc. All rights reserved.

Poumons (*lungs*) (figure 1.11)

Le tronc, ou torse, contient le thorax (ou cavité thoracique) et l'abdomen, séparés par le diaphragme. Les poumons sont situés dans le thorax. Les poumons sont deux masses de tissu non musculaire qui occupent une partie importante de la cage thoracique. Entre les poumons droit et gauche, on retrouve un espace nommé *médiastin* (*mediastinum*), qui contient le cœur et d'autres structures anatomiques (figure 1.12).

Les poumons sont spongieux, poreux et hautement élastiques. Puisqu'ils sont élastiques, les poumons ont la capacité de reprendre leur forme, ou position de repos, après avoir été étirés ou compressés.

Bien que similaires au niveau de l'apparence et des fonctions, les différences suivantes dans la forme des deux poumons résultent de la présence d'organes adjacents (figure 1.13) :

- le poumon droit est plus grand et plus large que le poumon gauche, mais plus court en raison de la présence du foie et de l'élévation du diaphragme du côté droit. Le poids et la capacité respiratoire globale du poumon droit sont plus grands que ceux du poumon gauche ;
- le poumon gauche est plus petit et moins large que le poumon droit, avec une encoche (incisure) cardiaque distincte, afin d'accueillir le péricarde (*pericardium*) (membrane couvrant le cœur et les vaisseaux sanguins importants) ;
- le poumon droit est divisé en trois lobes par une scissure horizontale (petite scissure interlobaire) et par une scissure oblique (grande scissure interlobaire) ;
- le poumon gauche est divisé en lobes par une scissure oblique (grande scissure interlobaire).

Chaque poumon se divise anatomiquement en segments fonctionnels nommés segments bronchopulmonaires (*bronchopulmonary segments*) (10 pour le poumon droit et 8 à 10 pour le poumon gauche).

La portion supérieure de chaque poumon est appelée l'apex et la portion inférieure, la base.

Chaque poumon a une surface inférieure concave appuyée sur le diaphragme, une surface externe convexe costale et une surface interne concave due à la présence du médiastin.

L'apex pulmonaire peut excéder les limites du thorax et s'étendre de quelques centimètres au-dessus du niveau du tiers moyen de la clavicule.

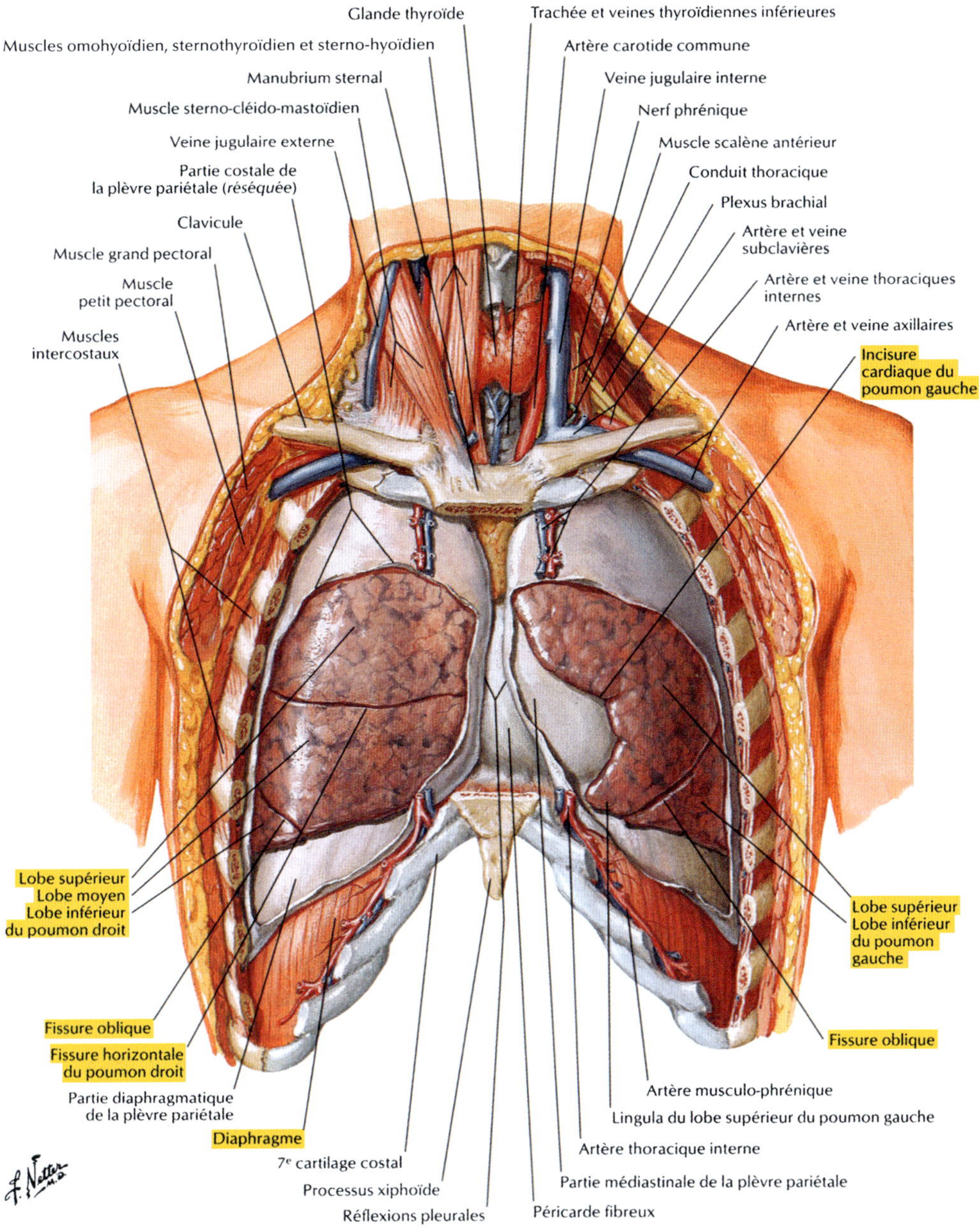

FIGURE 1.11. **Une vue antérieure des poumons *in situ*.**
Source : Netter illustration used with permission of Elsevier Inc.

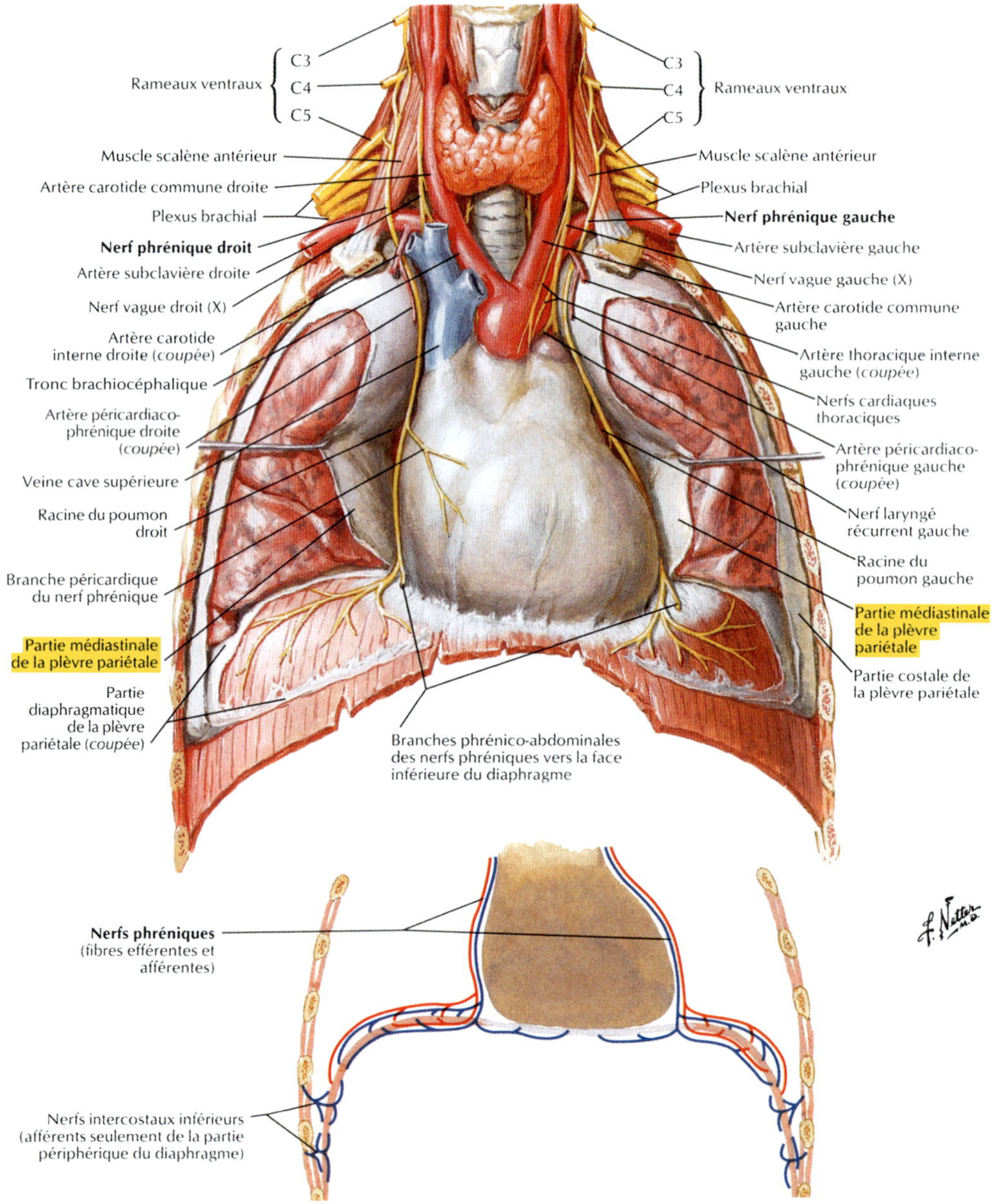

FIGURE 1.12. **Le nerf phrénique.**
Noter la portion médiastinale de la plèvre pariétale.
Source : Netter illustration used with permission of Elsevier Inc. All rights reserved.

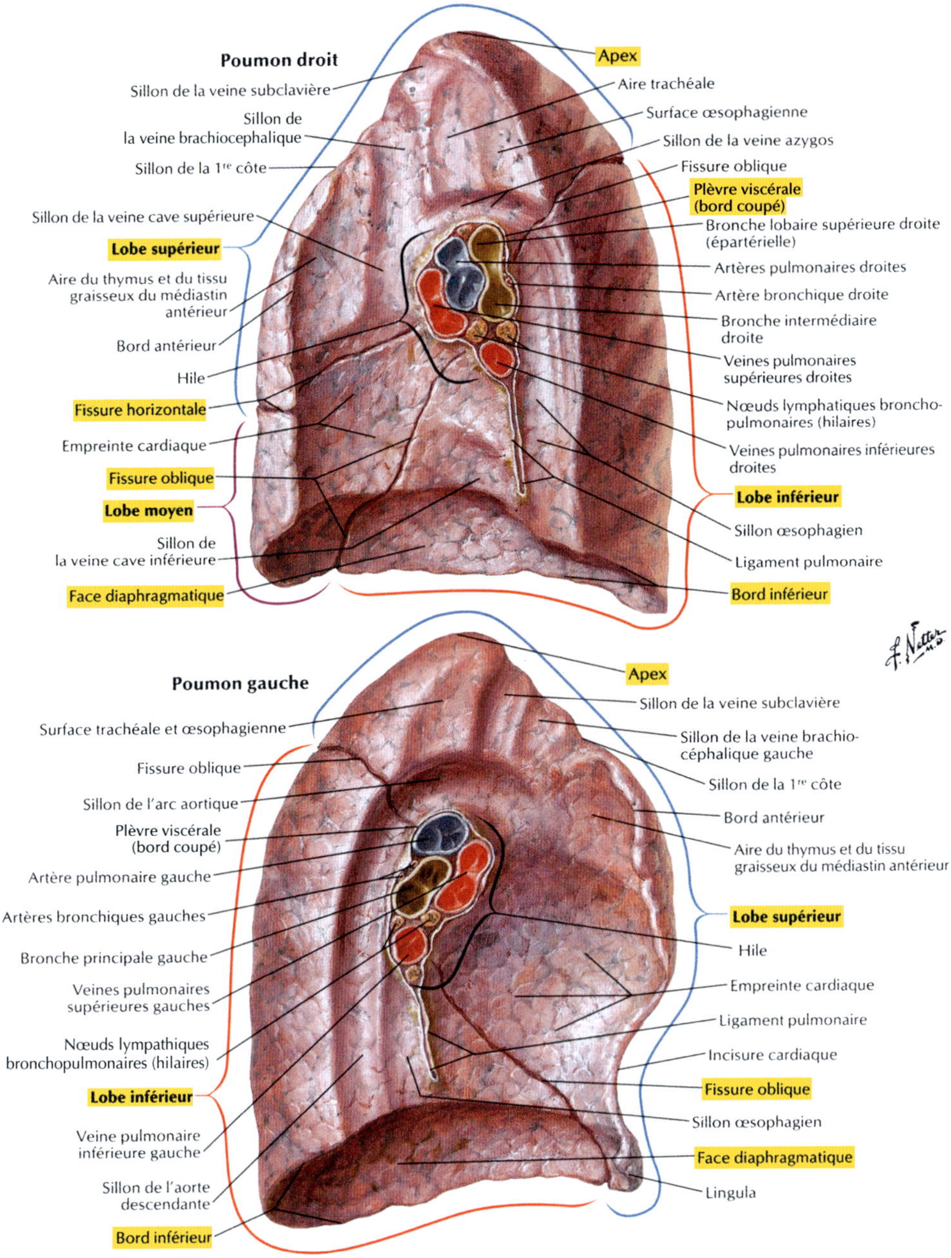

FIGURE 1.13. **Vues médiales des poumons droit et gauche.**
Source : Netter illustration used with permission of Elsevier Inc.

Plèvres (*pleurae*) (figure 1.14)

Les plèvres sont des membranes séreuses intrathoraciques qui enveloppent et protègent chacun des poumons :
- la plèvre pariétale (*parietal pleura*) tapisse l'intérieur de la cavité thoracique ;
- la plèvre viscérale (*visceral pleura*) recouvre la surface de chacun des poumons (voir figure 1.13).

Les plèvres pariétale et viscérale sont attachées (liées) par un très mince espace rempli de liquide appelé la *cavité pleurale* (*pleural space*). Le liquide dans l'espace pleural prévient la friction entre les membranes lors du mouvement et crée une tension sur la surface et une pression négative liant les plèvres l'une à l'autre. Par ce lien pleural, lorsque les muscles respiratoires modifient les dimensions de la cavité thoracique, le volume des poumons change également. Cela est important étant donné que les poumons ne sont pas musculaires et que la seule façon de changer leur volume est l'activation des muscles de la respiration. En raison de ce lien pleural, les poumons et la cage thoracique forment un ensemble, l'*unité poumons-thorax* (*lungs-thorax unit*). Cet ensemble constitue un système élastique dont le point d'équilibre se situe au niveau de repos expiratoire, qui se définit comme étant le volume pulmonaire à la fin d'une expiration au repos. Si le système est déplacé de son point d'équilibre en haut du niveau de repos expiratoire (par l'action des muscles inspiratoires) ou en bas du niveau de repos expiratoire (par l'action des muscles expiratoires), des forces de rappel sont générées et celles-ci tendent de ramener l'unité poumons-thorax à son point d'équilibre. Pour illustrer ces forces, imaginez que vous étirez une bande élastique entre vos deux doigts et que vous « sentez » la tension active travaillant pour que l'élastique retourne dans sa position de départ (non étiré). Ou imaginez que vous compressez une éponge dans vos mains et que vous « sentez » une force agissant pour ramener l'éponge à son état non compressé. Ces forces génèrent dans les poumons ce que nous appelons des pressions de relaxation, qui constituent d'importantes composantes de la respiration au repos et pour la parole.

Maladies pulmonaires sélectionnées affectant la fonction des poumons

- **Pleurésie** ***(pleurisy)*** : inflammation des plèvres qui peut être associée à une hypersécrétion de liquide dans la cavité pleurale. La respiration peut être très douloureuse.
- **Pneumothorax** ***(pneumothorax)*** : présence d'air dans la cavité pleurale (résultant d'une maladie ou d'un traumatisme comme une perforation du thorax). Cette situation peut endommager le lien entre les plèvres et provoquer l'affaissement d'un ou des deux poumons, selon que le pneumothorax est unilatéral ou bilatéral.
- **Pneumonie** ***(pneumonia)*** : infection des poumons résultant de multiples causes possibles, incluant la présence de bactéries, de virus et de champignons. La pneumonie peut être le résultat d'un trouble de la déglutition et de l'aspiration d'aliments ou de liquides dans les poumons. Cette affection est appelée *pneumonie d'aspiration* (*aspiration pneumonia*).

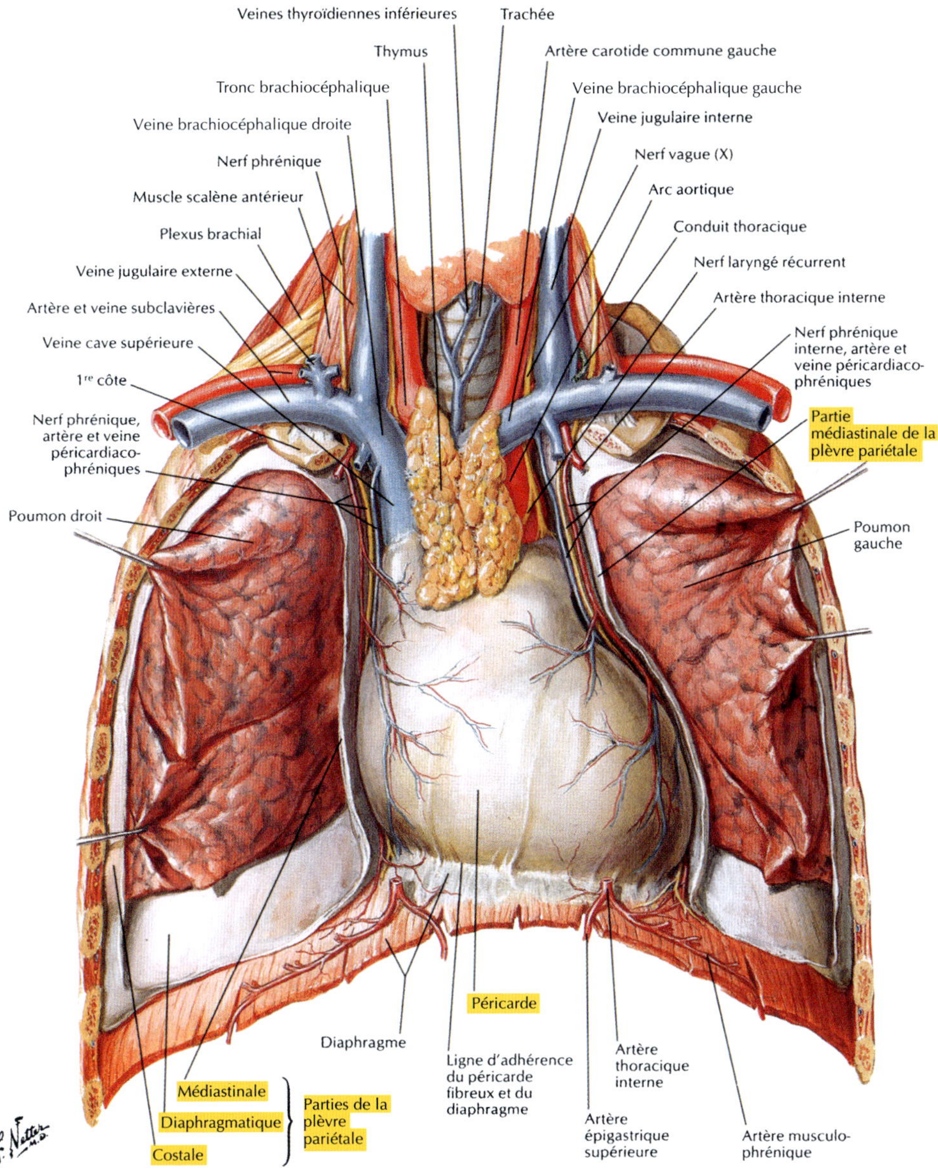

FIGURE 1.14. **Le cœur *in situ*.**
Noter les parties de la plèvre pariétale.
Source : Netter illustration used with permission of Elsevier Inc.

Muscles de la respiration

Il existe un grand nombre de muscles potentiellement impliqués dans la respiration. Nous allons ici nous concentrer sur les principaux muscles de la respiration, classifiés en muscles inspiratoires et expiratoires (tableaux 1.1, 1.2 et 1.3 [p. 71-75]). Cette division classique se fonde sur l'action isolée de chaque muscle. Les muscles inspiratoires sont les muscles dont l'action mécanique consiste à augmenter le volume pulmonaire, alors que l'action des muscles expiratoires tend à diminuer le volume pulmonaire. Toutefois, il est important de mentionner que les muscles inspiratoires ne sont pas seulement actifs pendant l'inspiration, de même que les muscles expiratoires ne sont pas uniquement actifs pendant l'expiration. Par exemple, durant la phase expiratoire de la respiration au repos, l'activité du diaphragme (un muscle primaire de l'inspiration) diminue graduellement afin de ralentir l'action des forces de rappel (expliquée dans la section sur les plèvres [p. 50]) de l'unité poumons-thorax qui tendent à ramener l'unité à son point d'équilibre au niveau de repos expiratoire. Cela permet de prolonger la phase expiratoire afin d'assurer un échange gazeux optimal.

Ainsi, comme cela a déjà été mentionné précédemment, les muscles regroupés dans la catégorie des « muscles de l'inspiration » sont ceux dont l'action isolée est d'augmenter le volume pulmonaire. Quant aux « muscles de l'expiration », ce sont les muscles dont l'action isolée est de diminuer le volume pulmonaire.

Muscles primaires de l'inspiration

La fonction des muscles primaires de l'inspiration est d'augmenter le volume des poumons.

Diaphragme (*diaphragm*) (figures 1.15, 1.16 et 1.17)

• Le diaphragme est un des muscles impairs du corps. C'est un muscle très mince, en forme de dôme, qui possède un solide tendon central (aponévrose) et qui sépare le thorax de l'abdomen. La partie droite du dôme est légèrement plus élevée que celle de gauche en raison de la présence du foie. Plusieurs structures importantes, incluant l'œsophage, l'aorte et les veines majeures, passent à travers le diaphragme par les ouvertures suivantes :
  – hiatus aortique (*aortic hiatus*). L'aorte passe derrière le ligament arqué médian, au travers d'un orifice fibreux, et ne perce donc techniquement pas le diaphragme. Cela assure que la contraction musculaire du diaphragme n'affecte pas le flux sanguin ;
  – hiatus œsophagien (*esophageal hiatus*) ;
  – foramen de la veine cave (*vena caval foramen*).

• Les trois principaux groupes de fibres musculaires, nommés selon leurs principaux points d'origine, sont les suivants :
  – les fibres de la portion costale proviennent de la surface inférieure et interne des cartilages costaux et des portions adjacentes des six dernières côtes, et se dirigent directement vers le haut pour s'insérer dans le tendon central. L'accolement des fibres costales du diaphragme directement sur la surface interne de la cage thoracique pour approximativement 6 à 9 cm forme la « zone d'apposition » du diaphragme ;
  – les fibres de la portion sternale proviennent de la surface inférieure interne de l'appendice xiphoïde et se dirigent vers le haut pour s'insérer dans le tendon central ;
  – les fibres de la portion lombaire (vertébrale) se soulèvent des vertèbres lombaires supérieures à travers deux groupes de fibres nommés *crura* et des ligaments arqués médial et latéral. Les fibres se dirigent vers le haut pour s'insérer dans le tendon central.

• Afin de visualiser la disposition des fibres du diaphragme, il s'agit simplement de les imaginer formant les parois intérieures d'un dôme ou d'un bol.

• Quand le diaphragme se contracte de façon isolée, par exemple lors de la respiration au repos, il réduit la longueur de ses fibres musculaires et amène le tendon central vers le bas, ce qui a pour effet d'augmenter la dimension verticale de l'unité poumons-thorax. Dû à l'apposition des fibres costales sur la surface interne de la cage thoracique, l'abaissement du diaphragme qui rencontre la résistance du contenu abdominal a pour effet de pousser les côtes vers le haut et vers l'extérieur, ce qui augmente la dimension antérolatérale (circonférentielle) de la cage thoracique. Le volume des poumons augmente, créant une pression alvéolaire (pulmonaire) négative (inspiratoire).

La contraction du diaphragme comprime les viscères et augmente la pression abdominale.

- Lorsque le diaphragme se relâche, il remonte pour reprendre sa forme au repos, ce qui diminue la dimension verticale de l'unité poumons-thorax. Le relâchement du diaphragme provoque également la rotation des côtes vers le bas et vers l'intérieur, ce qui diminue la dimension circonférentielle de la cage thoracique.
- Durant la respiration au repos, le diaphragme se déplace d'environ 1,5 cm, alors qu'une inspiration forcée (inspiration maximale) entraîne un déplacement du diaphragme pouvant aller jusqu'à 10 cm.
- Via l'attachement pleural entre les poumons et le diaphragme, la contraction du diaphragme exerce une traction vers le bas sur la trachée et le larynx. Cette traction est contrebalancée par l'action des muscles supra-hyoïdiens (voir chapitre 2 [p. 108]) afin de stabiliser la position du larynx durant la respiration au repos.
- Le diaphragme est innervé par le nerf phrénique qui provient des nerfs spinaux cervicaux C3 à C5.

Une des fonctions principales des muscles intercostaux (internes et externes) est de rigidifier les espaces intercostaux et donc la paroi thoracique. Cette fonction permet d'éviter l'affaissement de la paroi thoracique (en étant « aspirée » vers l'intérieur ou l'extérieur) quand, par exemple durant l'inspiration, la contraction du diaphragme génère une pression intrathoracique négative.

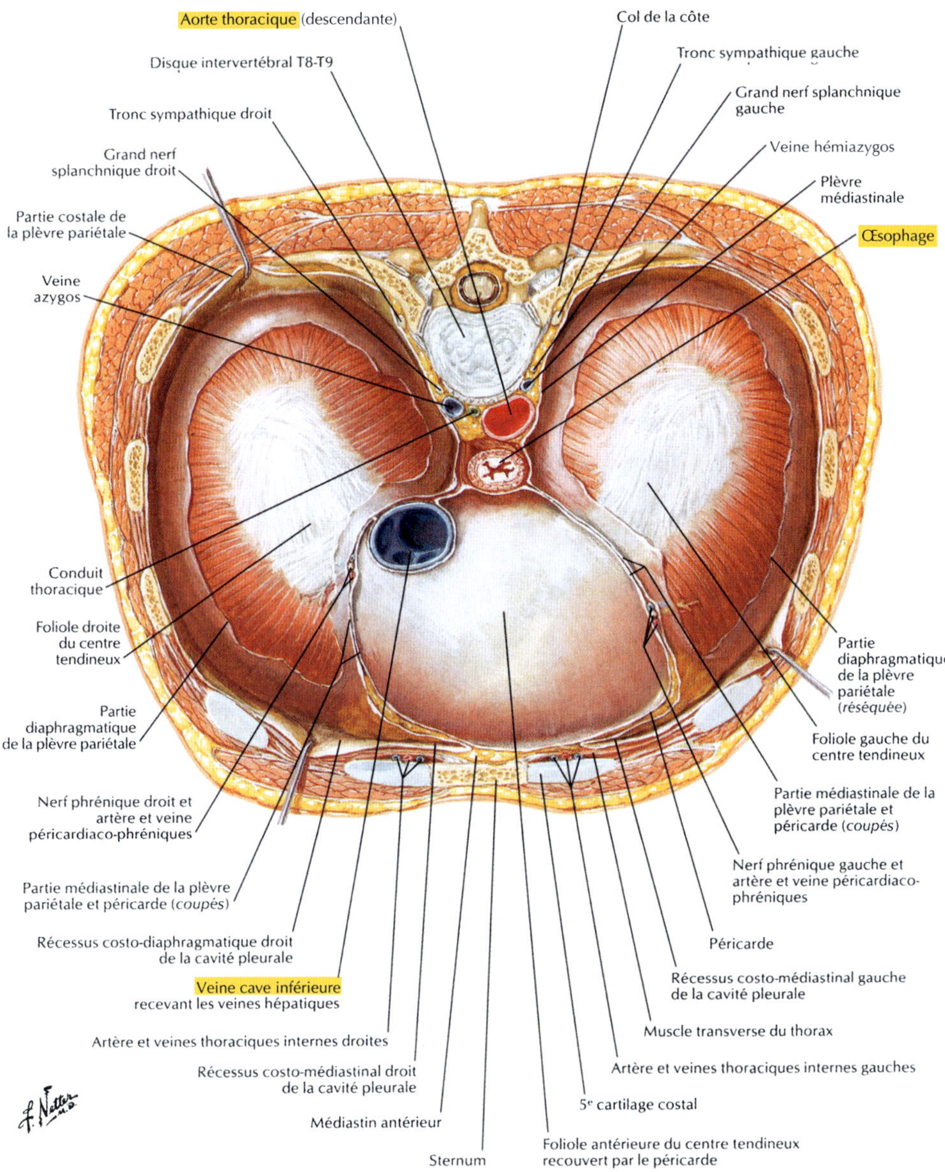

Figure 1.15. **La surface thoracique du diaphragme.**

Source : Netter illustration used with permission of Elsevier Inc.

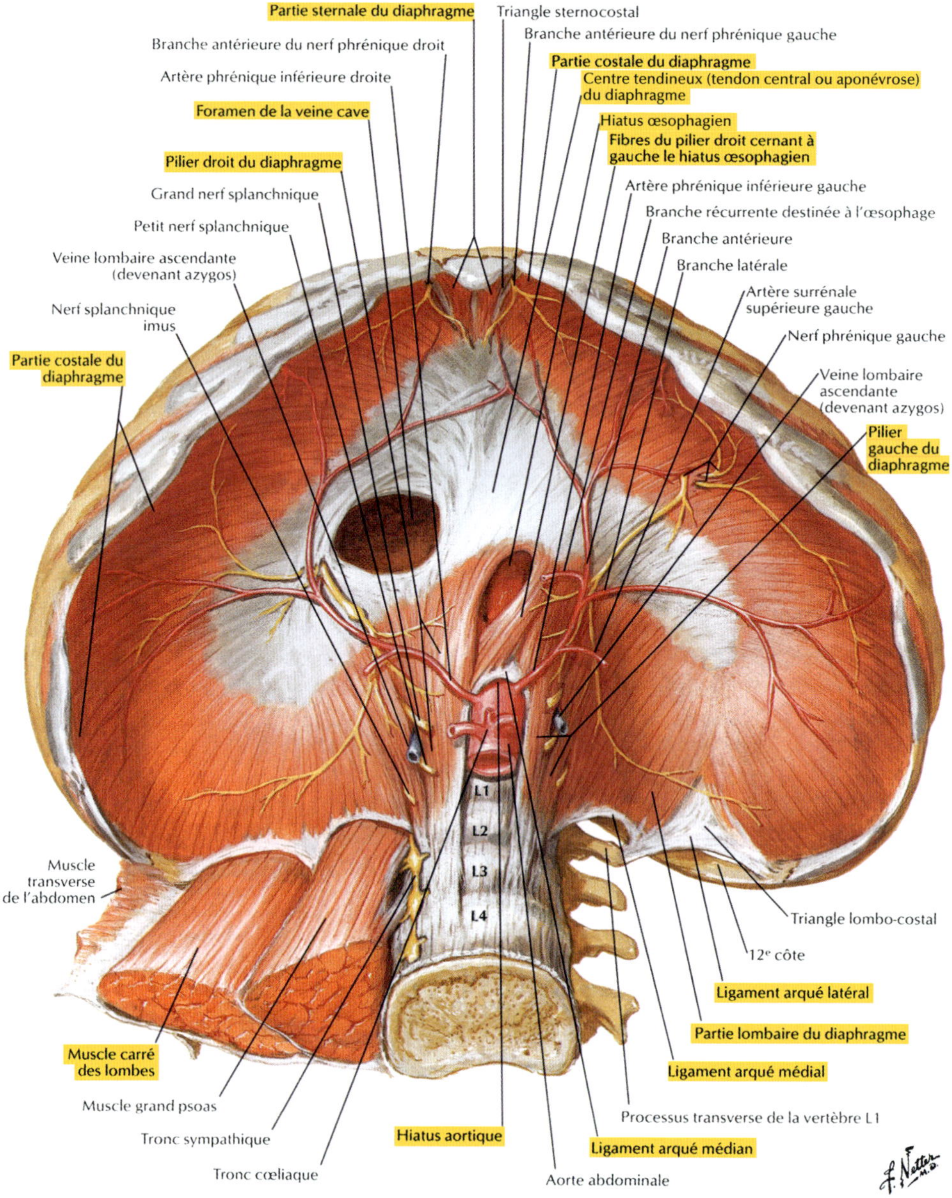

FIGURE 1.16. **La surface abdominale du diaphragme.**

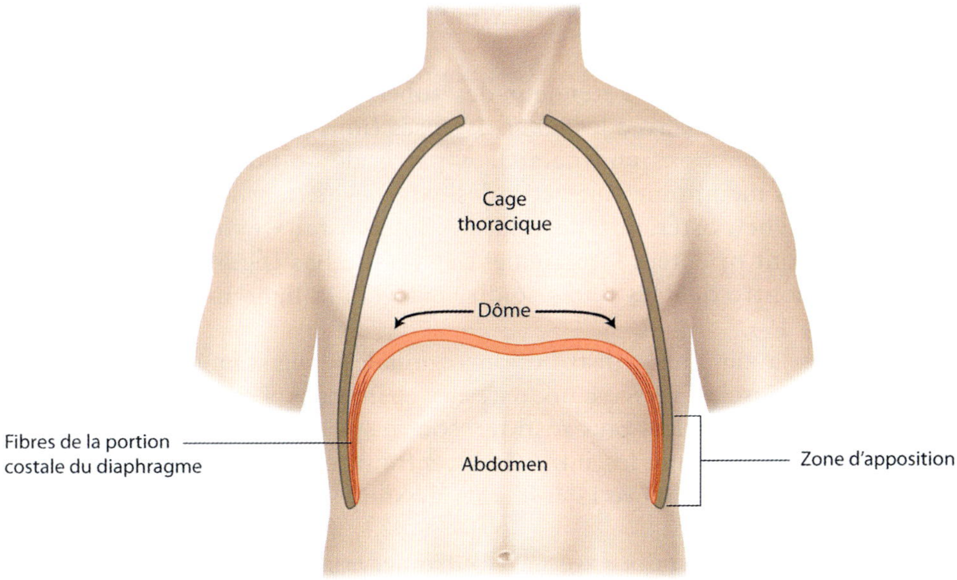

FIGURE 1.17. **Représentation schématique de la cage thoracique et du diaphragme.**
Noter la zone d'apposition du diaphragme.
Source : Éléonore Lamoglia.

Muscles intercostaux externes (*external intercostal muscle*) (figures 1.18, 1.19 et 1.20)

• Les fibres musculaires s'étendent des tubercules des côtes à la jonction des cartilages costaux avec les côtes osseuses (jonctions costochondrales ou *costochondral junctions* en anglais). À partir de ce point, elles sont remplacées par les membranes intercostales externes (*external intercostal membranes*). Une vue postérieure des muscles intercostaux externes montre que leurs fibres sont orientées latéralement et vers le bas (figure 1.18). Une vue antérieure montre que ces fibres se dirigent vers la ligne médiane et vers le bas (figure 1.19).

• Il semble y avoir une « distribution régionale » régissant la fonction respiratoire des muscles intercostaux externes et internes. Les fibres musculaires situées dans les interstices plus rostraux sont inspiratoires, alors que les fibres musculaires situées dans les interstices ventraux caudaux sont expiratoires. L'action inspiratoire soulève la côte d'en dessous ; l'action expiratoire tire la côte du dessus vers le bas.

• Les muscles intercostaux externes sont innervés par les nerfs intercostaux (ramifications antérieures des nerfs spinaux T1 à T11).

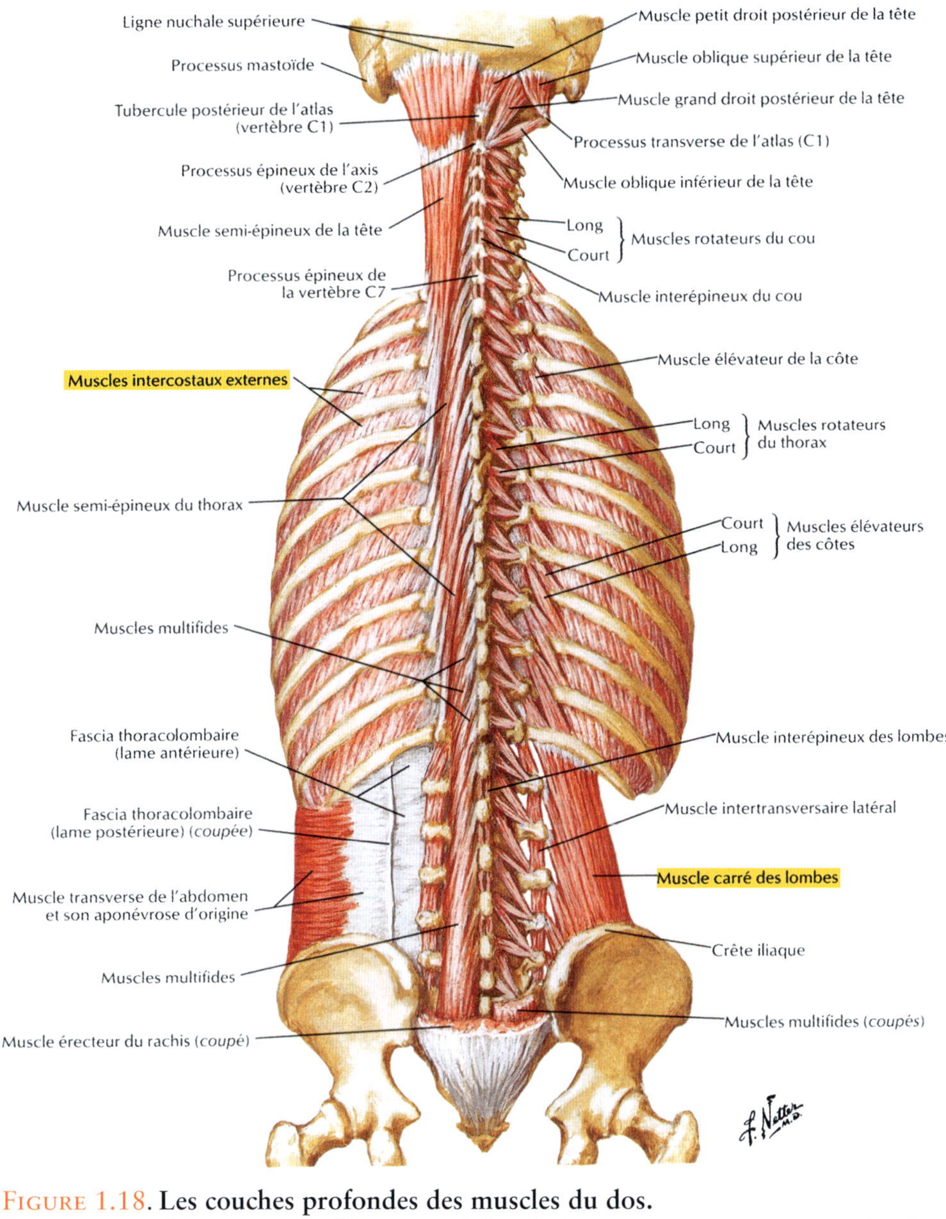

FIGURE 1.18. **Les couches profondes des muscles du dos.**
Noter que, postérieurement, les fibres musculaires des intercostaux externes sont orientées latéralement et vers le bas.
Source : Netter illustration used with permission of Elsevier Inc. All rights reserved.

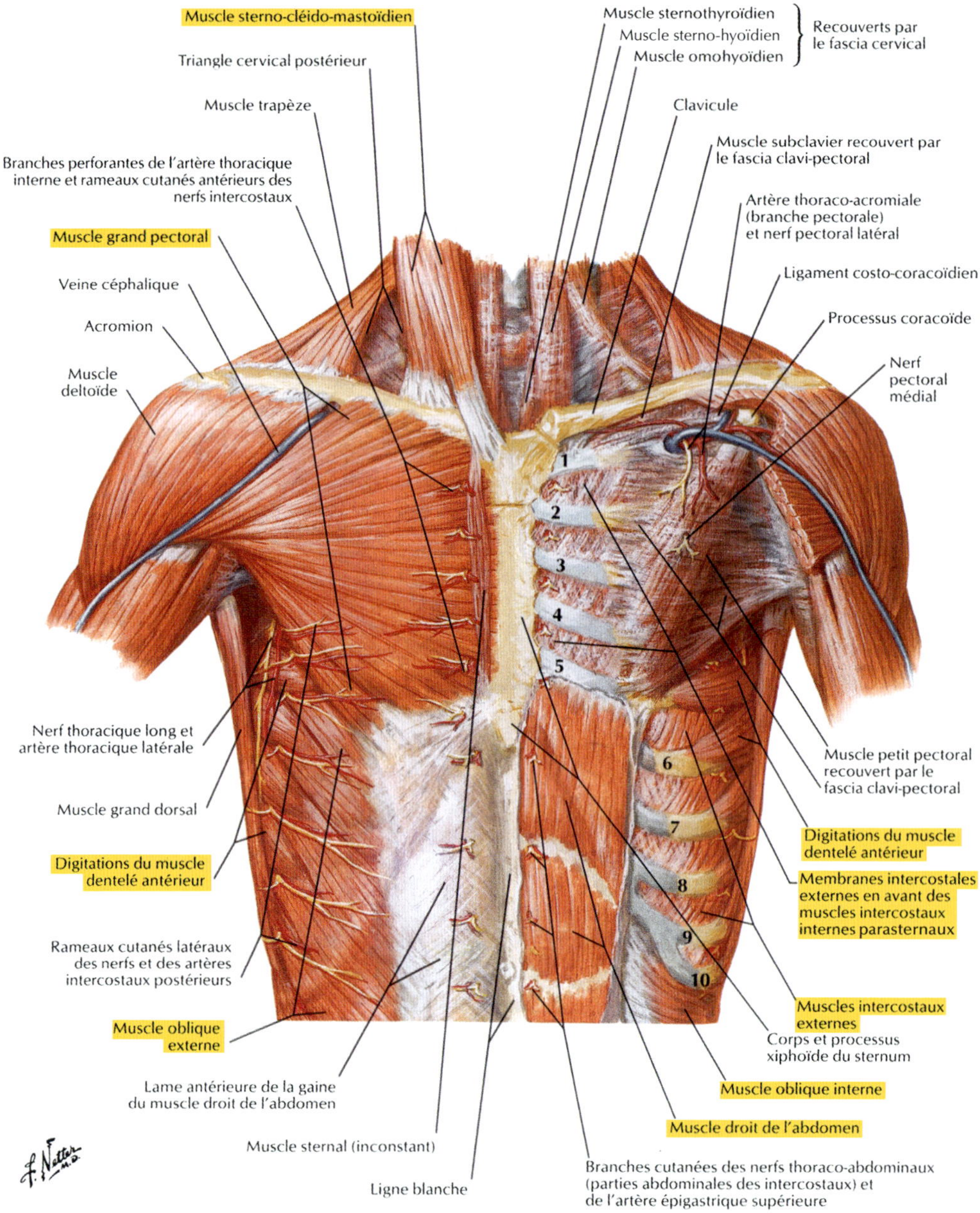

FIGURE 1.19. **Le mur thoracique antérieur.**
Noter que, antérieurement, les fibres musculaires des intercostaux externes sont orientées médialement et vers le bas.

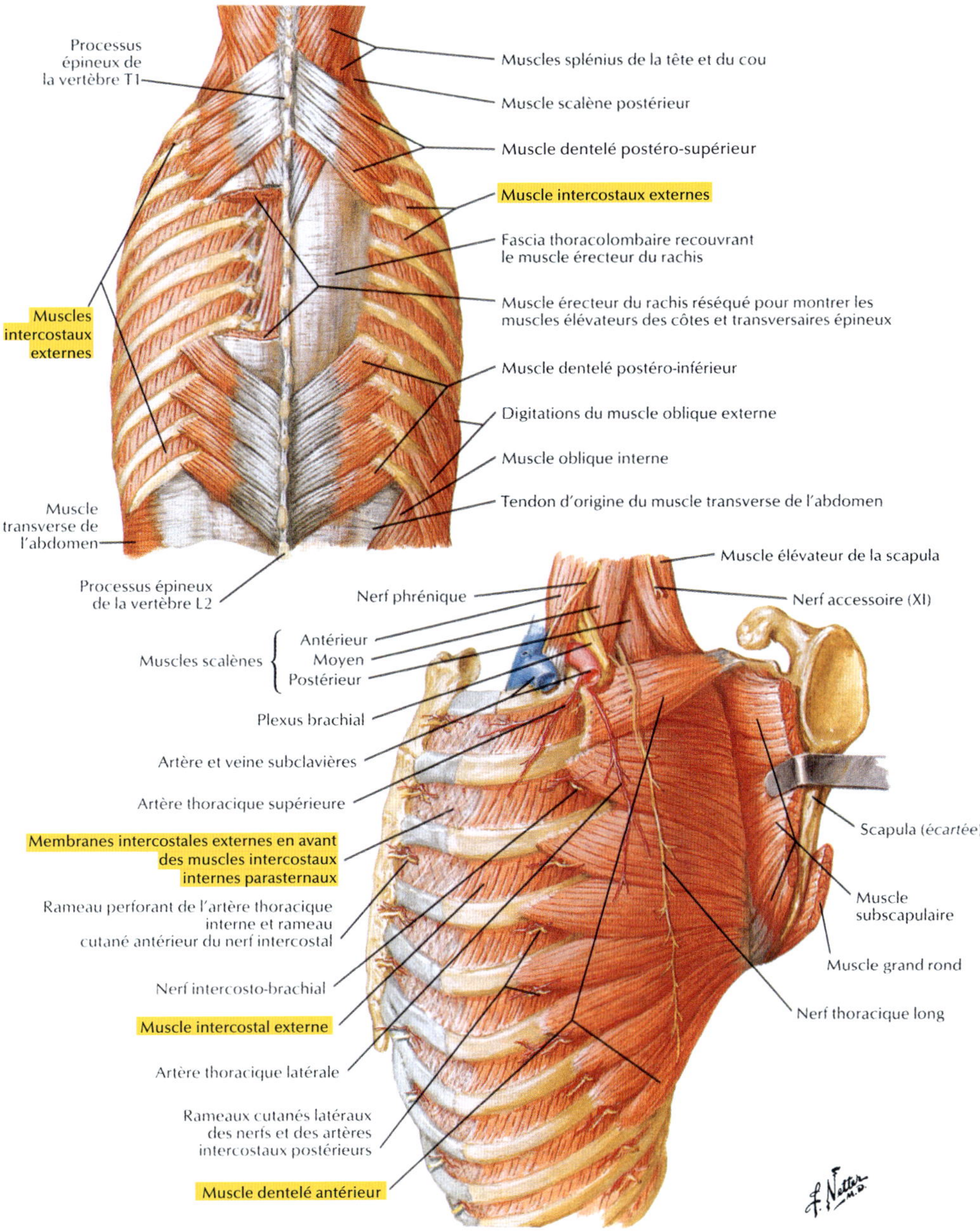

FIGURE 1.20. **Les murs thoraciques postérieur et latéral.**
Noter les muscles intercostaux externes.
Source : Netter illustration used with permission of Elsevier Inc. All rights reserved.

Muscles intercostaux internes – portion parasternale (intercartilagineuse) (*interchondral or parasternal portion of internal intercostal muscles*) (figures 1.21 et 1.22)

- Les fibres s'étendent de la jonction costochondrale au sternum (grossièrement à angle droit par rapport aux fibres des muscles intercostaux externes). Leur action est de soulever la côte située en dessous.
- La portion parasternale des muscles intercostaux internes est innervée par les nerfs intercostaux (ramifications antérieures des nerfs spinaux T1 à T11).

Muscles accessoires de l'inspiration (figures 1.21 et 1.22; voir également figures 1.18, 1.19 et 1.20)

Les muscles accessoires de l'inspiration sont une catégorie très vaste incluant tout muscle qui pourrait potentiellement avoir un effet inspiratoire sur le thorax et les poumons. La façon exacte dont ces muscles sont utilisés dans la respiration est toutefois encore mal comprise. Par exemple, le dentelé postérieur supérieur et les surcostaux (élévateurs des côtes) pourraient agir sur l'élévation des côtes via leur avantage mécanique, mais des données concluantes de leur activité durant les efforts respiratoires sont manquantes.

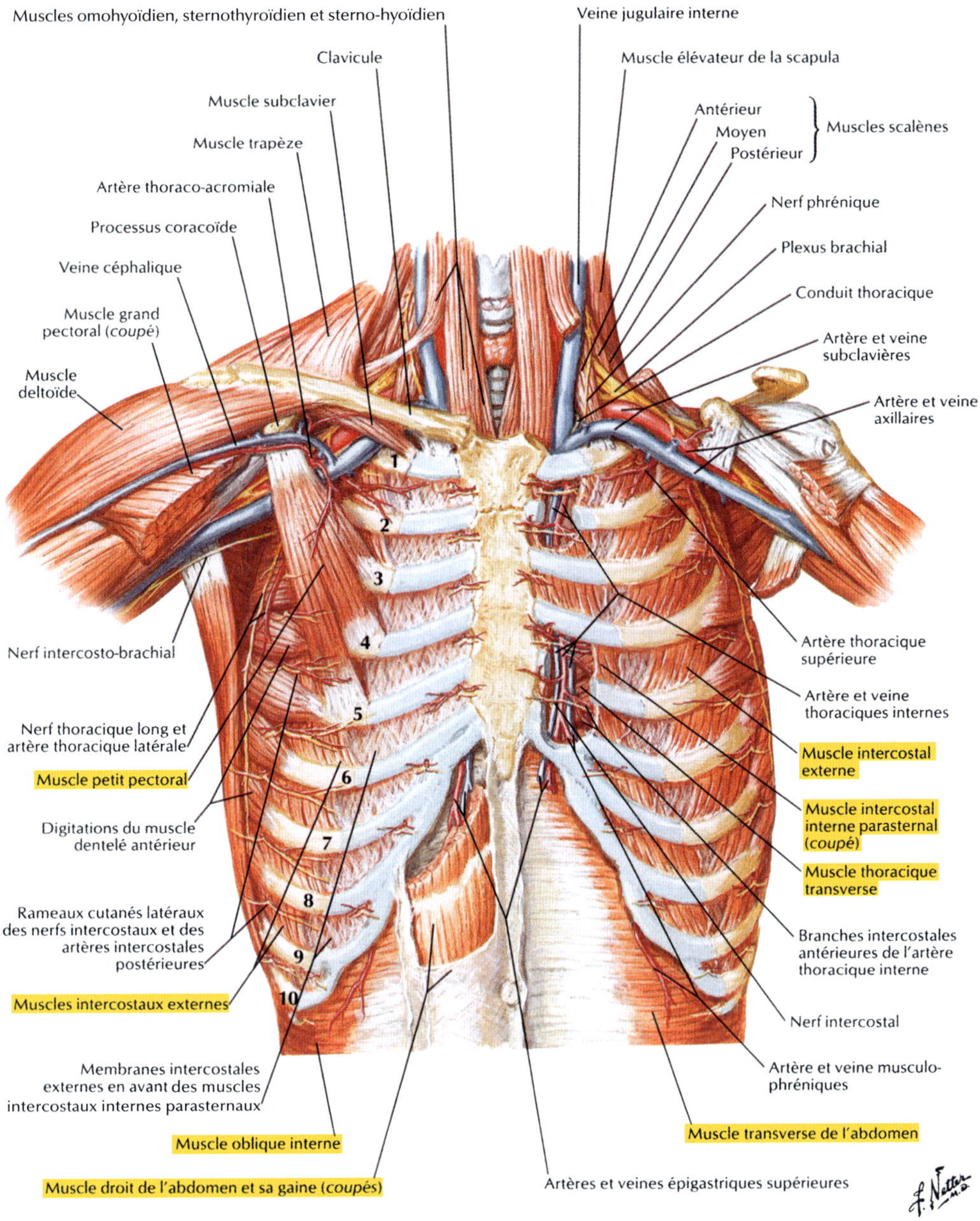

FIGURE 1.21. **Le mur thoracique antérieur.**
Noter la portion parasternale des muscles intercostaux internes.
Source : Netter illustration used with permission of Elsevier Inc. All rights reserved.

Muscles primaires de l'expiration

La fonction des muscles expiratoires est de diminuer le volume pulmonaire.

Muscles intercostaux internes – portion interosseuse (*interosseous portion of internal intercostal muscles*) (figures 1.22 et 1.24)

• Les fibres s'étendent antérieurement de la jonction costochondrale jusqu'à l'angle des côtes postérieurement. De là, elles sont remplacées par la membrane intercostale interne (*internal intercostal membrane*). Situées profondément sous les muscles intercostaux externes sur la surface interne des côtes, elles adoptent une direction oblique et à angle droit par rapport aux muscles intercostaux externes. Leur action est de tirer les côtes du dessus vers le bas.
• La portion interosseuse des muscles intercostaux internes est innervée par les nerfs intercostaux (ramifications antérieures des nerfs spinaux T1 à T11).

Grand droit de l'abdomen (*rectus abdominus*) (figures 1.22 et 1.23 ; voir également figures 1.19, 1.28 et 1.29)

• Le muscle grand droit de l'abdomen est formé d'une paire de larges muscles verticaux qui s'étendent du pubis au sternum et aux cartilages costaux des côtes 5 à 7. Ces muscles parallèles sont incorporés dans une gaine, prolongement de l'aponévrose abdominale des muscles abdominaux situés plus latéralement. La ligne blanche de cette gaine sépare les muscles gauche et droit. La contraction de ce muscle compresse l'abdomen.
• Le grand droit de l'abdomen est innervé par les nerfs intercostaux (T7 à T11) et le nerf sous-costal (T12).

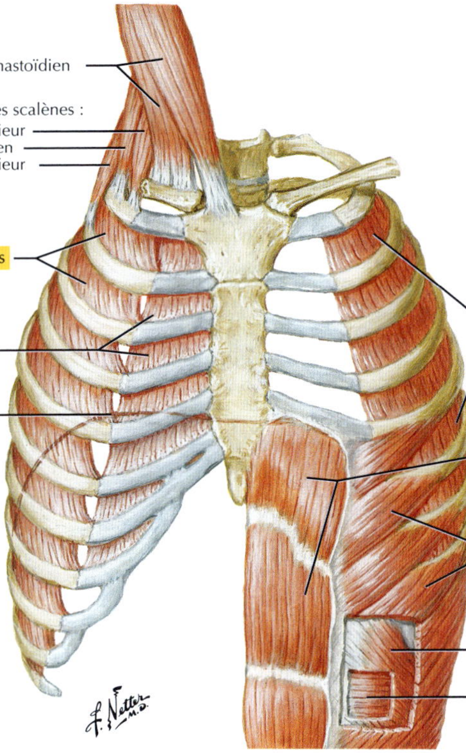

FIGURE 1.22. **Muscles de la respiration.**
Source : Netter illustration used with permission of Elsevier Inc. All rights reserved.

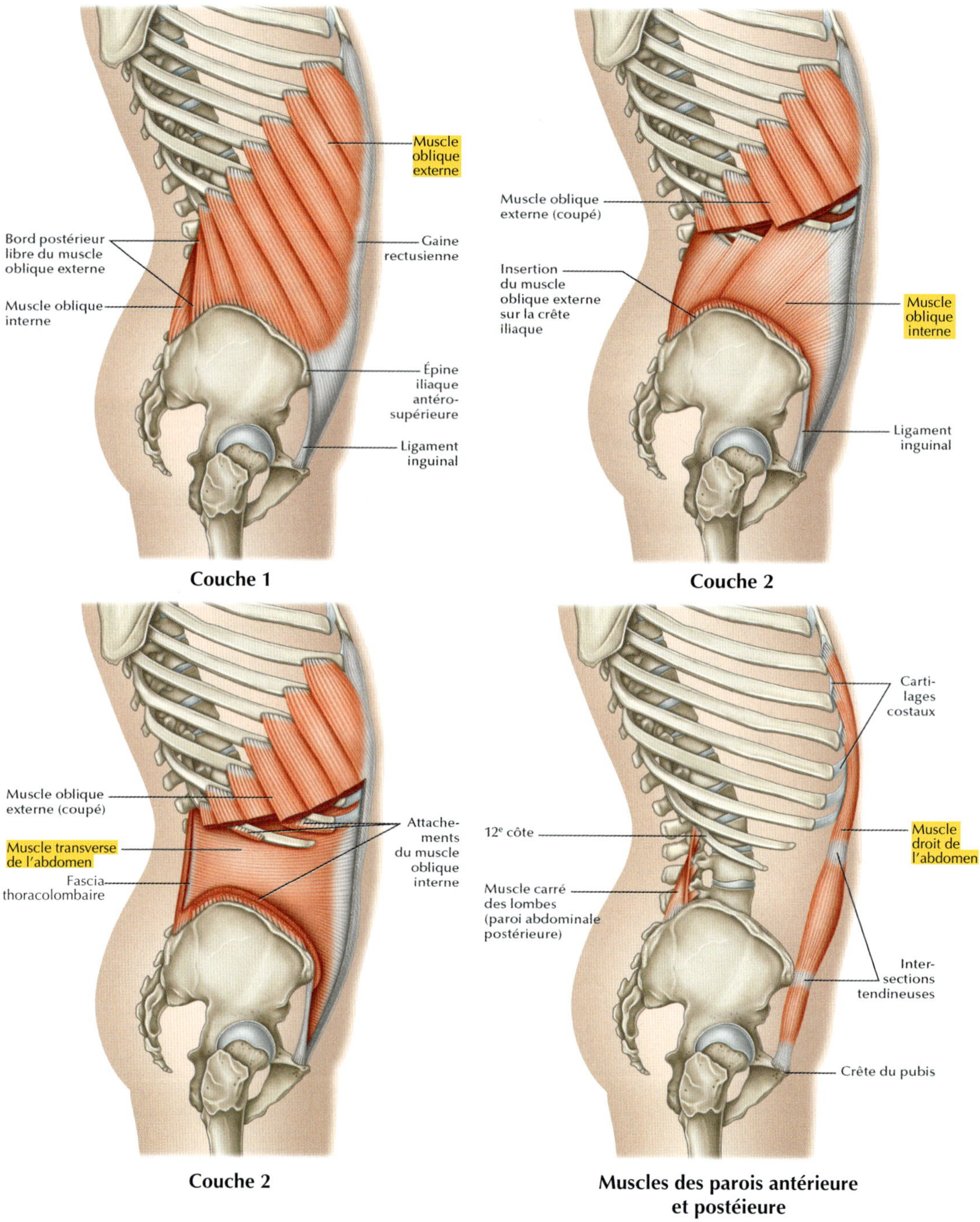

FIGURE 1.23. **Vues latérales des muscles abdominaux.**
Source : Éléonore Lamoglia.

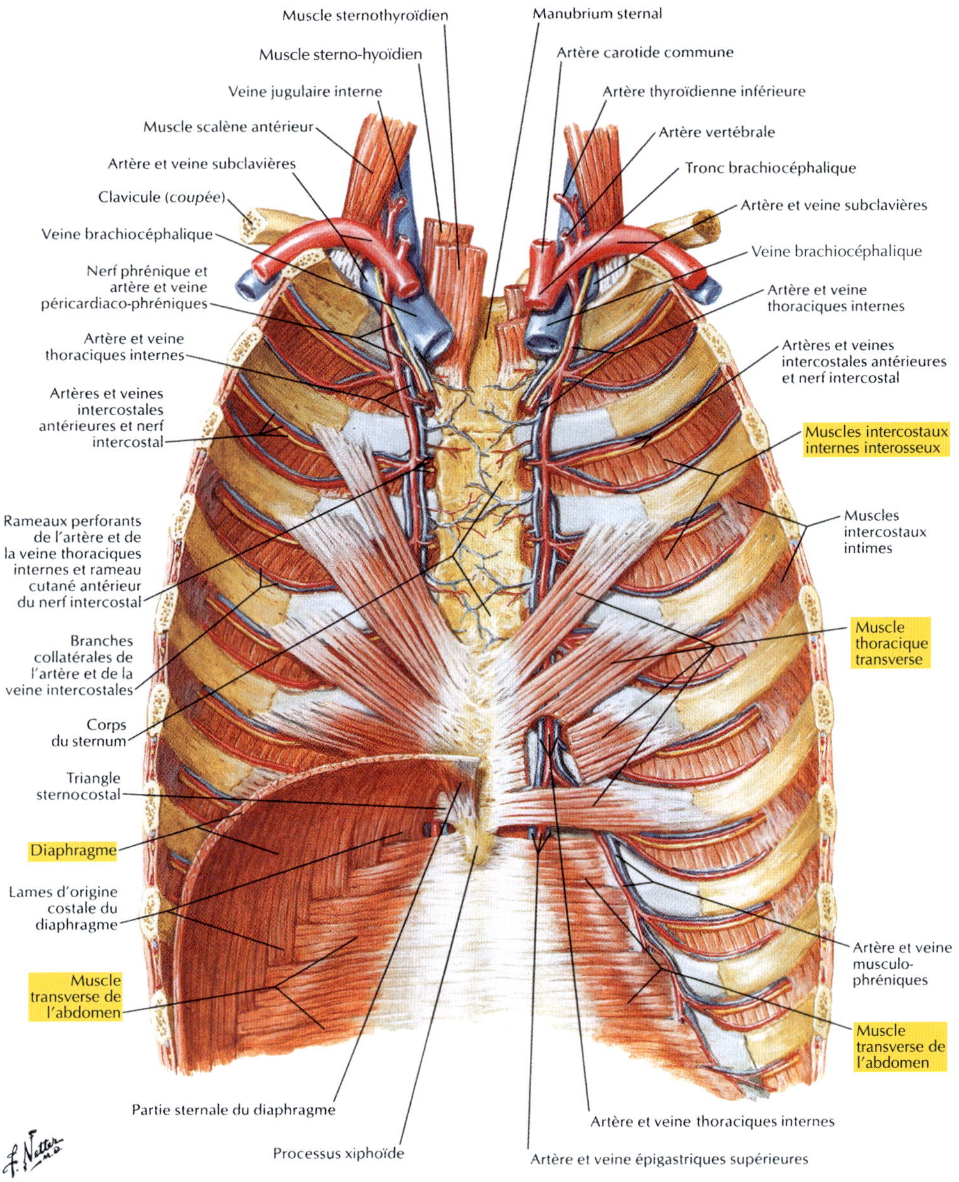

FIGURE 1.24. Une vue interne du mur thoracique antérieur.
Noter la portion interosseuse des muscles intercostaux internes.
Source : Netter illustration used with permission of Elsevier Inc. All rights reserved.

Muscle oblique externe (ou grand oblique) (*external oblique muscle*) (figures 1.25 et 1.26 ; voir également figures 1.19, 1.22, 1.23, 1.28 et 1.29)

- Le muscle oblique externe est un muscle en forme de large feuillet qui s'étend des surfaces externes de la 5e côte à la 12e côte. Il se dirige vers la ligne médiane et vers le bas pour s'insérer sur la crête iliaque, le ligament inguinal et sur l'aponévrose du muscle oblique externe.
- Le muscle oblique externe est innervé par les nerfs intercostaux (T7 à T11) et le nerf sous-costal (T12).

Muscle oblique interne (ou petit oblique) (*internal oblique muscle*) (figure 1.26 ; voir également figures 1.19, 1.22, 1.23, 1.28 et 1.29)

- Le muscle oblique interne est un autre muscle en forme de large feuillet, situé plus profondément et perpendiculairement au muscle oblique externe. Ses fibres proviennent de la crête iliaque, du ligament inguinal et du fascia thoracolombaire, et s'insèrent sur les bords inférieurs des côtes 10 à 12 et sur l'aponévrose abdominale du muscle oblique interne.
- Le muscle oblique interne est innervé par les nerfs intercostaux (T7 à T11), par le nerf sous-costal (T12) et par les branches ilio-hypogastrique et ilio-inguinale du premier nerf lombaire.

Muscle transverse de l'abdomen (*transverse abdominis muscle*) (voir figures 1.21, 1.23, 1.29 et 1.30)

- Le muscle transverse de l'abdomen est le plus interne des muscles abdominaux latéraux. Il se soulève du fascia thoracolombaire, de la crête iliaque, du ligament inguinal et des surfaces internes des cartilages des six dernières côtes. Il se dirige ensuite de façon circonférentielle en direction ventrale pour terminer dans l'aponévrose du muscle transverse de l'abdomen.
- Le muscle transverse de l'abdomen est innervé par les nerfs intercostaux (T7 à T11), le nerf sous-costal (T12) et les branches ilio-hypogastrique et ilio-inguinale du premier nerf lombaire.
- L'activation musculaire abdominale statique, au moins en position debout, pourrait jouer un rôle « inspiratoire » important. La contraction musculaire abdominale et le mouvement du contenu abdominal étirent le diaphragme et augmentent sa capacité à générer une force (pression). Cette action « inspiratoire » des muscles abdominaux pourrait s'avérer importante pour une variété de fonctions respiratoires, incluant la respiration au repos et la production de la parole.

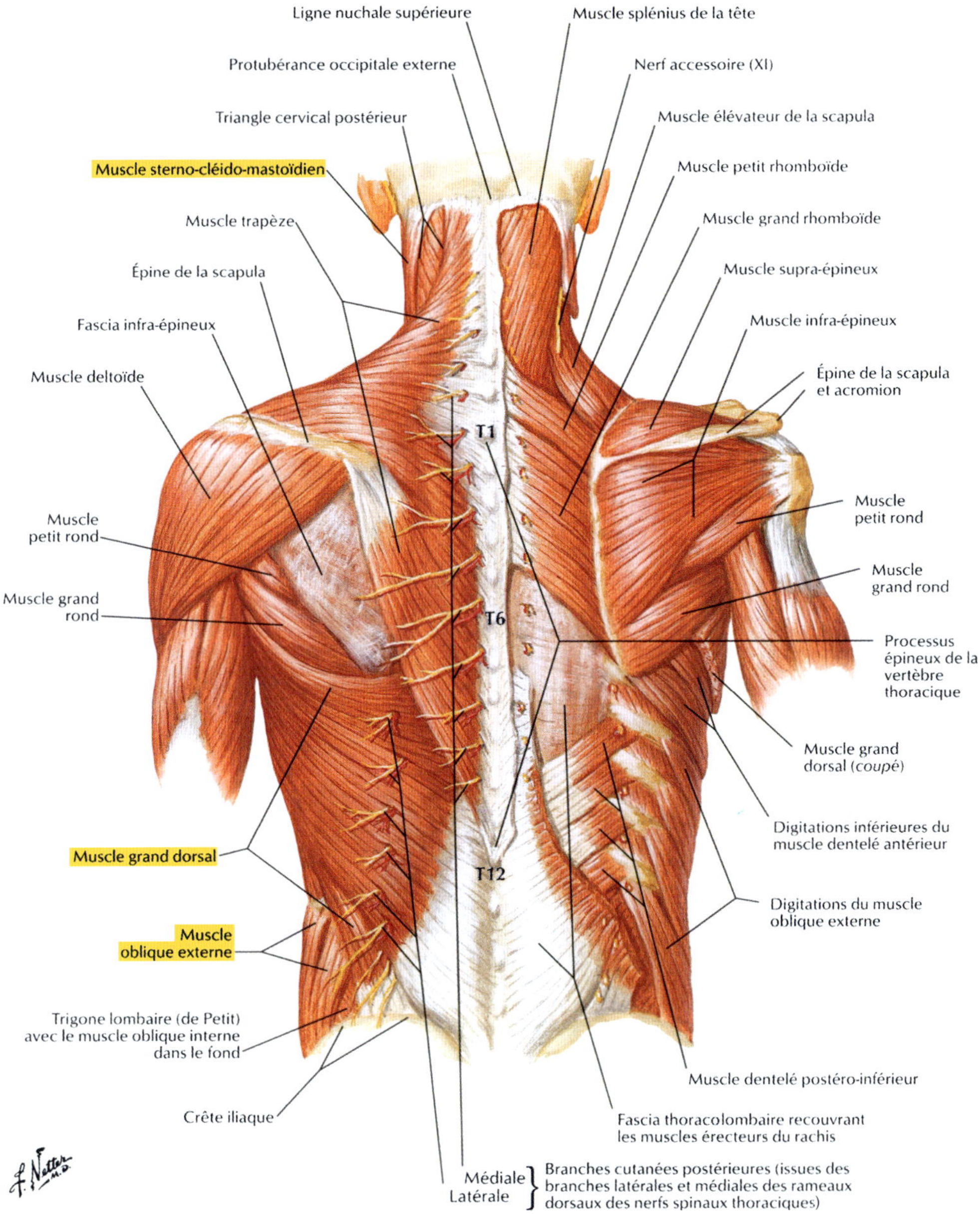

FIGURE 1.25. **Les couches superficielles des muscles du dos.**
Noter le muscle oblique externe.
Source : Netter illustration used with permission of Elsevier Inc. All rights reserved.

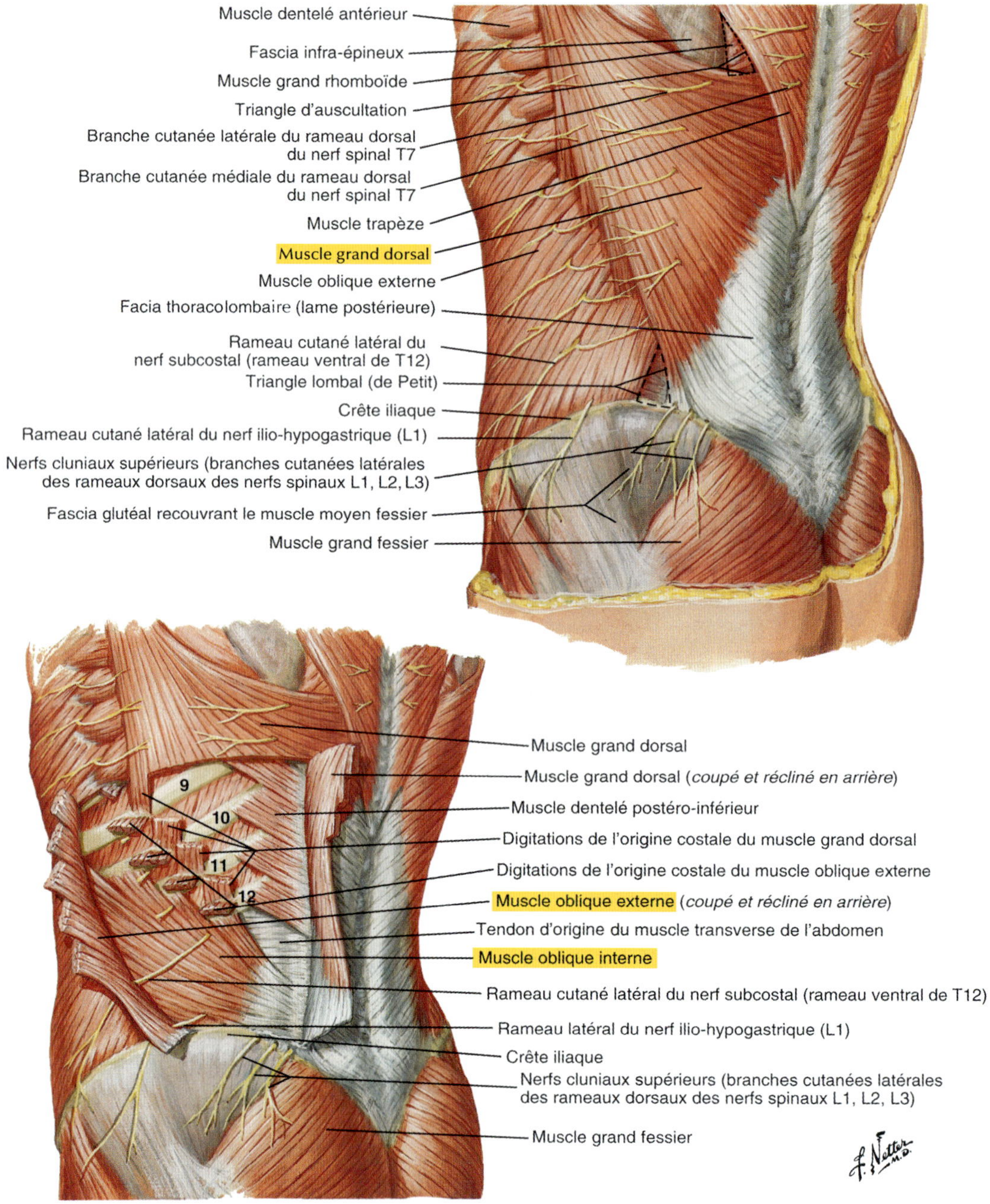

FIGURE 1.26. **Le mur abdominal latéro-postérieur.**
Noter le muscle oblique interne.
Source : Netter illustration used with permission of Elsevier Inc. All rights reserved.

TABLEAU 1.1. **Muscles primaires de l'inspiration.**

Muscles	Origine	Insertion	Action(s)	Innervation
Diaphragme (*diaphragm*) (voir figures 1.15 et 1.16) **Trois parties:** 1. portion sternale ; 2. portion costale ; 3. portion lombaire. **Tendon central** : aponévrose dans laquelle les trois portions musculaires s'insèrent **Ouvertures** : 1. l'aorte passe derrière le ligament arqué médian (voir figure 1.16) ; 2. hiatus œsophagien ; 3. foramen de la veine cave inférieure.	1. Surface interne de l'appendice xiphoïde 2. Surface interne des cartilages costaux et des portions adjacentes des six dernières côtes 3. Vertèbres lombaires supérieures et ligaments arqués médial et latéral	Tendon central	En se contractant, le diaphragme tire le tendon central vers le bas, augmentant les dimensions verticale et antérolatérale de la cage thoracique	Nerfs phréniques issus des nerfs spinaux cervicaux C3 à C5
Intercostaux externes (*external intercostals*) (voir figures 1.18, 1.19 et 1.20)	Surface inférieure de la côte située au-dessus	Surface supérieure de la côte située en dessous	Expansion de la cage thoracique Rigidifie la paroi thoracique	Nerfs intercostaux (T1-T11)
Intercostaux internes — portion parasternale (*interchondral or parasternal portion of internal intercostals*) (voir figures 1.21 et 1.22)	Surface inférieure des côtes, de la jonction costo-chondrale au sternum	Surface supérieure de la côte située en dessous	Expansion de la cage thoracique Rigidifie la paroi thoracique	Nerfs intercostaux (T1-T11)

Tableau 1.2. **Muscles accessoires de l'inspiration.**

Muscles	Origine	Insertion	Action(s)	Innervation
Grand pectoral (*pectoralis major*) (figure 1.19)	Grosse tubérosité de l'humérus	Clavicule Sternum Cartilages des côtes 1 ou 2, jusqu'à 6 ou 7 Aponévrose de l'oblique externe	Lorsque le bras est fixe, une portion du muscle tire le sternum et les côtes vers le haut pendant l'inspiration forcée Pourrait également faciliter l'expiration forcée en amenant les bras médialement, compressant ainsi la cage thoracique	Nerfs pectoraux latéral et médial (C5-C8 et T1)
Petit pectoral (*pectoralis minor*) (figure 1.21)	Apophyse coracoïde de la scapula	Surfaces externes des côtes 3 à 5	Avec la scapula fixée, soulève les côtes 3 à 5 durant l'inspiration forcée	Nerfs pectoraux latéral et médial (C5-C8 et T1)
Dentelé antérieur ou grand dentelé (*serratus anterior*) (figure 1.20)	Surface médiale et interne de la scapula	Huit ou neuf premières côtes	Avec la scapula fixée, soulève les côtes supérieures durant l'inspiration forcée	Nerf thoracique long (C5-C7)
Sterno-cléido-mastoïdien (*sternocleidomastoid*) (figure 1.27 ; voir également figure 1.19)	Apophyse mastoïde de l'os temporal	Sternum (manubrium) et clavicule	Soulève le sternum et donc les côtes durant l'inspiration forcée	Nerf spinal accessoire (nerf crânien XI) et nerfs spinaux cervicaux C2-C4
Carré des lombes (*quadratus lumborum*) (figures 1.16 et 1.18)	Ligament iliolombaire et portion postérieure de la crête iliaque	Moitié médiale de la 12e côte et apophyses transverses des vertèbres lombaires supérieures	Fixe les côtes inférieures et fournit une base pour les mouvements inspiratoires du diaphragme Peut assister dans la précision de la relaxation du diaphragme durant les phases expiratoires de la parole et du chant	Nerf spinal thoracique (T12) et nerfs spinaux lombaires (L1-L4)
Scalènes* : antérieur, moyen et postérieur (*scalene: anterior, middle, and posterior*) (figure 1.27)	Apophyses transverses des vertèbres cervicales C2 à C7	Surfaces supérieures des 1re et 2e côtes	Soulève les côtes	Antérieur : nerfs spinaux cervicaux C4-C6 Moyen : C3-C8 Postérieur : C6-C8

* Souvent classifiés comme des muscles accessoires de la respiration, les muscles scalènes demeurent constamment actifs pendant l'inspiration au repos chez plusieurs espèces animales, incluant les humains. Par conséquent, certains auteurs les considèrent comme des muscles primaires de l'inspiration.

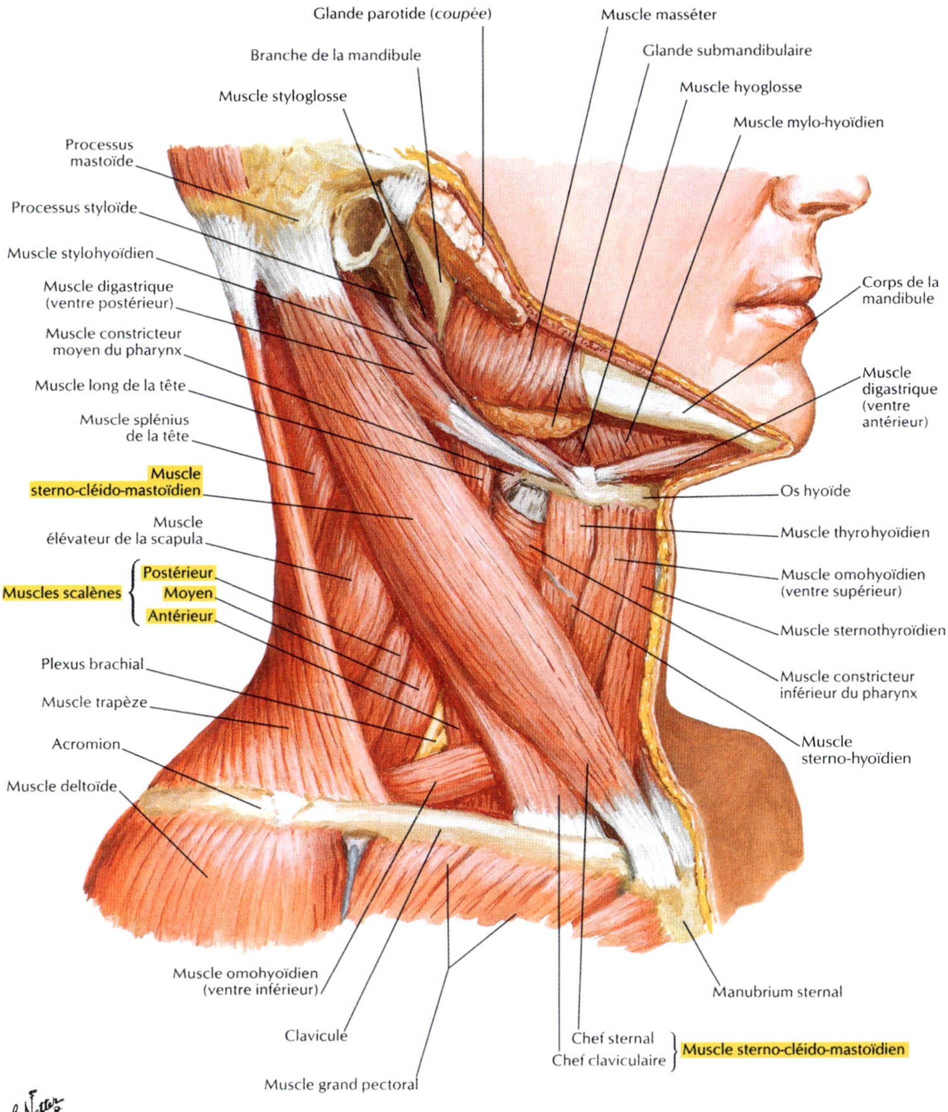

FIGURE 1.27. Une vue latérale des muscles du cou.
Noter le muscle sterno-cléido-mastoïdien.
Source : Netter illustration used with permission of Elsevier Inc. All rights reserved.

Tableau 1.3. **Muscles primaires de l'expiration.**

Muscles	Origine	Insertion	Action(s)	Innervation
Intercostaux internes — portion interosseuse (*interosseous portion of internal intercostals*) (voir figures 1.22 et 1.24)	Surface supérieure interne de la côte située en dessous	Surface inférieure interne de la côte située au-dessus	Tire les côtes vers le bas Rigidifie la paroi thoracique	Nerfs intercostaux (T1-T11)
Grand droit de l'abdomen (*rectus abdominis*) (figures 1.28 et 1.29 ; voir également figures 1.19, 1.22 et 1.23)	Symphyse pubienne et crête du pubis	Cartilages costaux des côtes 5 à 7 et appendice xiphoïde du sternum	Comprime l'abdomen	Nerfs intercostaux (T7-T11) et nerf sous-costal (T12)
Oblique externe ou grand oblique (*external oblique*) (figures 1.28 et 1.29 ; voir également figures 1.19, 1.22 et 1.23)	Surfaces externes des huit dernières côtes	Crête iliaque Ligament inguinal Aponévrose de l'oblique externe	Comprime l'abdomen	Nerfs intercostaux (T7-T11) et nerf sous-costal (T12)
Oblique interne ou petit oblique (*internal oblique*) (figures 1.28 et 1.29 ; voir également figures 1.19, 1.22 et 1.23)	Crête iliaque Ligament inguinal Fascia thoracolombaire	Cartilages costaux des trois ou quatre dernières côtes Aponévrose de l'oblique interne	Comprime l'abdomen	Nerfs intercostaux (T7-T11) Nerf sous-costal (T12) Premier nerf spinal lombaire (L1, branches ilio-hypogastrique et ilio-inguinale)
Transverse de l'abdomen (*transversus abdominis*) (figures 1.29 et 1.30 ; voir également figures 1.21, 1.22 et 1.23)	Crête iliaque Ligament inguinal Fascia thoracolombaire Surface interne des cartilages des six dernières côtes	Aponévrose du muscle transverse de l'abdomen	Comprime l'abdomen	Nerfs intercostaux (T7-T11) Nerf sous-costal (T12) Premier nerf spinal lombaire (L1, branches ilio-hypogastrique et ilio-inguinale)

▷

▷

Muscles	Origine	Insertion	Action(s)	Innervation
Transverse du thorax (*transverse thoracis*) (voir figure 1.24)	Surface interne de la cage thoracique (sternum et cartilages costaux 5 à 7)	Surface interne des cartilages costaux et portions adjacentes des côtes 2 à 6	Peut tirer légèrement les côtes vers le bas	Nerfs intercostaux (T2-T6)
Grand dorsal (*latissimus dorsi*) (voir figures 1.25 et 1.26)	Apophyses épineuses des six vertèbres thoraciques inférieures Fascia thoracolombaire Crête iliaque Trois ou quatre dernières côtes	Surface antérieure supérieure de l'humérus	Comprime la cage thoracique durant l'expiration forcée, comme pour la toux Lorsque l'humérus est fixe, élève les côtes pour l'inspiration forcée	Nerf thoracodorsal (C6-C8)

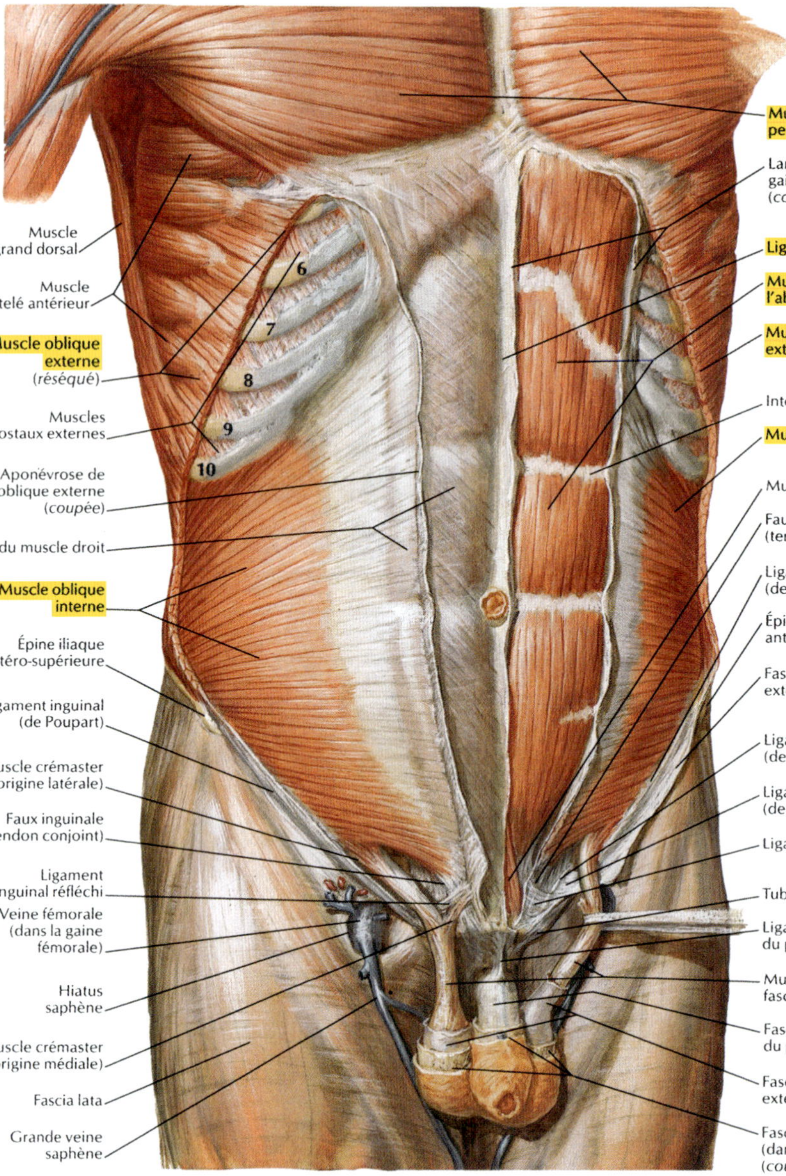

FIGURE 1.28. **Une coupe intermédiaire du mur abdominal antérieur.**
Noter les muscles expiratoires.
Source : Netter illustration used with permission of Elsevier Inc. All rights reserved.

Coupe au-dessus de la ligne arquée

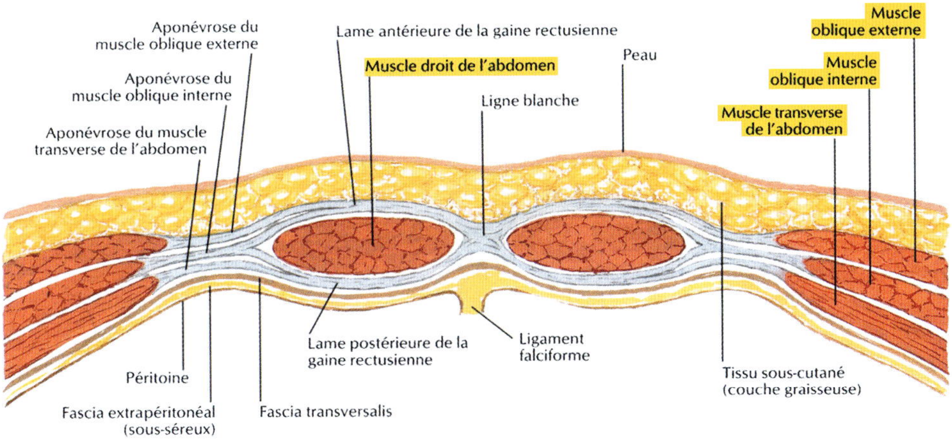

L'aponévrose du muscle oblique interne se dédouble pour former les lames antérieure et postérieure de la gaine rectusienne (du droit). L'aponévrose du muscle oblique externe adhère à la lame antérieure de la gaine rectusienne ; l'aponévrose du muscle transverse de l'abdomen adhère à la lame postérieure de la gaine rectusienne.
Les lames antérieure et postérieure de la gaine rectusienne s'unissent médialement pour former la ligne blanche.

Coupe sous la ligne arquée

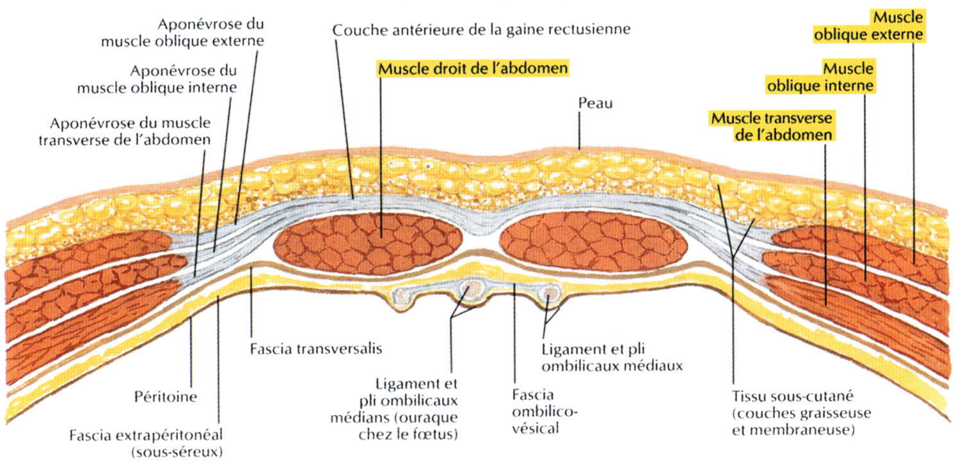

L'aponévrose du muscle oblique interne ne se dédouble pas à ce niveau, mais passe complètement en avant du muscle droit de l'abdomen et s'accole ici aux aponévroses des muscles oblique externe et transverse de l'abdomen ; ainsi, la lame postérieure de la gaine rectusienne est absente sous la ligne arquée et le muscle droit de l'abdomen est recouvert postérieurement du fascia transversalis.

F. Netter M.D.

FIGURE 1.29. **Coupe transverse de la gaine du grand droit.**
Noter les aponévroses des muscles obliques externe, oblique interne et transverse de l'abdomen.
Source : Netter illustration used with permission of Elsevier Inc.

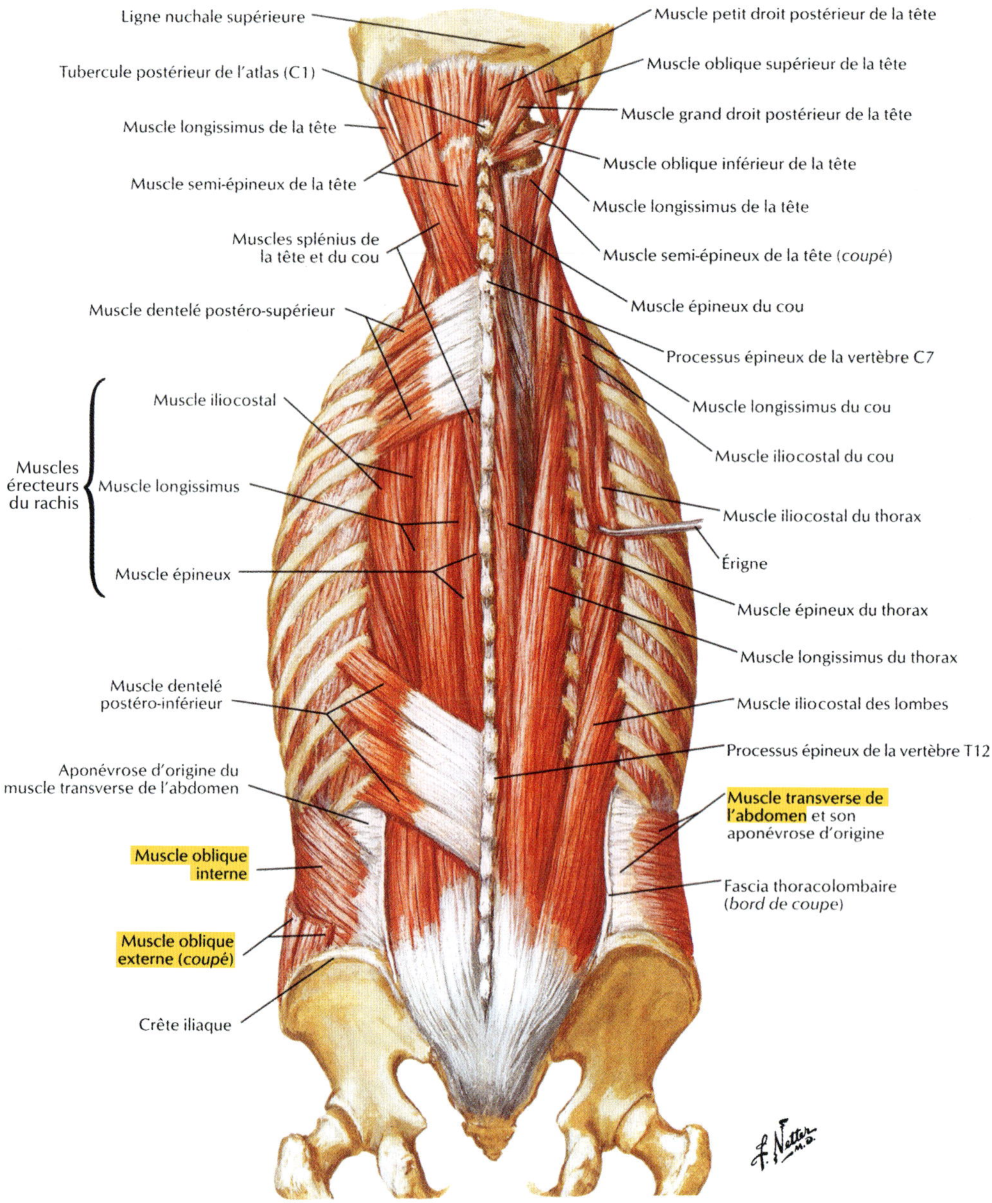

FIGURE 1.30. **Les couches intermédiaires des muscles du dos.**
Source : Netter illustration used with permission of Elsevier Inc.

Volumes et capacités respiratoires

Volumes (voir figure 1.31)

Les différents volumes sont mutuellement exclusifs, c'est-à-dire qu'ils ne s'englobent pas et ne se recoupent pas :

- le volume courant (*tidal volume*) correspond à la quantité d'air inspiré ou expiré pendant la respiration normale (au repos) ;
- le volume de réserve inspiratoire (*inspiratory reserve volume*) est la quantité maximale d'air qui peut être inspiré avec un effort après une inspiration normale ;
- le volume de réserve expiratoire (*expiratory reserve volume*) correspond à la quantité maximale d'air qui peut être évacué après une expiration courante ;
- le volume résiduel (*residual volume*) représente la quantité d'air qui demeure dans les poumons après une expiration forcée, c'est-à-dire après que le volume de réserve expiratoire a été expulsé (les poumons ne sont donc jamais complètement vides d'air).

Capacités

Les capacités respiratoires sont des sommes de volumes et se mesurent à l'aide des épreuves pulmonaires fonctionnelles suivantes :

- la capacité inspiratoire (*inspiratory capacity*) équivaut à la quantité totale d'air qui peut être inspiré après une expiration courante (volume courant + volume de réserve inspiratoire) ;
- la capacité résiduelle fonctionnelle (*functional residual capacity*) correspond à la quantité d'air qui demeure dans les poumons après une expiration courante (volume de réserve expiratoire + volume résiduel) ;
- la capacité vitale (*vital capacity*) est la quantité totale d'air échangeable, ou la quantité maximale d'air qui peut être expiré après une inspiration forcée (volume de réserve inspiratoire + volume courant + volume de réserve expiratoire) ;
- la capacité pulmonaire totale (*total lung capacity*) représente le volume de gaz maximal que les poumons peuvent contenir ; c'est la somme de tous les volumes (volume résiduel + volume de réserve expiratoire + volume courant + volume de réserve inspiratoire).

Autres mesures fonctionnelles

• La ventilation minute (*minute volume*) est une mesure de la quantité totale d'air inspiré et expiré par minute durant la respiration au repos ; elle est calculée en multipliant le volume courant par le nombre de respirations par minute (rythme respiratoire).

• L'espace mort physiologique (*physiological dead space*) représente la quantité d'air restant dans les voies respiratoires (telles que les bronches, la trachée, le pharynx, etc.) qui n'atteint pas les alvéoles et qui ne participe pas aux échanges gazeux (appelée *espace mort anatomique* ou *anatomical dead space* en anglais) et la quantité d'air qui atteint les alvéoles, mais qui ne participe pas aux échanges gazeux (appelée *espace mort alvéolaire* ou *alveolar dead space* en anglais). L'espace mort physiologique est grossièrement équivalent à l'espace mort anatomique chez les individus en bonne santé.

• La ventilation alvéolaire (*alveolar ventilation*) correspond à la portion du volume d'air inspiré qui atteint les alvéoles et participe aux échanges gazeux. Elle est calculée en soustrayant le volume de l'espace mort physiologique du volume courant et en multipliant le résultat par le rythme respiratoire.

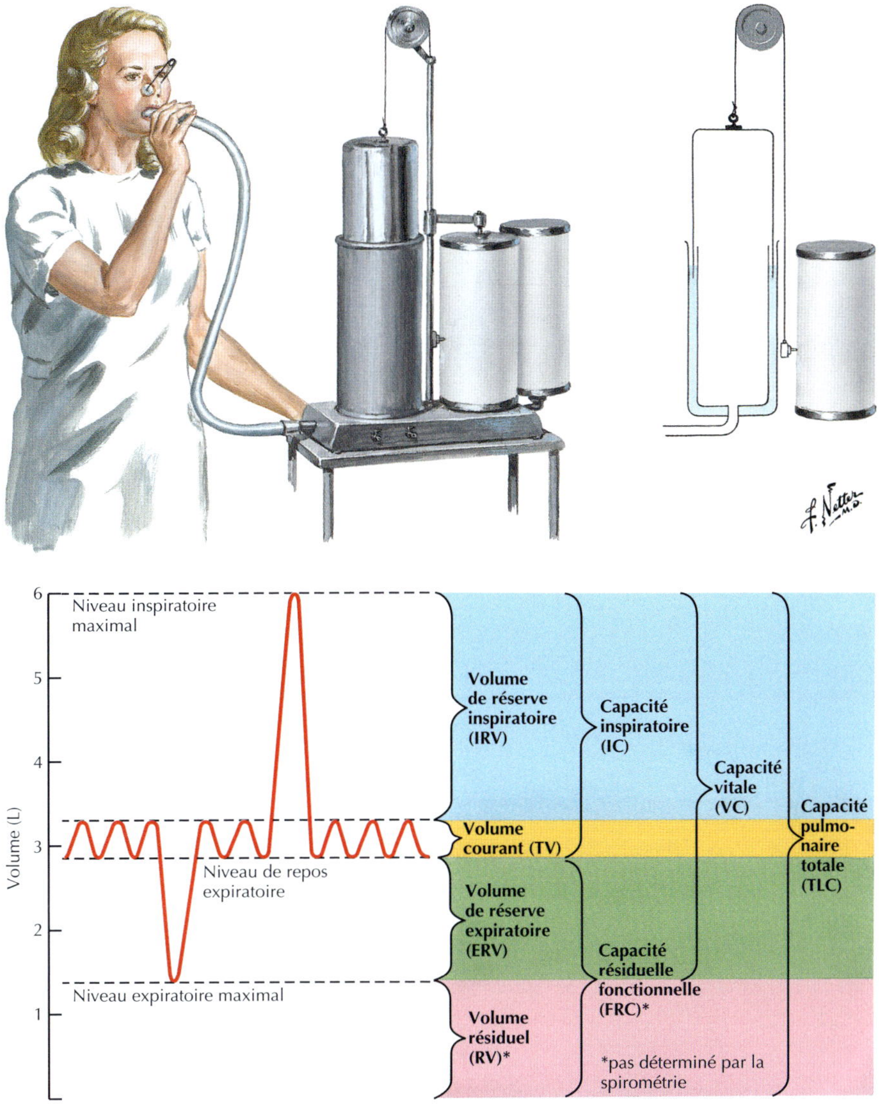

FIGURE 1.31. **Spirométrie : volumes pulmonaires et subdivisions.**
Source : Netter illustration used with permission of Elsevier Inc.

Chapitre 2
Le système laryngé-phonatoire

Plan du chapitre

L'anatomie en orthophonie

Introduction

Le larynx est une structure formée de cartilages, de membranes et de ligaments. Il contient les plis vocaux qui agissent comme une valve. La valve est ouverte (abduction des plis vocaux) ou fermée (adduction des plis vocaux) grâce à l'activation de muscles laryngés intrinsèques.

Le larynx et les plis vocaux assurent trois fonctions biologiques primaires : 1) protéger les voies respiratoires (par exemple, pendant la déglutition), 2) bloquer l'air dans les poumons afin de stabiliser le torse pendant un effort physique important et 3) modifier la résistance au flot d'air pendant la respiration au repos afin d'assurer un échange gazeux adéquat. À ce propos, les plis vocaux sont légèrement moins en abduction lors de la phase expiratoire du cycle de la respiration et travaillent de concert avec le relâchement graduel post-inspiratoire de la contraction du diaphragme pour assurer une durée adéquate de la phase expiratoire.

En plus d'assurer ces fonctions, le larynx agit comme un articulateur, amenant rapidement les plis vocaux en position d'adduction et d'abduction, ce qui est nécessaire à la production des sons voisés (sons qui nécessitent la vibration des plis vocaux) et des sons non voisés respectivement. Cette activité doit être soigneusement coordonnée à la force expiratoire et aux mouvements articulatoires supralaryngés pour produire les sons spécifiques de la parole.

La vibration des plis vocaux commence lorsque la force expiratoire génère une pression sous-glottique suffisante pour surpasser la résistance des plis vocaux en adduction et que les plis vocaux s'ouvrent pour relâcher un jet d'air compressé dans l'espace supraglottique appelé *tractus vocal* (*vocal tract*). C'est l'élasticité des plis vocaux et l'effet Bernoulli qui ferment ensuite les plis vocaux. Ce cycle se répète à chaque fois que la pression sous-glottique devient à nouveau suffisante pour surmonter la résistance des plis vocaux. Bien que beaucoup d'attention soit portée à l'ouverture et à la fermeture des plis vocaux ainsi qu'à la fréquence fondamentale de la voix, la vibration des plis vocaux génère un son complexe qui est composé d'une fréquence fondamentale et d'harmoniques. Cette source acoustique complexe est ensuite modifiée par les modes de résonance du tractus vocal afin de produire les sons spécifiques de la parole, comme les voyelles.

Les variations dans la fréquence fondamentale (rythme d'ouverture et de fermeture des plis vocaux en vibration) et son corrélat perceptuel (tonalité) jouent un rôle important dans la production de la parole. Les modifications de la fréquence fondamentale résultent des changements dans la longueur et la tension des plis vocaux, qui eux découlent d'une interaction complexe entre les muscles laryngés intrinsèques et extrinsèques, avec la participation cruciale du muscle cricothyroïdien.

L'augmentation de l'intensité vocale (corrélat perceptuel : sonie) est pour sa part reliée à une plus grande pression sous-glottique générée par une plus grande force expiratoire contre une plus grande compression médiale entre les plis vocaux en adduction. Ainsi, de plus grands jets d'air compressé sont relâchés dans le tractus vocal, ce qui fournit une source sonore possédant une énergie acoustique plus grande.

La fermeture des plis vocaux et le mouvement antérieur et supérieur de l'os hyoïde et du larynx (souvent appelée élévation laryngée) contribuent de façon importante à la protection des voies respiratoires durant la déglutition. Une force expiratoire élevée, contre les plis vocaux en adduction, est une composante clé de la toux qui protège les voies respiratoires des pénétrations ou des aspirations de solide ou de liquide.

Les structures et les muscles du système laryngé-phonatoire seront étudiés dans ce chapitre.

Larynx (*larynx*) (figures 2.1 et 2.2)

Le larynx est d'une longueur approximative de 5 cm et s'étend de la 3e ou 4e vertèbre cervicale jusqu'à la 6e. Il est situé dans la portion antérieure du cou, devant le pharynx, au-dessus de la trachée et sous l'os hyoïde. Le larynx fonctionne comme une valve à deux directions pour les voies respiratoires. Il peut fonctionner de cette façon car il contient deux bandes musculaires (et autres tissus mous) mobiles appelées les *plis vocaux*.

La structure du larynx est composée de plusieurs cartilages laryngés (pairs et impairs) et des membranes et ligaments qui y sont associés :

- grands cartilages impairs :
  - le cartilage thyroïde,
  - le cartilage cricoïde,
  - l'épiglotte ;
- petits cartilages pairs :
  - les cartilages aryténoïdes,
  - les cartilages corniculés, ou cartilages de Santorini,
  - les cartilages cunéiformes,
  - les cartilages triticiels.

L'épiglotte ainsi que les cartilages corniculés, cunéiformes et triticiels sont formés de cartilage élastique, alors que les autres sont formés de cartilage hyalin. Le cartilage hyalin peut se calcifier au cours du vieillissement. Les cartilages du larynx formés de ce dernier tendront ainsi à se calcifier avec l'âge, à l'exception des cartilages aryténoïdes, qui possèdent une concentration dense de cartilage élastique dans leur apophyse vocale.

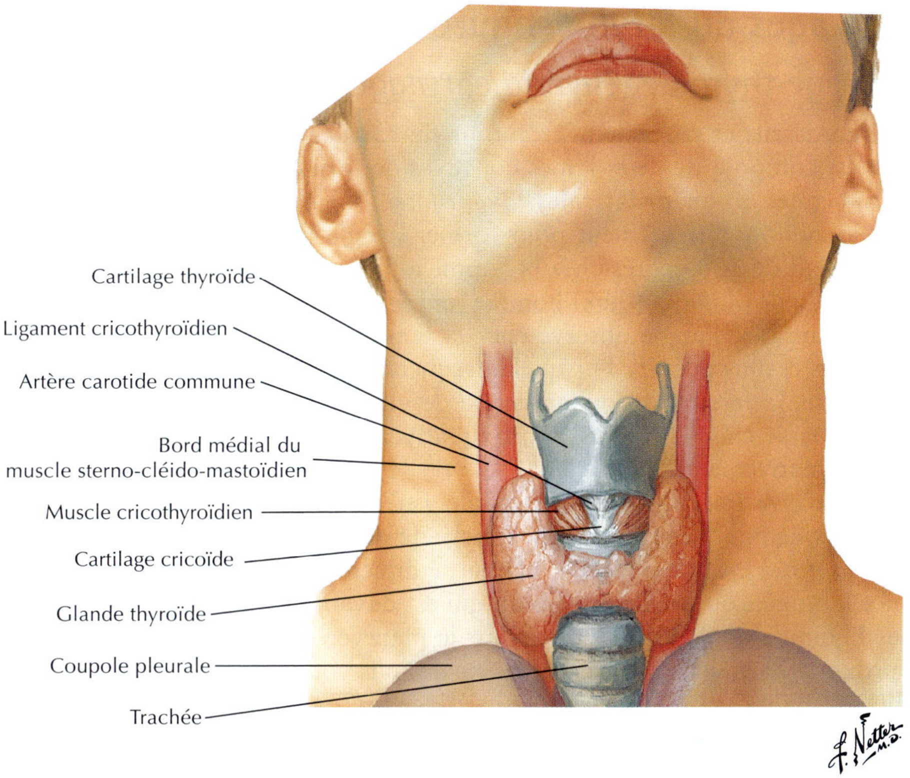

FIGURE 2.1. **Position du larynx, vue antérieure, *in situ*.**
Source : Netter illustration used with permission of Elsevier Inc. All rights reserved.

Cartilages du larynx (figure 2.2)

Cartilage thyroïde (*thyroid cartilage*)

Situé au-dessus et partiellement autour du cartilage cricoïde, le cartilage thyroïde est composé de deux lames convexes de forme quadrilatérale : les lames thyroïdiennes ou quadrilatérales (*quadrilateral or thyroid laminae*). Ces lames se fusionnent antérieurement pour former l'angle thyroïdien, qui est approximativement de 120 degrés chez la femme adulte et de 90 degrés chez l'homme adulte. L'angle plus aigu chez l'homme (qui se développe au cours de la puberté), contrastant avec l'angle observé chez la femme, s'accompagne de plis vocaux plus longs et plus massifs. Puisque la fréquence est inversement proportionnelle à la masse, la fréquence fondamentale de vibration des plis vocaux (tonalité) est plus basse chez l'homme (approximativement 125 Hz) que chez la femme (approximativement 210 Hz).

- On retrouve une dépression palpable, ou « encoche », sur la surface supérieure des deux lames fusionnées, appelée la dépression (incisure) thyroïdienne (*thyroid notch*). Cette dépression se situe directement au-dessus de la proéminence laryngée, ou pomme d'Adam, qui est davantage proéminente (et visible) chez l'homme que chez la femme. Sur le plan vertical, la dépression est située approximativement 6 à 9 cm au-dessus des plis vocaux.
- Il y a deux paires de cornes sur le cartilage thyroïde : deux cornes supérieures (*superior horns*), qui s'articulent avec l'os hyoïde via le ligament thyrohyoïdien latéral (épaississement latéral de la membrane thyrohyoïdienne), et deux petites cornes inférieures (*inferior horns*), qui s'articulent avec le cartilage cricoïde.
- La ligne oblique sur la surface latérale est le point d'attachement des muscles sternothyroïdien, thyrohyoïdien et thyropharyngien (partie supérieure du muscle constricteur inférieur du pharynx).
- Le ligament cricothyroïdien médian (antérieur) lie le cartilage thyroïde au cricoïde antérieurement.

Cartilage cricoïde (*cricoid cartilage*)

Le cartilage cricoïde est situé juste au-dessus de l'anneau trachéal supérieur. Il forme la portion inférieure du larynx et s'attache à la trachée par la membrane, ou ligament crico-trachéale. Le cartilage cricoïde forme un anneau complet.

- L'avant est formé d'un arc antérieur de faible hauteur (*anterior arch*).
- L'arrière est composé d'une lame postérieure plus grande (*posterior quadrate lamina*).

Les deux articulations, formées de joints synoviaux, sont les suivantes :

- une articulation pour les cartilages aryténoïdes, située en arrière sur le bord supérieur, permet l'adduction et l'abduction des plis vocaux ;
- une articulation pour les cornes inférieures du cartilage thyroïde, située sur les faces latérales du cartilage cricoïde, permet un mouvement entre le cartilage cricoïde et le cartilage thyroïde pour ajuster la longueur et la tension des plis vocaux.

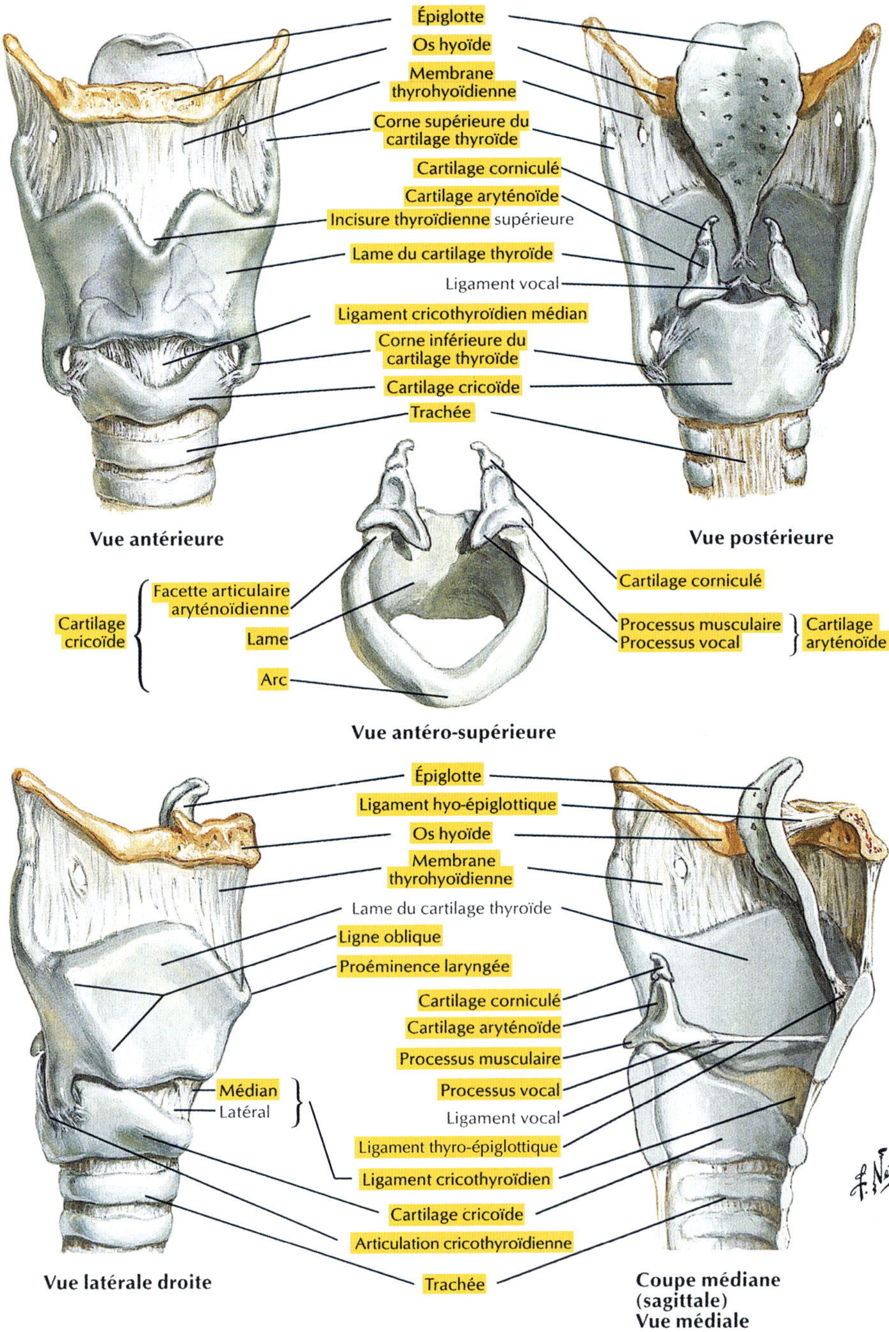

FIGURE 2.2. **Les cartilages laryngés.**
Source : Netter illustration used with permission of Elsevier Inc. All rights reserved.

➻ Certaines légendes des figures sont surlignées en jaune afin de mettre l'accent sur les éléments mentionnés dans le texte correspondant à la figure.

Cartilages aryténoïdes (*arytenoid cartilages*)

Les cartilages aryténoïdes sont de petits cartilages pyramidaux dont la surface inférieure concave, ou base, repose sur la facette articulaire aryténoïdienne convexe située sur le bord latéral de la surface supérieure de la lame postérieure du cricoïde. La localisation et le mouvement de ces deux cartilages sont fondamentaux pour le fonctionnement du larynx.

Les trois apophyses des cartilages aryténoïdes sont les suivantes :

1. l'apex (le sommet de la pyramide) est l'apophyse supérieure ;
2. l'apophyse musculaire (site d'insertion musculaire) s'étend latéralement ;
3. l'apophyse vocale (site d'insertion des plis vocaux) s'étend antérieurement.

Cartilages corniculés ou cartilages de Santorini (*corniculate or Santorini's cartilages*)

Les cartilages corniculés, ou cartilages de Santorini, sont des cartilages élastiques de forme conique surmontant l'apex des cartilages aryténoïdes.

Cartilages cunéiformes (*cuneiform cartilages*)

Les cartilages cunéiformes (voir plus loin figure 2.3) sont couverts de tissus mous et sont situés à l'intérieur du pli ary-épiglottique, antérieurement et supérieurement aux cartilages corniculés. Leur présence est indiquée par les tubercules cunéiformes (*cuneiform tubercles*).

Cartilages triticiels (*triticial cartilages*)

Les cartilages triticiels sont des petits cartilages situés dans les ligaments hyo-thyroïdiens latéraux (non présents chez tous les individus).

Épiglotte (*epiglottis*)

L'épiglotte est un cartilage élastique flexible situé derrière la portion médiale du cartilage thyroïde, qu'elle dépasse en haut. Elle s'attache à la surface médiale intérieure de l'angle thyroïdien par le ligament thyro-épiglottique (*thyroepiglottic ligament*). L'épiglotte s'étend supérieurement et postérieurement en suivant une ligne oblique et s'attache à l'os hyoïde via le ligament hyo-épiglottique. Le pli ary-épiglottique (*aryepiglottic fold*) s'étend de la marge latérale de l'épiglotte à l'apex des aryténoïdes (voir plus loin figures 2.4 et 2.8).

L'épiglotte est attachée à la racine de la langue via les plis glosso-épiglottiques médian et latéraux (*median and lateral glossoepiglottic folds*) qui forment les vallécules (*valleculae*) (voir chapitre 3 [p. 129]). Les sinus (récessus) piriformes (*pyriform sinus or fossa*) sont de petites cavités entre les plis ary-épiglottiques (médialement) et le cartilage thyroïde et la membrane thyrohyoïdienne (latéralement) (voir chapitre 3 [p. 129]). La « bascule » de l'épiglotte pendant l'élévation laryngée pour la déglutition pourrait aider à la protection des voies respiratoires inférieures.

Os hyoïde (*hyoid bone*) (voir figure 2.2)

L'os hyoïde est une partie du système supportant la langue et le larynx, mais il n'est généralement pas considéré comme faisant partie du larynx. L'os hyoïde est un os « flottant » qui n'a de contact direct avec aucun autre os. Il est plutôt gardé en place par un système complexe de muscles et de ligaments provenant de la langue et des muscles extrinsèques du larynx, ainsi que d'autres structures faciales, crâniales et squelettiques. L'os hyoïde est par conséquent une structure très mobile, sollicitée par plusieurs systèmes musculaires.

Situé dans le cou au niveau de la 3e vertèbre cervicale, il est orienté horizontalement et a une forme de fer à cheval comprenant les éléments suivants :

- un corps rectangulaire (*body*) ;
- une paire de petites cornes (*lesser horns*) ;
- une paire de grandes cornes (*greater horns*).

Articulations (voir figure 2.2)

Il existe trois types d'articulations, qui varient en fonction de leur degré de mobilité :

1. l'articulation fibreuse est immobile ;
2. l'articulation cartilagineuse est légèrement mobile ;
3. l'articulation synoviale est librement mobile.

Les deux articulations importantes du larynx sont les suivantes :

- l'articulation cricothyroïdienne (*cricothyroid joint*) est une articulation synoviale unissant la corne inférieure du cartilage thyroïde et la facette articulaire thyroïdienne du cartilage cricoïde. Cette articulation permet deux types de mouvements : (1) le « ploiement » vers l'avant du cartilage thyroïde par-dessus le cartilage cricoïde, et (2) le glissement vers l'avant et l'arrière du cartilage thyroïde sur l'axe horizontal (voir plus loin figure 2.7). Chacun de ces mouvements a un effet potentiel sur la longueur (et la tension) des plis vocaux ;
- l'articulation crico-aryténoïdienne (*cricoarytenoid joint*) est également une articulation synoviale qui unit la base des aryténoïdes à la facette articulaire aryténoïdienne située sur la surface supérieure de la lame postérieure du cartilage cricoïde. Elle permet la rotation des aryténoïdes vers l'intérieur (inférieurement et médialement) ou vers l'extérieur (supérieurement et latéralement) du cartilage cricoïde, amenant les apophyses vocales, et conséquemment les plis vocaux, en adduction et en abduction, respectivement (voir plus loin figure 2.4).

Membranes et ligaments

Les cartilages du larynx sont liés entre eux, et avec les structures adjacentes, à l'aide de ligaments et de membranes extrinsèques et intrinsèques.

Membranes et ligaments extrinsèques (voir figure 2.2)

La fonction des membranes et ligaments extrinsèques est de suspendre et de lier le larynx aux structures adjacentes.

Membrane et ligaments thyrohyoïdiens (hyothyroïdiens)

La membrane thyrohyoïdienne (*thyrohyoid membrane*) occupe l'espace entre l'os hyoïde et le bord supérieur du cartilage thyroïde. Elle devient plus épaisse à la ligne médiane pour former le ligament thyrohyoïdien médian (*median thyrohyoid ligament*). Postérieurement et latéralement, la membrane devient plus épaisse encore une fois pour donner naissance aux ligaments thyrohyoïdiens latéraux (*lateral thyrohyoid ligaments*), lesquels lient les cornes supérieures du cartilage thyroïde à l'os hyoïde.

Ligament hyo-épiglottique (*hyoepiglottic ligament*)

Le ligament hyo-épiglottique lie la surface antérieure de l'épiglotte à la surface interne du bord supérieur du corps de l'os hyoïde.

Membrane crico-trachéale (*cricotracheal membrane*)

La membrane crico-trachéale joint le bord inférieur du cartilage cricoïde au bord supérieur du premier anneau trachéal.

Membranes et ligaments intrinsèques (figure 2.3)

La fonction des membranes et ligaments intrinsèques est de lier et de supporter les cartilages laryngés entre eux. La majorité des membranes laryngées intrinsèques proviennent d'une feuille de tissu conjonctif appelé la membrane fibro-élastique (*fibroelastic membrane*). Sa portion supérieure est appelée la membrane quadrangulaire, et sa portion inférieure est appelée le cône élastique.

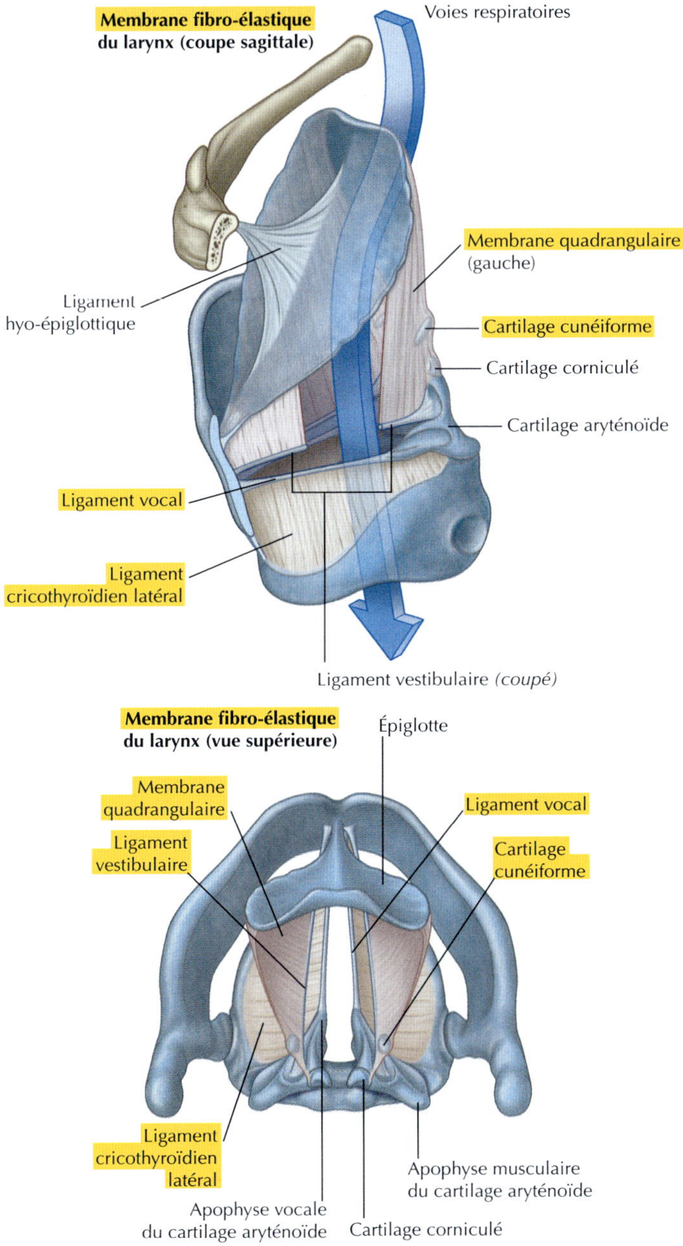

FIGURE 2.3. **Membranes et ligaments intrinsèques du larynx.**
Source : Gray's Anatomie pour les étudiants, 9782810101511, Drake RL, Vogl AW, Mitchell AWM, 2015.

Membrane quadrangulaire (*quadrangular membrane*)

La membrane quadrangulaire est formée d'une paire de membranes qui se soulèvent de l'angle thyroïdien du cartilage thyroïde et de la marge latérale de l'épiglotte. Ses fibres se dirigent vers l'arrière et vers le bas pour s'attacher aux cartilages corniculés et aux surfaces médiales des aryténoïdes. La membrane quadrangulaire est plus large dans sa partie supérieure, et rétrécit plus bas pour former le ligament vestibulaire (*vestibular ligament*).

Les plis ary-épiglottiques (*aryepiglottic folds*) forment le bord supérieur de la membrane quadrangulaire, et s'étendent de la surface latérale de l'épiglotte jusqu'à l'apex des aryténoïdes (voir plus loin figures 2.4 et 2.8). Les cartilages cunéiformes et corniculés sont enfoncés dans les plis ary-épiglottiques.

Cône élastique, membrane crico-vocale ou ligament cricothyroïdien latéral (*conus elasticus, cricovocal membrane or lateral cricothyroid ligament or membrane*)

Le cône élastique est une mince feuille continue de membrane en forme de cône. Il s'étend de la surface supérieure du cartilage cricoïde jusqu'au bord médian des plis vocaux, où il se termine comme le ligament vocal (*vocal ligament*). Les ligaments vocaux s'étendent des apophyses vocales des cartilages aryténoïdes jusqu'à l'angle thyroïdien du cartilage thyroïde et forment une portion des plis vocaux.

Le cône élastique est parfois considéré comme incluant le ligament crico-thyroïdien médian (voir figure 2.2), lequel est un tissu élastique bien défini qui s'étend de la surface supérieure de l'arc du cricoïde au bord inférieur du cartilage thyroïde, près de l'angle thyroïdien.

Plis vocaux (*vocal folds*) (figures 2.4 et 2.5 ; voir également plus loin figure 2.7)

Dans cet ouvrage, le terme *plis vocaux* est utilisé afin de désigner les structures impliquées dans la génération du son laryngé. Bien que le terme *cordes vocales* (*vocal cords*) soit peut-être plus connu par le grand public, le terme *plis vocaux* constitue le terme anatomique le plus approprié pour désigner cette importante structure laryngée.

L'emploi du terme *cordes vocales* remonte à l'époque des premières explorations anatomiques du larynx, où la structure était apparue comme une corde en raison de l'aspect des ligaments vocaux (figure 2.4). Depuis cette époque, nos connaissances de la structure et de la fonction complexes de la vibration des plis vocaux ont avancé. Nous savons que de simples « cordes » ne peuvent pas empêcher les corps étrangers d'entrer dans les voies respiratoires inférieures, alors qu'une telle fonction est possible avec des plis vocaux qui agissent comme une valve.

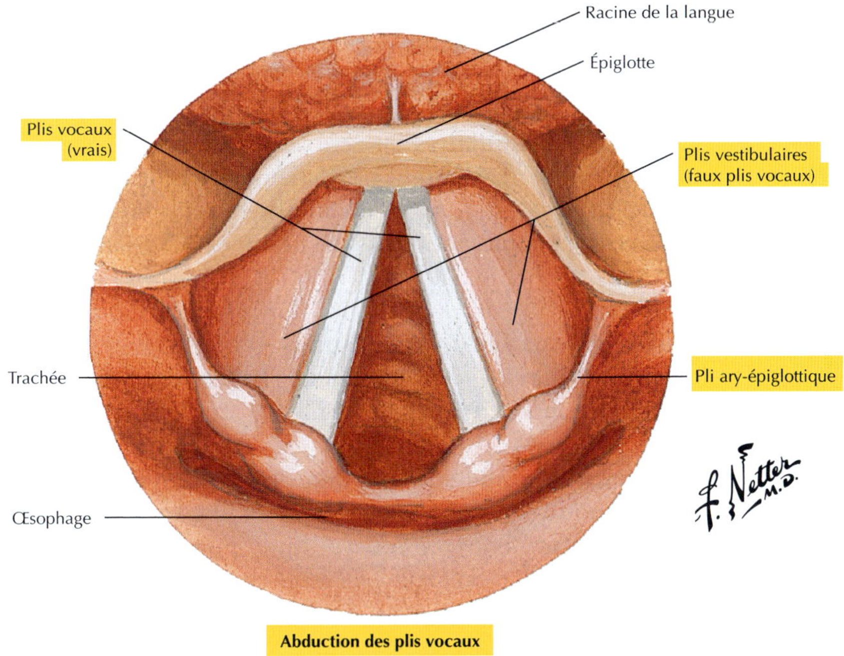

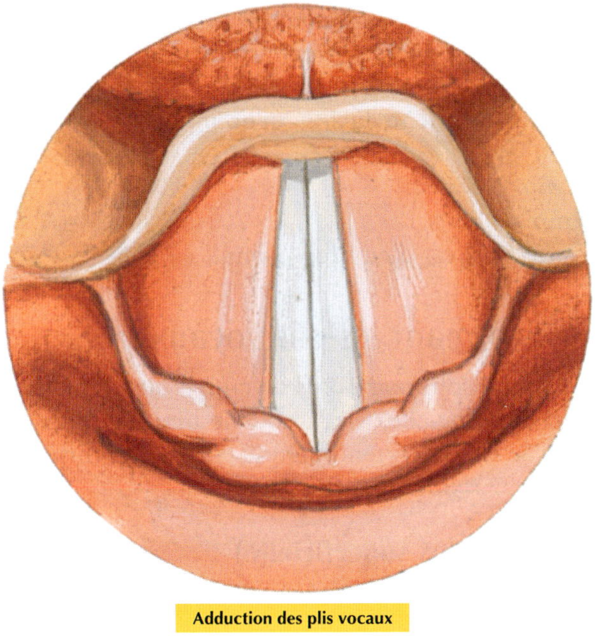

FIGURE 2.4. **Vue supérieure des plis vocaux.**
Source : Netter illustration used with permission of Elsevier Inc. All rights reserved.

Il y a en réalité deux paires de plis vocaux, disposées parallèlement et orientées dans une direction antéro-postérieure. Ces structures peuvent être observées clairement à l'aide d'une coupe coronale du larynx (figure 2.5) et sont décrites de la façon suivante :

- les faux plis vocaux (plis vestibulaires ou ventriculaires) (*false vocal folds or vestibular or ventricular folds*) ne génèrent normalement pas de source sonore ;
- les vrais plis vocaux (*true vocal folds*) sont inférieurs aux faux plis vocaux et sont séparés de ceux-ci par une petite fissure nommée *ventricule du larynx* (*laryngeal ventricle*) ;
- le vestibule du larynx (cavité supraglottique) (*laryngeal vestibule or supraglottic cavity*) est supérieur aux faux plis vocaux ;
- la cavité infraglottique (cavité sous-glottique) (*infraglottic or subglottic cavity*) s'étend de la marge inférieure des vrais plis vocaux jusqu'au bord inférieur du cartilage cricoïde ;
- la région glottique (aussi connue sous le nom de *glotte*, *fente glottique* ou *glottis* en anglais) correspond à l'espace entre les vrais plis vocaux ;
- les plis ary-épiglottiques forment le « collet » ou le point de constriction de l'entrée du larynx (aditus laryngé ou *laryngeal inlet* en anglais) ;
- la membrane quadrangulaire est située au-dessus des vrais plis vocaux ;
- le cône élastique est le recouvrement membraneux de la région sous-glottique.

Les plis vocaux s'étendent des apophyses vocales des cartilages aryténoïdes jusqu'au cartilage thyroïde. Plus précisément, ils se rejoignent à la ligne médiane de l'angle thyroïdien, entre la dépression thyroïdienne et le bord inférieur du cartilage thyroïde.

Bien que les estimations varient, la longueur moyenne des plis vocaux est généralement :

- hommes : 17 à 25 mm ;
- femmes : 13 à 18 mm.

L'épaisseur des plis vocaux est d'environ 5 mm.

Couches de tissus formant les plis vocaux

Les plis vocaux d'un adulte sont composés de cinq couches de tissus : (1) l'épithélium, (2) la couche superficielle, (3) la couche intermédiaire, (4) la couche profonde et (5) le muscle thyro-aryténoïdien. Ces couches diffèrent sur le plan de leur épaisseur et de leur rigidité.

Épithélium (la couche la plus superficielle)

L'épithélium, stratifié en couches, a une épaisseur d'environ 0,05 à 0,10 mm et constitue la couche rigide qui maintient la forme des plis vocaux. Sous l'épithélium se trouve la *lamina propria*, une structure elle-même composée de trois couches. La *lamina propria* a une épaisseur d'environ 1 mm. L'épithélium est attaché à la couche superficielle de la *lamina propria* par une membrane basale complexe.

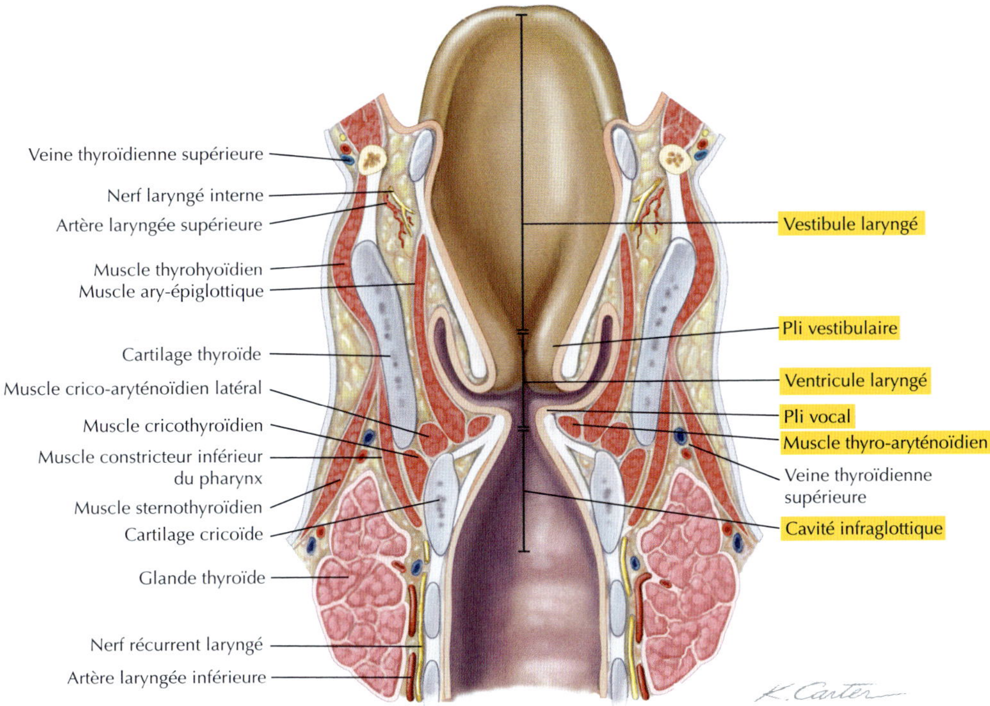

FIGURE 2.5. **Coupe coronale du larynx.**
Noter les vrais plis vocaux et les plis vestibulaires.
Source : Netter illustration used with permission of Elsevier Inc. All rights reserved.

Couche superficielle (espace de Reinke)

La couche superficielle, ou espace de Reinke, est composée de fibres relâchées formant une matrice gélatineuse d'une épaisseur d'environ 0,5 mm. Cette couche est majoritairement responsable des mouvements de vibration des plis vocaux.

Couche intermédiaire

La couche intermédiaire est formée de fibres élastiques. En coupe transversale, elle ressemble à un paquet d'élastiques en caoutchouc souple.

Couche profonde

La couche profonde se compose majoritairement de fibres de collagène et a la consistance d'un faisceau de gros fils de coton. Les couches intermédiaire et profonde forment le ligament vocal et sont ensemble d'une épaisseur d'environ 1 à 2 mm.

Muscle thyro-aryténoïdien

Le muscle thyro-aryténoïdien constitue la majeure partie des plis vocaux et ses fibres musculaires ont la consistance d'un paquet d'élastiques de caoutchouc rigide.

Classifications des couches des plis vocaux

Plusieurs modèles biomécaniques ont été proposés pour expliquer le comportement vibratoire ou oscillatoire des plis vocaux pendant la phonation. D'un point de vue biomécanique, les couches des plis vocaux peuvent être regroupées selon les divisions fonctionnelles suivantes (figure 2.6) :

- la couverture comprend l'épithélium (muqueuse) et la couche superficielle de la *lamina propria* (couches 1 et 2) ;
- la transition comprend les couches intermédiaire et profonde de la *lamina propria* (couches 3 et 4) qui forment ensemble le ligament vocal ;
- le corps comprend le muscle thyro-aryténoïdien (couche 5) ;
- un autre schéma biomécanique à deux couches combine les couches 1 à 3 pour former la couverture et les couches 4 et 5 pour former le corps.

D'un point de vue biomécanique simplifié, les changements dans la longueur, la rigidité (tension) et la masse des plis vocaux déterminent la fréquence fondamentale de la vibration des plis vocaux, ainsi que son corrélat perceptuel de tonalité. Ces paramètres, et donc la fréquence fondamentale, seraient régis principalement par l'activation des muscles cricothyroïdien et thyro-aryténoïdien, avec le muscle cricothyroïdien comme principal régulateur.

Le muscle cricothyroïdien contrôle la fréquence fondamentale en allongeant et amincissant les plis vocaux, ce qui augmente la tension longitudinale et entraîne une augmentation de la fréquence fondamentale.

La contribution du muscle thyro-aryténoïdien est potentiellement plus complexe et pourrait agir en augmentant ou diminuant la fréquence fondamentale en fonction du degré de coactivation du muscle cricothyroïdien et de la gamme de fréquences produites (tonalités basses ou hautes).

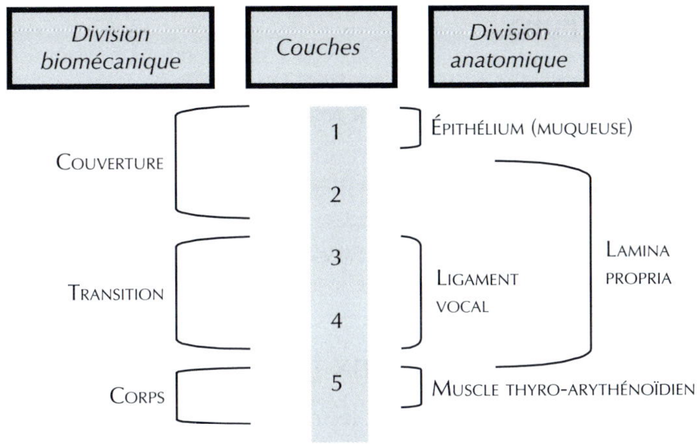

Figure 2.6. **Représentation visuelle des différentes classifications des couches des plis vocaux.**
Source : David H. McFarland.

Vascularisation

La branche laryngée supérieure (artère laryngée supérieure) de l'artère thyroïdienne supérieure (une branche de l'artère carotide externe) irrigue la partie supérieure du larynx. La branche laryngée inférieure de l'artère thyroïdienne inférieure (du tronc thyro-cervical) irrigue la partie inférieure du larynx.

Innervation

Les muscles du larynx et les structures qui leur sont associées sont innervés par les deux branches du nerf vague[1] (X^{e} nerf crânien) suivantes :
1. la branche interne du nerf laryngé supérieur assure l'innervation sensitive pour la membrane muqueuse du larynx au-dessus des plis vocaux. La branche externe fournit l'innervation motrice pour le muscle cricothyroïdien ;
2. le nerf récurrent laryngé fournit une innervation motrice pour tous les muscles laryngés intrinsèques, à l'exception du cricothyroïdien. Il a également une fonction sensitive pour les membranes muqueuses en dessous des plis vocaux.

Une troisième branche du nerf vague, la branche pharyngienne, innerve principalement les muscles et les membranes muqueuses du pharynx et du palais mou avec la contribution du nerf glossopharyngien (nerf crânien IX) et du nerf trijumeau (nerf crânien V).

Le terme *récurrent* veut dire « qui revient, qui remonte vers son origine ». Les nerfs récurrents laryngés sont donc largement distribués (particulièrement du côté gauche) avant de bifurquer pour fournir une innervation motrice aux muscles laryngés. Ce trajet, qui passe près de plusieurs autres structures, les rend vulnérables aux pathologies et aux lésions pendant une intervention chirurgicale.

1. Le nom du nerf vague vient du mot « vagabond », ce qui est en lien avec sa distribution étendue.

Muscles du larynx

Deux types de muscles affectent la fonction du larynx :
1. les muscles intrinsèques, lesquels ont leurs points d'attache à l'intérieur de la structure squelettique du larynx ;
2. les muscles extrinsèques, qui ont un attachement sur les structures laryngées et un autre à l'extérieur du larynx.

Ces muscles seront présentés en soulignant leur impact sur les caractéristiques vibratoires des plis vocaux pour la phonation.

Muscles intrinsèques du larynx (figures 2.7 et 2.8)

Les muscles intrinsèques du larynx ont leur origine et leur insertion sur les structures laryngées. Cinq muscles intrinsèques permettent les actions suivantes :
- adduction-abduction ;
- tension-relaxation des plis vocaux.

Lors de l'adduction, les apophyses vocales (et les plis vocaux qui y sont attachés) pivotent médialement et vers le bas ; lors de l'abduction, les apophyses vocales pivotent latéralement et vers le haut.

Lors de la phonation, deux types d'ajustements sont faits :
1. variation de la compression médiale, ou du degré de force avec lequel les plis vocaux se réunissent à la ligne médiane ;
2. variation de la tension longitudinale, ou du degré d'étirement des plis vocaux.

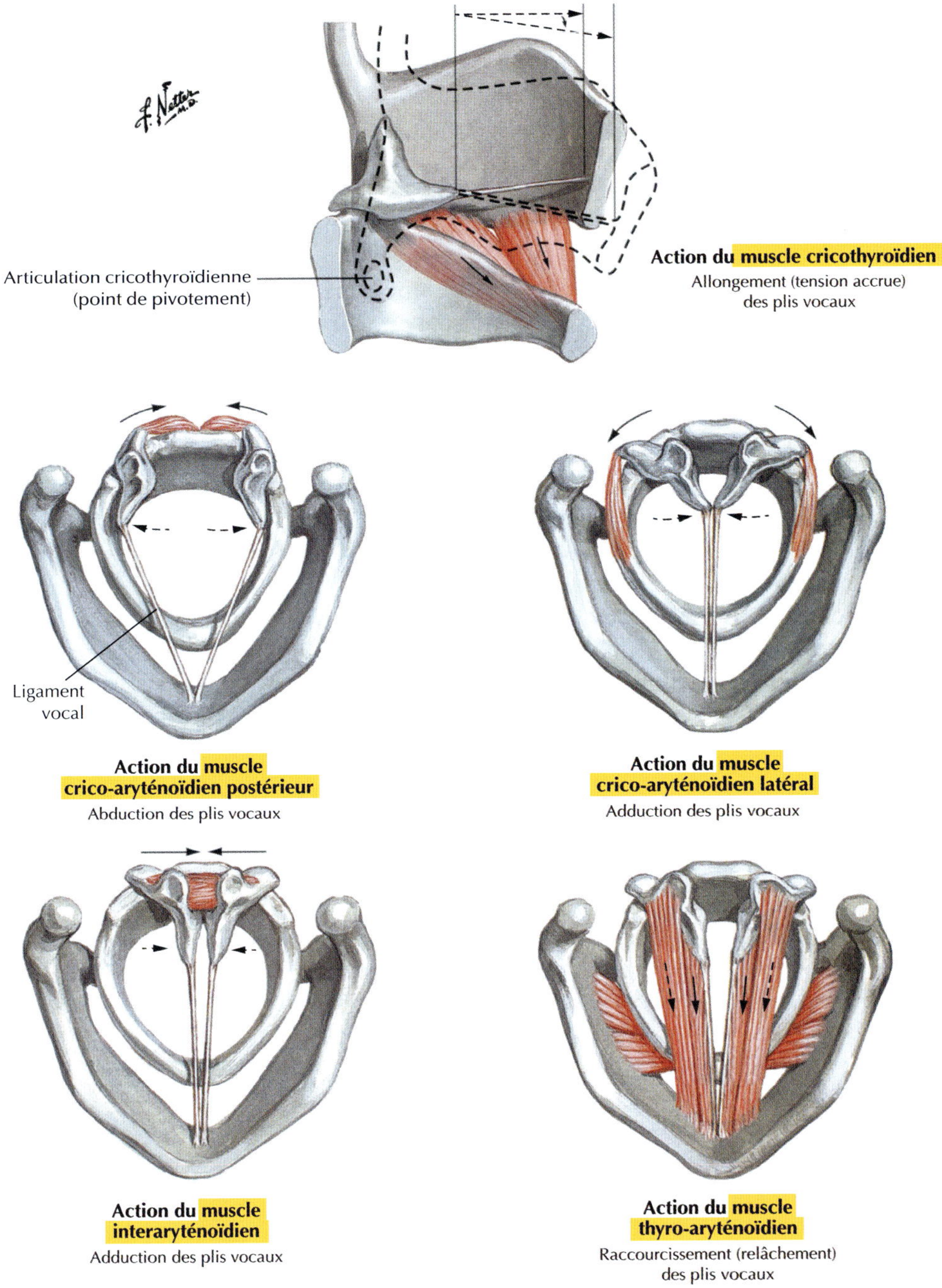

FIGURE 2.7. **Actions des muscles intrinsèques du larynx.**
Les flèches pleines indiquent la direction de la contraction musculaire. Les flèches pointillées indiquent l'action de la contraction musculaire sur les cartilages laryngés et, par le fait même, sur les plis vocaux.
Source : Netter illustration used with permission of Elsevier Inc. All rights reserved.

Muscle thyro-aryténoïdien (*thyroarytenoid muscle*)

Le muscle thyro-aryténoïdien forme la masse majeure des plis vocaux et, conséquemment, la majeure partie de la « valve » laryngée qui protège les voies respiratoires et qui remplit les autres fonctions biologiques primaires mentionnées précédemment. Son origine antérieure correspond à la surface interne du cartilage thyroïde, sous l'encoche et près de l'angle thyroïdien. Pris dans son ensemble, ce muscle se dirige postérieurement et s'insère sur le cartilage aryténoïde, de l'apophyse vocale à l'apophyse musculaire. Il est situé plus profondément que le ligament vocal, et délimité médialement par celui-ci. Le muscle thyro-aryténoïdien est souvent divisé en deux parties fonctionnelles ou deux subdivisions :

- thyro-vocale ou muscle vocal (*thyrovocalis, vocalis or internal thyroarytenoid*) : portion médiale ;
- thyro-musculaire (*thyromuscularis, muscularis or external thyroarytenoid*) : portion latérale.

La contraction isolée, sans opposition, du muscle thyro-aryténoïdien raccourcit et épaissit le corps des plis vocaux, mais relâche sa couverture. L'impact sur la fréquence fondamentale de vibration des plis vocaux dépend du degré de cocontraction du muscle cricothyroïdien et de la gamme fréquentielle produite. Le raccourcissement et l'augmentation de la masse pourraient contribuer à l'adduction des plis vocaux.

Le muscle thyro-aryténoïdien est innervé par la division antérieure (également connue sous le nom de *nerf laryngé inférieur*) du nerf récurrent laryngé.

Muscle cricothyroïdien (*cricothyroid muscle*)

Le muscle cricothyroïdien contribue de façon majeure à l'augmentation de la longueur et de la tension des plis vocaux (muscle tenseur des plis vocaux).

Ce muscle présente les deux divisions suivantes :

1. la portion supérieure, dirigée verticalement (*pars recta*), s'étend de la portion antérieure de l'arc du cricoïde, juste latéralement à la ligne médiane, jusqu'au bord inférieur du cartilage thyroïde ;
2. la portion inférieure oblique (*pars oblique*) provient de la portion antérieure de l'arc du cricoïde (latéralement à la ligne médiane), et se dirige postérieurement et vers le haut pour s'insérer sur le bord inférieur de la corne inférieure du cartilage thyroïde.

L'action exacte des deux portions du muscle cricothyroïdien est controversée. On croit que le rôle de la *pars recta* est de faire pivoter le cartilage thyroïde vers le bas et que le rôle de la *pars oblique* est de tirer le cartilage thyroïde vers l'avant. L'action du muscle cricothyroïdien permet ainsi d'augmenter la distance entre le cartilage thyroïde et les cartilages aryténoïdes, et étant donné l'attachement des plis vocaux entre ces deux cartilages, cela permet d'augmenter leur longueur et leur tension.

Le muscle cricothyroïdien est innervé par la branche externe du nerf laryngé supérieur.

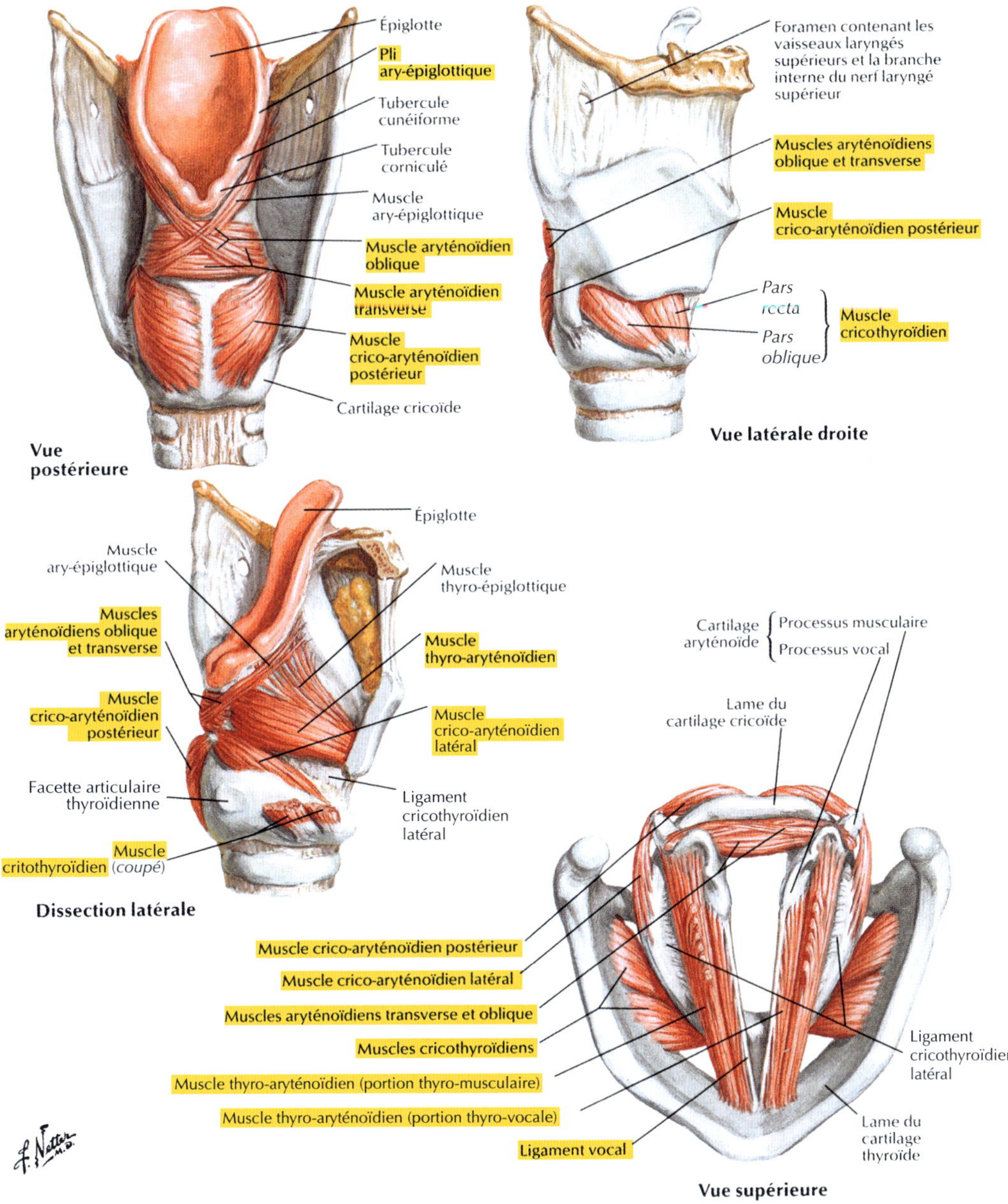

FIGURE 2.8. **Les muscles intrinsèques du larynx.**
Source : Netter illustration used with permission of Elsevier Inc. All rights reserved.

Muscle crico-aryténoïdien postérieur (*posterior cricoarytenoid muscle*)

Le muscle crico-aryténoïdien postérieur est un muscle en forme d'éventail et constitue le seul muscle abducteur des plis vocaux. Il provient de la surface postérieure de la lame du cricoïde et ses fibres se dirigent latéralement et vers le haut pour s'insérer sur la surface postérieure de l'apophyse musculaire de l'aryténoïde. Ce muscle est souvent divisé en deux parties (deux ventres), médiale et latérale. Son action est de faire pivoter les apophyses musculaires inférieurement et vers la ligne médiane, ce qui bouge les apophyses vocales latéralement et vers le haut. Ce faisant, il étire, élève et amène en abduction les plis vocaux (ouvre la glotte).

Le muscle crico-aryténoïdien postérieur est innervé par la branche postérieure du nerf récurrent laryngé.

Muscle crico-aryténoïdien latéral (*lateral cricoarytenoid muscle*)

Le muscle crico-aryténoïdien latéral est un muscle adducteur des plis vocaux. Il provient de la surface supérieure de la partie latérale de l'arc du cricoïde, et se dirige postérieurement et vers le haut pour s'insérer sur la portion antérieure de l'apophyse musculaire de l'aryténoïde. La contraction du muscle crico-aryténoïdien latéral tire les apophyses musculaires et fait pivoter les apophyses vocales vers la ligne médiane, ce qui amène les plis vocaux en adduction (ferme la glotte).

Le muscle crico-aryténoïdien latéral est innervé par la division antérieure du nerf récurrent laryngé.

Muscle interaryténoïdien (aryténoïdien) (*interarytenoid or arytenoid muscle*)

Le muscle interaryténoïdien (aryténoïdien) est également un muscle adducteur, comprenant les deux portions suivantes :

1. la portion transverse est la partie la plus profonde, avec des fibres qui se dirigent horizontalement, de la marge latérale d'un cartilage aryténoïde (entre le processus musculaire et l'apex) jusqu'à la marge latérale de l'autre cartilage aryténoïde ;
2. la portion oblique est la partie la plus superficielle, avec des fibres orientées obliquement qui vont de la base du processus musculaire d'un cartilage aryténoïde jusqu'à l'apex de l'autre cartilage aryténoïde. Certaines de ses fibres poursuivent leur course vers le haut pour devenir le muscle ary-épiglottique (*aryepiglottic muscle*).

L'action du muscle interaryténoïdien est de tirer les deux cartilages aryténoïdes vers la ligne médiane, amenant ainsi les plis vocaux en adduction. Il est également impliqué dans la régulation de la compression médiale entre les plis vocaux.

Le muscle interaryténoïdien est innervé par la division antérieure du nerf récurrent laryngé.

Muscles extrinsèques du larynx

Tous les muscles extrinsèques ont un point d'attachement sur une structure laryngée ou sur une structure qui influence la position et le mouvement du larynx (par exemple, l'os hyoïde). Ils contribuent à la suspension, au support et à la mobilité du larynx. Les muscles laryngés extrinsèques sont de plus classifiés selon qu'ils sont localisés au-dessus ou en dessous de l'os hyoïde.

Les actions des muscles extrinsèques sont classifiées selon les deux groupes suivants :

1. quatre muscles infra-hyoïdiens, également appelés « abaisseurs » du larynx ;
2. quatre muscles supra-hyoïdiens, également appelés « élévateurs » du larynx.

Muscles infra-hyoïdiens (figure 2.9 ; voir également plus loin figure 2.11)

L'action isolée (sans opposition) des quatre muscles infra-hyoïdiens est de permettre le mouvement du larynx vers le bas et de rapprocher le cartilage thyroïde vers l'os hyoïde. En collaboration avec d'autres muscles (supra-hyoïdiens), la fonction des muscles infra-hyoïdiens est de stabiliser (fixer) l'os hyoïde afin de fournir une base solide pour l'ouverture de la mâchoire et pour les mouvements de la langue nécessaires à la parole et à la déglutition.

Muscle thyrohyoïdien (thyrohyoid muscle)

Le muscle thyrohyoïdien est situé profondément sous la portion supérieure du muscle sterno-hyoïdien. Il s'étend de la ligne oblique du cartilage thyroïde jusqu'à la grande corne de l'os hyoïde. La contraction du muscle thyrohyoïdien diminue la distance entre le cartilage thyroïde et l'os hyoïde. En fonction du point d'attachement qui est le plus mobile et de l'action simultanée des autres muscles, le muscle thyrohyoïdien peut abaisser l'os hyoïde ou soulever le cartilage thyroïde. Ce muscle peut donc être classifié à la fois comme un élévateur et un abaisseur du larynx. En tant qu'élévateur laryngé, il contribue à l'ouverture du segment pharyngo-œsophagien (sphincter œsophagien supérieur) pendant la déglutition.

Muscle sterno-hyoïdien (sternohyoid muscle)

Le muscle sterno-hyoïdien s'étend du sternum jusqu'à l'os hyoïde. Il peut abaisser l'os hyoïde, entraînant ainsi le larynx.

Muscle omohyoïdien (omohyoid muscle)

Le muscle omohyoïdien présente deux ventres (inférieur et supérieur) et s'étend de la scapula jusqu'à l'os hyoïde, à travers un tendon intermédiaire. La contraction de ce muscle peut tirer l'os hyoïde vers le bas.

Muscle sternothyroïdien (sternothyroid muscle)

Le muscle sternothyroïdien est situé profondément sous le muscle sterno-hyoïdien, et s'étend du sternum et du premier cartilage costal jusqu'à la ligne oblique du cartilage thyroïde. La contraction de ce muscle entraîne un mouvement du cartilage thyroïde vers le bas. Celle-ci pourrait également raccourcir la longueur des plis vocaux, diminuant ainsi leur tension et leur fréquence de vibration.

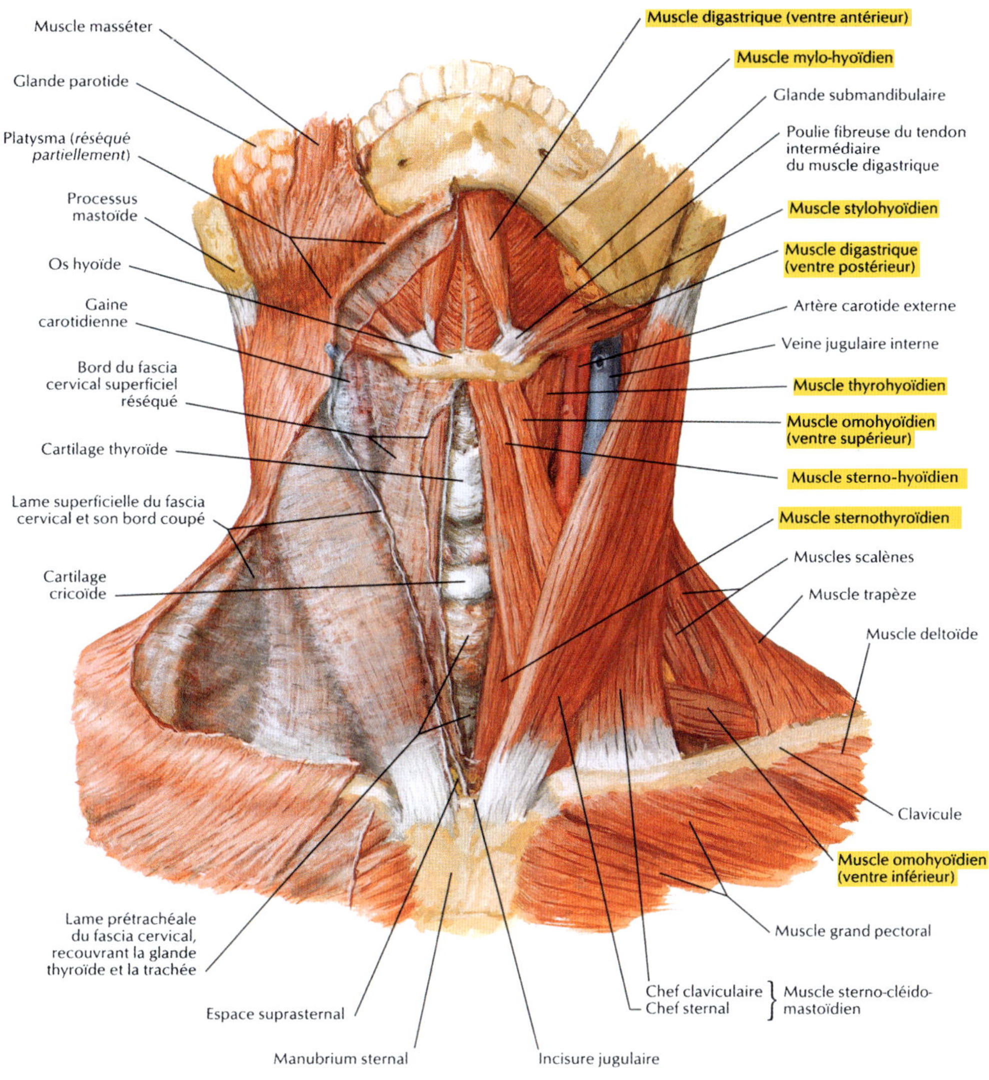

FIGURE 2.9. **Une vue antérieure des muscles du cou.**
Noter les quatre muscles infra-hyoïdiens : (1) thyrohyoïdien, (2) sterno-hyoïdien, (3) omohyoïdien et (4) sternothyroïdien.
Source : Netter illustration used with permission of Elsevier Inc. All rights reserved.

Muscles supra-hyoïdiens (figure 2.10 ; voir également figures 2.9, 2.11 et 2.12)

Lorsque l'os hyoïde est fixé par les muscles infra-hyoïdiens, la contraction des muscles supra-hyoïdiens ouvre la mâchoire en tirant la mandibule vers le bas. Les muscles supra-hyoïdiens peuvent aussi élever l'os hyoïde et déplacer le larynx vers le haut, l'avant ou l'arrière. Pendant la déglutition, l'activation des muscles supra-hyoïdiens résulte en un déplacement antérieur et supérieur de l'os hyoïde et du larynx (souvent appelé « complexe hyolaryngé »), ce qui facilite le rapprochement des aryténoïdes à la base de l'épiglotte et la « bascule » de l'épiglotte (en raison d'une liaison biomécanique). Ensemble, ces mécanismes contribuent à la fermeture du vestibule laryngé pendant le passage du bol alimentaire dans le pharynx. Le déplacement antéro-supérieur de l'os hyoïde et du larynx contribue également à l'ouverture du segment pharyngo-œsophagien (sphincter œsophagien supérieur) qui permet le passage du bol alimentaire depuis le pharynx vers l'œsophage cervical.

Les quatre muscles supra-hyoïdiens sont les suivants :

1. le muscle digastrique ;
2. le muscle mylo-hyoïdien ;
3. le muscle génio-hyoïdien ;
4. le muscle stylohyoïdien.

Ces muscles ont tous un attachement sur le crâne ou la mandibule, ainsi qu'un autre sur l'os hyoïde. Puisqu'ils jouent un rôle important dans la mastication, la déglutition et les mouvements articulatoires pour la production de la parole, les muscles mylo-hyoïdien, génio-hyoïdien et digastrique seront examinés plus en détail dans le chapitre 3 (p. 158 et 160). Le muscle stylohyoïdien (*stylohyoid muscle*) est décrit dans le tableau 2.3 (p. 114).

Muscle cricopharyngé

Le muscle cricopharyngé fait partie du muscle constricteur inférieur du pharynx, formant une portion du pharynx. Il détient un rôle important dans la déglutition (voir chapitre 3 [p. 166]).

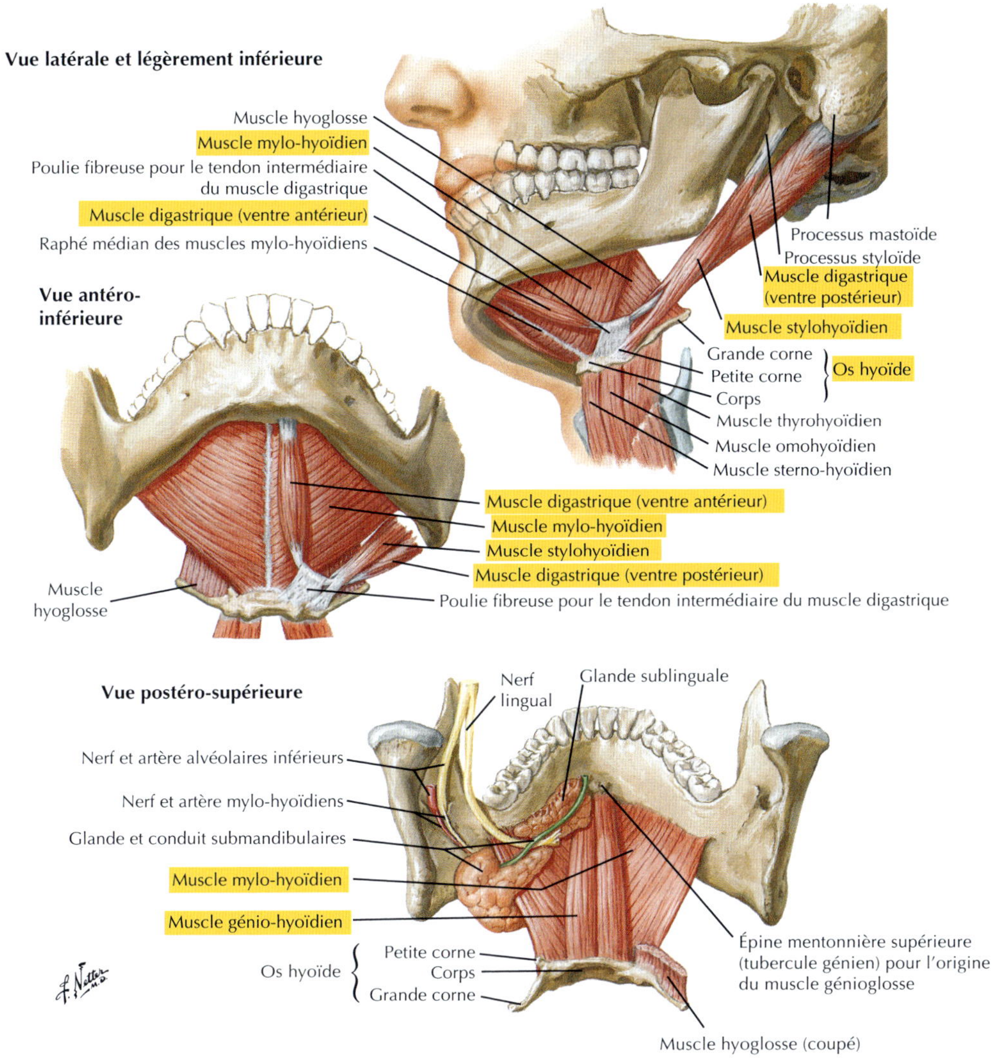

FIGURE 2.10. **Le plancher de la bouche.**
Noter les quatre muscles supra-hyoïdiens : (1) digastrique, (2) mylo-hyoïdien, (3) génio-hyoïdien et (4) stylohyoïdien.
Source : Netter illustration used with permission of Elsevier Inc.

TABLEAU 2.1. **Muscles intrinsèques du larynx (voir figures 2.7 et 2.8).**

Muscles	Description	Origine	Insertion	Action(s)	Innervation
Thyro-aryténoïdien (*thyro-arytenoid*), parfois divisé en deux parties : thyro-musculaire et thyro-vocale	Fibres musculaires contribuant à former les plis vocaux	Surface interne du cartilage thyroïde	Apophyses vocale et musculaire des aryténoïdes	Peut augmenter ou diminuer la fréquence fondamentale en fonction de la co-activation d'autres muscles intrinsèques tels que le cricothyroïdien	Branche laryngée récurrente du nerf vague (nerf crânien X)
Crico-thyroïdien (*cricothyroid*)	Muscle en forme d'éventail situé entre les cartilages cricoïde et thyroïde et comprenant deux divisions : (1) *pars recta* et (2) *pars oblique*	Arc du cricoïde	Bord inférieur de la lame et de la corne inférieure du cartilage thyroïde	Diminue la distance entre les cartilages thyroïde et cricoïde ; tire le cartilage thyroïde vers l'avant, allongeant et amincissant les plis vocaux, ce qui augmente leur tension longitudinale et la tonalité (tenseur)	Branche externe de la branche laryngée supérieure du nerf vague (nerf crânien X)
Crico-aryténoïdien postérieur (*posterior cricoarytenoid*)	Muscle en forme d'éventail situé sur la surface postérieure du cartilage cricoïde	Lame postérieure du cartilage cricoïde	Surface postérieure de l'apophyse musculaire du cartilage aryténoïde	Fait pivoter latéralement les aryténoïdes et ouvre la glotte (abducteur)	Branche laryngée récurrente du nerf vague (nerf crânien X)
Crico-aryténoïdien latéral (*lateral cricoarytenoid*)	Situé en profondeur par rapport au cartilage thyroïde	Surface supérieure du bord antérolatéral de l'arc du cricoïde	Surface antérieure de l'apophyse musculaire du cartilage aryténoïde	Fait pivoter médialement les aryténoïdes et ferme la glotte (adducteur)	Branche laryngée récurrente du nerf vague (nerf crânien X)

▷

▷

Muscles	Description	Origine	Insertion	Action(s)	Innervation
Interaryténoïdien (aryténoïdien) (*interarytenoid or arytenoid*)	Muscle impair composé de fibres orientées en direction oblique et transverse Les fibres obliques se croisent entre les aryténoïdes pour former un X et sont situées superficiellement aux fibres transverses	**Fibres obliques :** base de l'apophyse musculaire d'un des aryténoïdes **Fibres transverses :** bord latéral de chaque aryténoïde, entre l'apophyse musculaire et l'apex	**Fibres obliques :** apex de l'aryténoïde opposé En continuité avec les fibres musculaires ary-épiglottiques **Fibres transverses :** bord latéral du cartilage aryténoïde opposé	Rapproche les cartilages aryténoïdes, fermant ainsi la glotte (adducteur)	Branche laryngée récurrente du nerf vague (nerf crânien X)

TABLEAU 2.2. **Muscles extrinsèques du larynx : muscles infra-hyoïdiens (figure 2.11 ; voir également figure 2.9).**

Muscles	Description	Origine	Insertion	Action(s)	Innervation
Thyro-hyoïdien (*thyrohyoid*)	Muscle mince apparaissant comme une continuation du muscle sternothyroïdien	Ligne oblique du cartilage thyroïde	Bord inférieur du corps et grande corne de l'os hyoïde	Rapproche l'os hyoïde et le cartilage thyroïde	Premier nerf spinal cervical (C1) voyageant avec des fibres du nerf hypoglosse (nerf crânien XII)
Sterno-hyoïdien (*sterno-hyoid*)	Muscle mince sur la surface antérieure du cou	Surface postérieure du manubrium et bord médial de la clavicule	Bord inférieur du corps de l'os hyoïde	Abaisse l'os hyoïde	Nerfs spinaux cervicaux C1-C3 via l'anse cervicale
Omo-hyoïdien (*omohyoid*)	Muscle mince et étroit, avec un ventre supérieur et un ventre inférieur unis par un tendon central relié à la clavicule par un fascia profond	Bord supérieur de la scapula	Surface inférieure du corps de l'os hyoïde	Abaisse l'os hyoïde	**Ventre inférieur :** nerfs spinaux cervicaux C1-C3 via l'anse cervicale **Ventre supérieur :** premier nerf spinal cervical (C1) via le ramus supérieur de l'anse cervicale
Sterno-thyroïdien (*sternothy-roid*)	Muscle long et mince sur la surface antérieure du cou	Surface postérieure du manubrium et premier cartilage costal	Ligne oblique du cartilage thyroïde	Abaisse le cartilage thyroïde	Nerfs spinaux cervicaux C1-C3 via l'anse cervicale

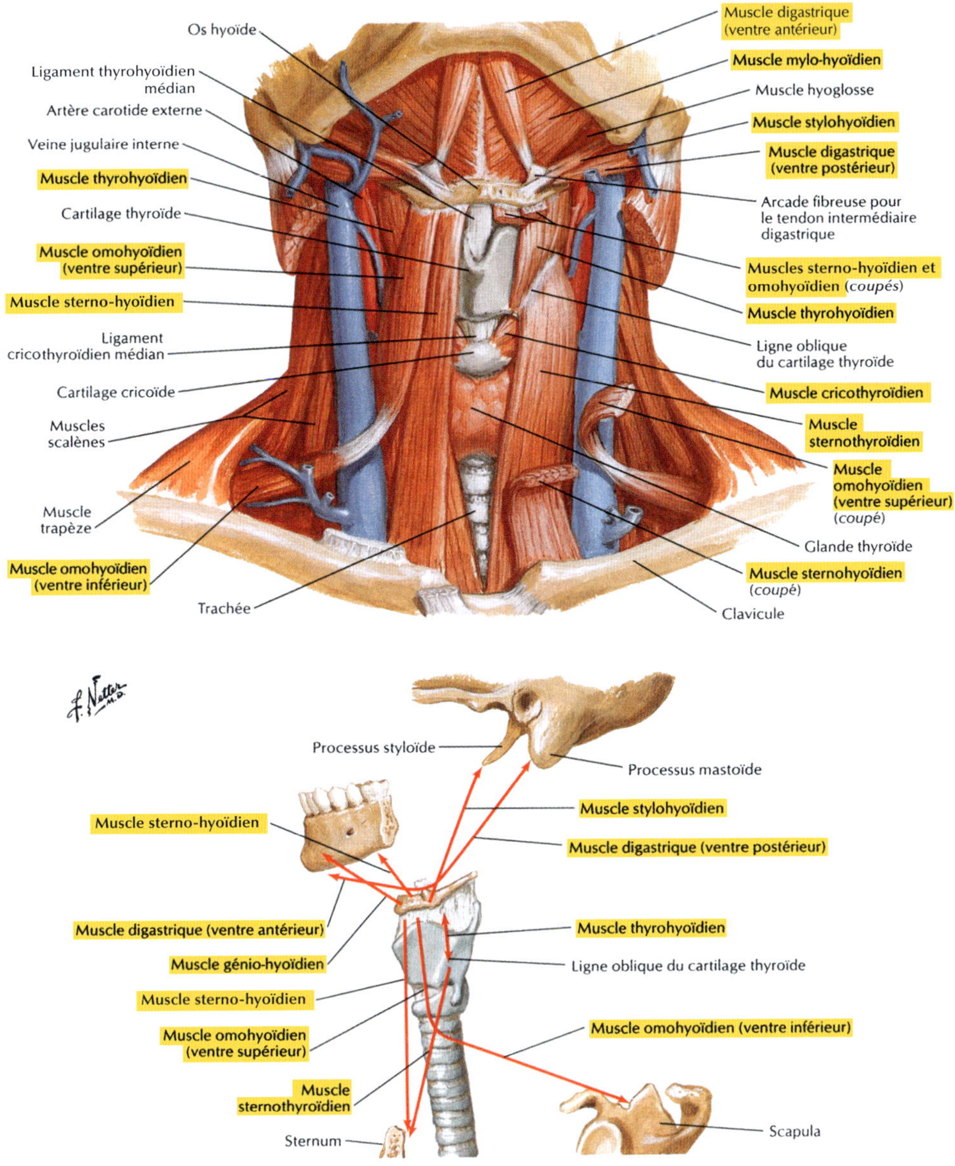

FIGURE 2.11. **Les muscles infra-hyoïdiens et supra-hyoïdiens et leurs actions.**
Source : Netter illustration used with permission of Elsevier Inc.

Tableau 2.3. **Muscles extrinsèques du larynx : muscles supra-hyoïdiens (figure 2.12 ; voir également figures 2.9, 2.10 et 2.11).**

Muscles	Description	Origine	Insertion	Action(s)	Innervation
Digastrique (*digastric*)	Muscle constitué de deux ventres (antérieur et postérieur) reliés par un tendon attaché au corps et à la grande corne de l'os hyoïde	Surface médiale de l'apophyse mastoïde de l'os temporal	Bord inférieur de la mandibule près de la ligne médiane avec le tendon intermédiaire attaché à l'os hyoïde par une anse (poulie) fibreuse formée de tissu conjonctif	Lorsque la mandibule est stabilisée, aide l'élévation de l'os hyoïde	**Ventre postérieur :** branche digastrique du nerf facial (nerf crânien VII) **Ventre antérieur :** branche mylo-hyoïdienne du nerf alvéolaire inférieur de la division mandibulaire du nerf trijumeau (nerf crânien V)
Mylo-hyoïdien (*mylohyoid*)	Muscle mince formant le « plancher » musculaire de la cavité orale ; situé plus profondément par rapport au muscle digastrique	Ligne mylo-hyoïdienne (ligne oblique interne) sur la surface interne de la mandibule	**Fibres antérieures et moyennes :** raphé médian, où les fibres sont reliées avec celles du côté opposé **Fibres postérieures :** corps de l'os hyoïde	Tire l'os hyoïde vers le haut	Branche mylo-hyoïdienne du nerf alvéolaire inférieur de la division mandibulaire du nerf trijumeau (nerf crânien V)
Génio-hyoïdien (*geniohyoid*)	Muscle cylindrique et étroit, situé plus profondément par rapport au muscle mylo-hyoïdien	Épine mentonnière inférieure (apophyse génienne) sur la surface interne de la mandibule	Surface antérieure du corps de l'os hyoïde	Tire l'os hyoïde vers l'avant	Premier nerf spinal cervical (C1) voyageant avec les fibres du nerf hypoglosse (nerf crânien XII)
Stylo-hyoïdien (*stylohyoid*)	Muscle long et mince, parallèle au ventre postérieur du muscle digastrique	Apophyse styloïde de l'os temporal	Corps de l'os hyoïde, près de la grande corne	Élévation et rétraction de l'os hyoïde	Branche stylohyoïdienne du nerf facial (nerf crânien VII)

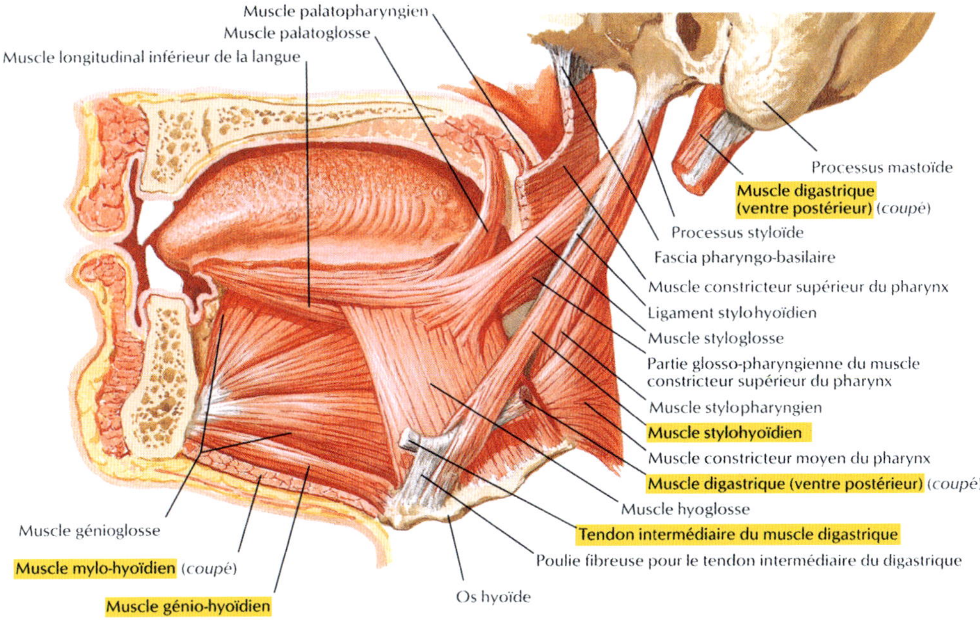

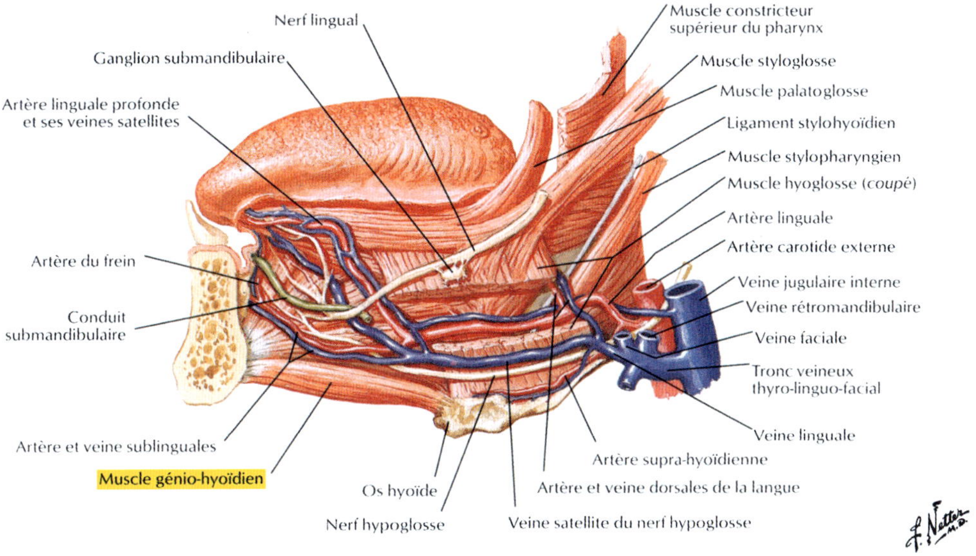

Figure 2.12. Une vue latérale de la langue et des muscles environnants.
Noter les muscles extrinsèques du larynx.
Source : Netter illustration used with permission of Elsevier Inc. All rights reserved.

Chapitre 3
Le système oropharyngé-articulatoire

Plan du chapitre

L'anatomie en orthophonie

- Muscle palatoglosse ou glossostaphylin
- Muscle palatopharyngien ou pharyngostaphylin
- Muscle uvulaire ou de l'uvule

Muscles du pharynx

- Muscle constricteur supérieur du pharynx
- Muscle constricteur moyen du pharynx
- Muscle constricteur inférieur du pharynx
- Muscle salpingopharyngien
- Muscle stylopharyngien
- Mécanisme vélo-pharyngé

Œsophage

- Segment pharyngo-œsophagien ou sphincter œsophagien supérieur
- Péristaltisme œsophagien primaire
- Sphincter œsophagien inférieur

Visualisation des structures oropharyngées-articulatoires

Introduction

Le tractus vocal supralaryngé est une structure cruciale pour la génération des sons de la parole. Son rôle est de modifier le son engendré par la vibration des plis vocaux afin de produire les sons de la parole. Les voyelles sont créées par la modification de la configuration du tractus vocal, qui agit comme un filtre ayant plusieurs modes de résonance. Les fréquences correspondant à ces modes de résonance, appelées *fréquences formants*, traversent le tractus vocal plus efficacement, alors que les autres fréquences sont atténuées. Par conséquent, le spectre des fréquences du son engendré par la vibration des plis vocaux est modifié au cours du passage du son dans le filtre qu'est le tractus vocal. Les propriétés filtrantes de la partie supérieure du tractus vocal dépendent de sa forme, laquelle est modifiée par les mouvements des articulateurs (par exemple, langue, lèvres et mâchoire) grâce à une activation musculaire.

Les consonnes requièrent des mouvements rapides d'un ou de plusieurs articulateurs afin de créer des sources de sons transitoires et/ou turbulents. La production d'une consonne peut aussi nécessiter une source sonore supplémentaire provenant de la vibration des plis vocaux ; on dit alors que la consonne est voisée. La cavité nasale peut être couplée (pour les sons nasaux) ou découplée du reste du tractus vocal supralaryngé par l'action du mécanisme vélo-pharyngé.

Les structures articulatoires impliquées dans la production de la parole, c'est-à-dire les articulateurs, sont également essentielles pour la manipulation et le transport du bol alimentaire pendant la mastication et la déglutition.

Ce chapitre sera consacré à l'étude du système oropharyngé-articulatoire. Tout d'abord, il sera question de l'anatomie du crâne relative aux articulateurs et autres structures associées du tractus vocal. Ensuite, les muscles impliqués dans l'articulation et la déglutition de même que leurs fonctions respectives seront examinés.

Anatomie du crâne

Le squelette crânien (*skull*) est une structure osseuse extrêmement complexe qui fournit une protection essentielle au cerveau et aux oreilles moyennes et internes. Il est le lieu d'attachement de plusieurs muscles importants pour la parole, la mastication et la déglutition. Il est composé de 22 os (en excluant les six osselets des oreilles moyennes), dont huit sont pairs et six sont impairs. Mis à part la mandibule, qui est le seul os crânien mobile, ces os sont unis par des sutures (*sutures*), qui permettent la croissance du crâne au cours de son développement. En fait, le squelette crânien est parfois divisé en deux parties : le crâne (*cranium*) (qui comprend le squelette de la face ou *facial skeleton* en anglais) et la mandibule. Le crâne peut ensuite être subdivisé en deux autres parties : la voûte crânienne (*cranial vault*) (partie supérieure en forme de bol, également appelée *calvaria* ou *skullcap* en anglais) et la base du crâne (*cranial base*). Nous utiliserons les divisions suivantes pour le squelette crânien :
1. le crâne, situé dans le quadrant postéro-supérieur ;
2. le squelette de la face (incluant la mandibule), situé dans le quadrant antéro-inférieur.

Os crâniens (figures 3.1, 3.2 et 3.3)

Le crâne est constitué de huit os, dont quatre sont impairs.

Os impairs

• L'os frontal (*frontal bone*) contribue à la région du front, à la région antérieure interne du crâne, à la fosse crânienne antérieure, à la voûte de la cavité orbitaire et à la cavité nasale.
• L'os occipital (*occipital bone*) forme la région postéro-inférieure de la voûte crânienne et contribue à la fosse crânienne postérieure. Il inclut le trou occipital (foramen magnum), qui est le point de jonction entre le cerveau et la moelle épinière.
• L'os sphénoïde (*sphenoid bone*) forme la fosse ptérygoïdienne, située entre les lames ptérygoïdiennes latérale et médiale. Il contribue aux fosses crâniennes antérieure et moyenne, à l'orbite, à la fosse temporale, à la fosse infra-temporale, à la fosse ptérygopalatine, à la fosse scaphoïde, à la cavité nasale et à la paroi latérale de la voûte crânienne.
• L'os ethmoïde (*ethmoid bone*) contribue à la fosse crânienne antérieure, aux parois latérale et supérieure de la cavité nasale, au septum nasal et à la paroi médiale des cavités orbitaires.

Os pairs

• Les os temporaux (*temporal bones*) contribuent aux régions latérales inférieures de la voûte crânienne. Ils forment la partie postéro-latérale de la fosse crânienne moyenne, la partie antéro-latérale de la fosse crânienne postérieure et la fosse mandibulaire. Ils contiennent aussi les oreilles moyennes et internes.
• Les os pariétaux (*parietal bones*) contribuent aux portions supérieure, latérale et postérieure de la voûte crânienne.

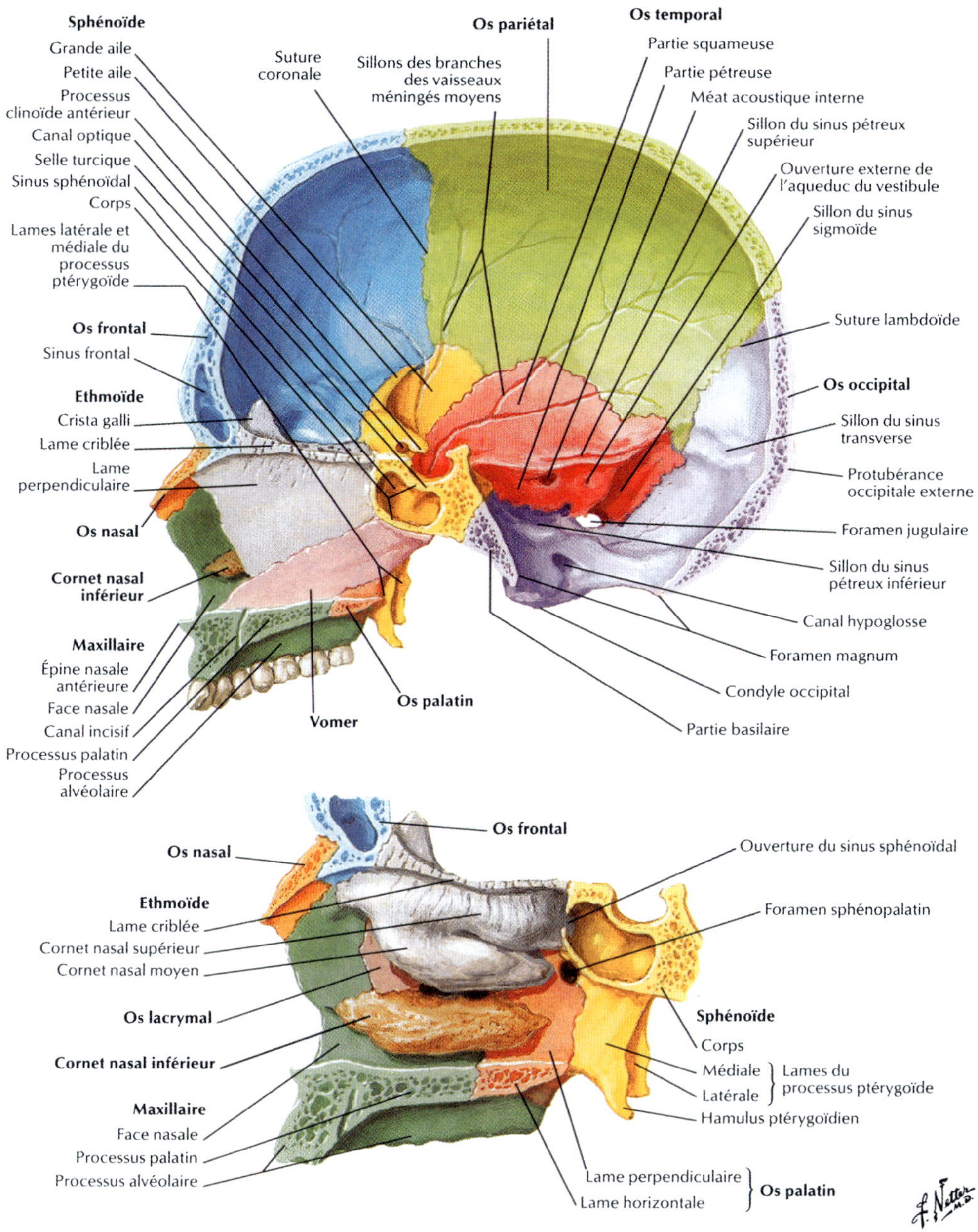

FIGURE 3.1. **Une section médiane du crâne.**
Source : Netter illustration used with permission of Elsevier Inc. All rights reserved.

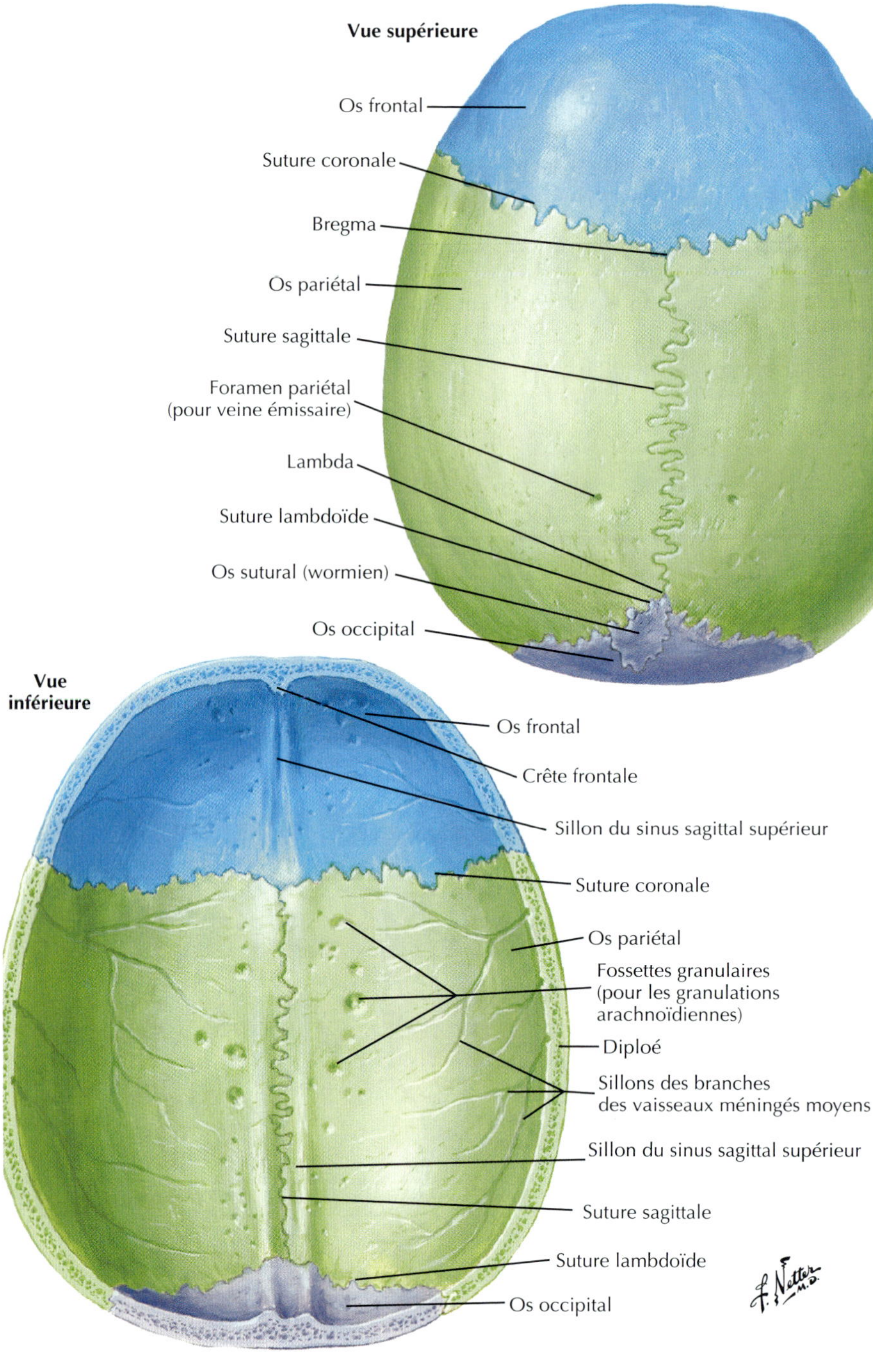

FIGURE 3.2. **Vues supérieure et inférieure du crâne.**
Source : Netter illustration used with permission of Elsevier Inc.

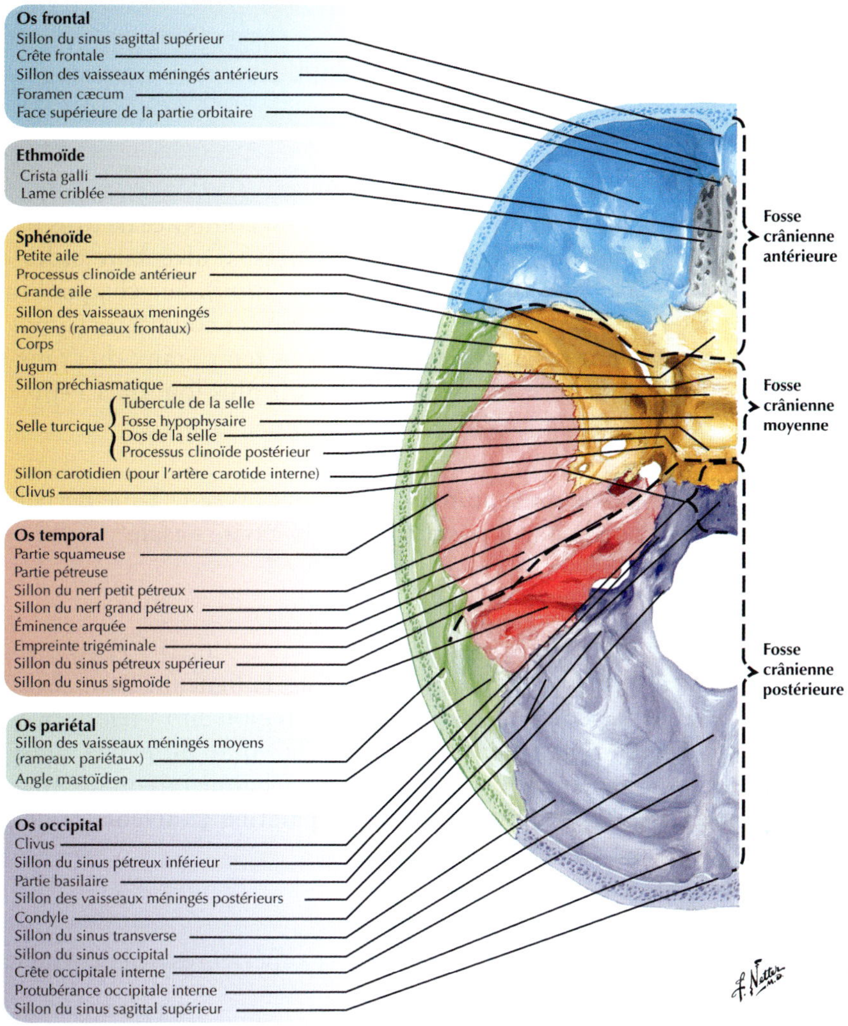

FIGURE 3.3. **Vue supérieure de la base du crâne.**
Source : Netter illustration used with permission of Elsevier Inc. All rights reserved.

Os de la face (figures 3.4, 3.5 et 3.6)

Le squelette de la face est constitué de 14 os, dont deux sont impairs.

Os impairs de la face

Mandibule (mandible)

La mandibule forme la partie inférieure de la face et est composée de trois parties : le corps horizontal, contenant l'apophyse (ou processus) alvéolaire et les dents inférieures, ainsi que les deux branches montantes (*rami*). Sur chaque branche montante (*ramus*) se trouvent les apophyses coronoïde et condylaire (condyle).

Les apophyses condylaires s'articulent avec les os temporaux du crâne pour former les articulations temporomandibulaires (voir plus loin [p. 154]).

Vomer (vomer)

Le vomer forme une partie du septum nasal osseux (avec la lame perpendiculaire de l'ethmoïde) et de la paroi postérieure de la cavité nasale.

Os pairs de la face

Os maxillaires (maxilla)

Les os maxillaires sont deux os qui se réunissent sur la ligne médiane. Ils contribuent à la mâchoire supérieure, à la joue, à la région infra-temporale, à la fosse ptérygopalatine, au plancher de l'orbite, à la voûte du palais, ainsi qu'à la paroi latérale et au plancher de la cavité nasale. Chaque os comprend quatre apophyses (processus) : zygomatique, frontale, palatine et alvéolaire (laquelle supporte les dents supérieures).

Os propres du nez ou os nasaux (nasal bones)

Les os nasaux contribuent aux parois latérales et supérieures de la cavité nasale et à la structure externe du nez.

Os palatins (palatine bones)

Les os palatins contribuent à la paroi latérale et au plancher de la cavité nasale, à la cavité orale (plus précisément au tiers postérieur du palais dur), à la fosse ptérygopalatine, ainsi qu'à la paroi postérieure de l'orbite.

Os lacrymaux ou os unguis (lacrimal bones)

Les os lacrymaux contribuent à la paroi médiale de l'orbite et à la paroi latérale de la cavité nasale.

Os zygomatiques ou os malaires (zygomatic bones)

Les os zygomatiques forment le support squelettique de la joue. Ils contribuent à l'arcade zygomatique, à la paroi latérale de l'orbite et à la paroi antérieure de la région infra-temporale.

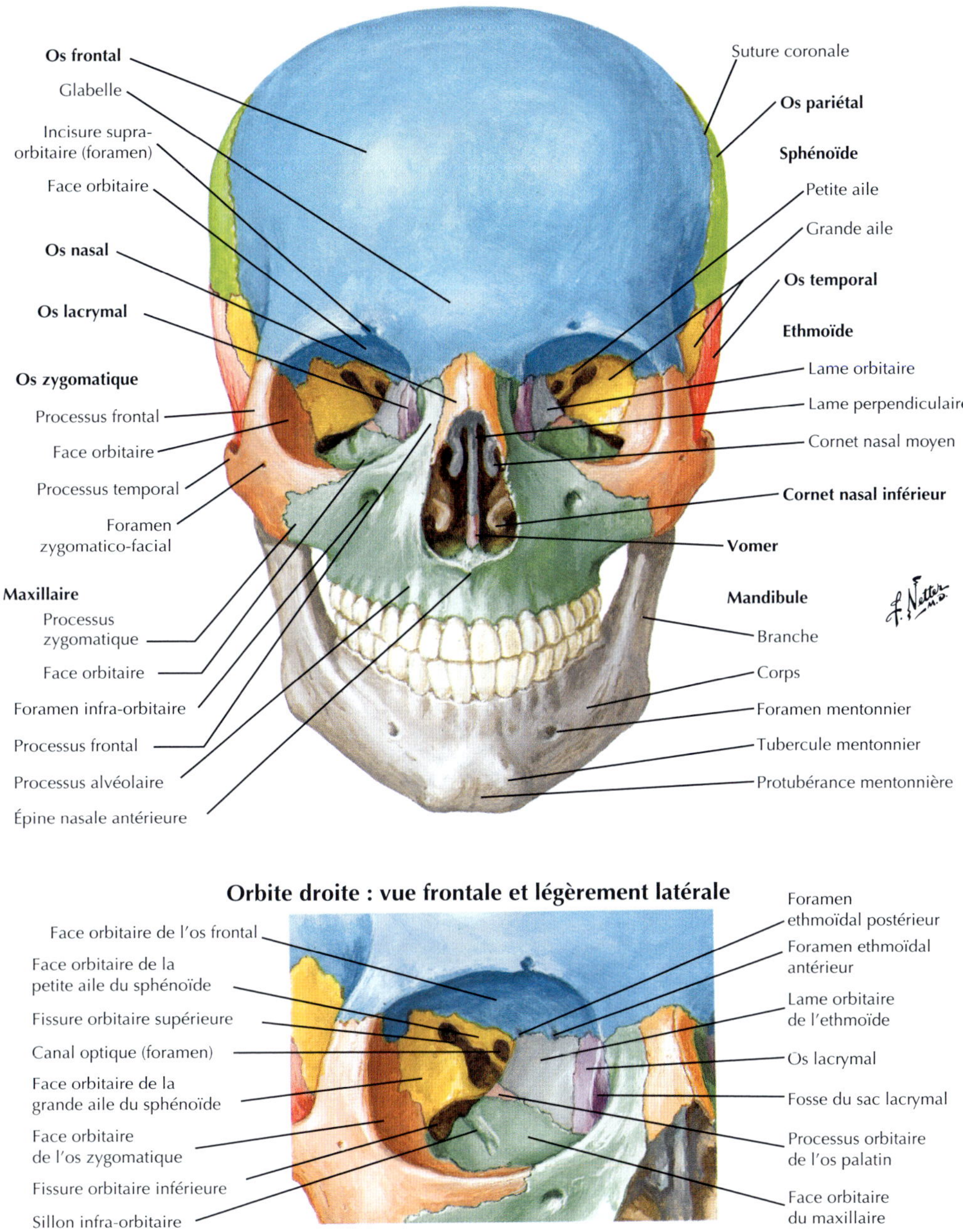

FIGURE 3.4. **Vue antérieure du crâne et du squelette de la face.**
Source : Netter illustration used with permission of Elsevier Inc. All rights reserved.

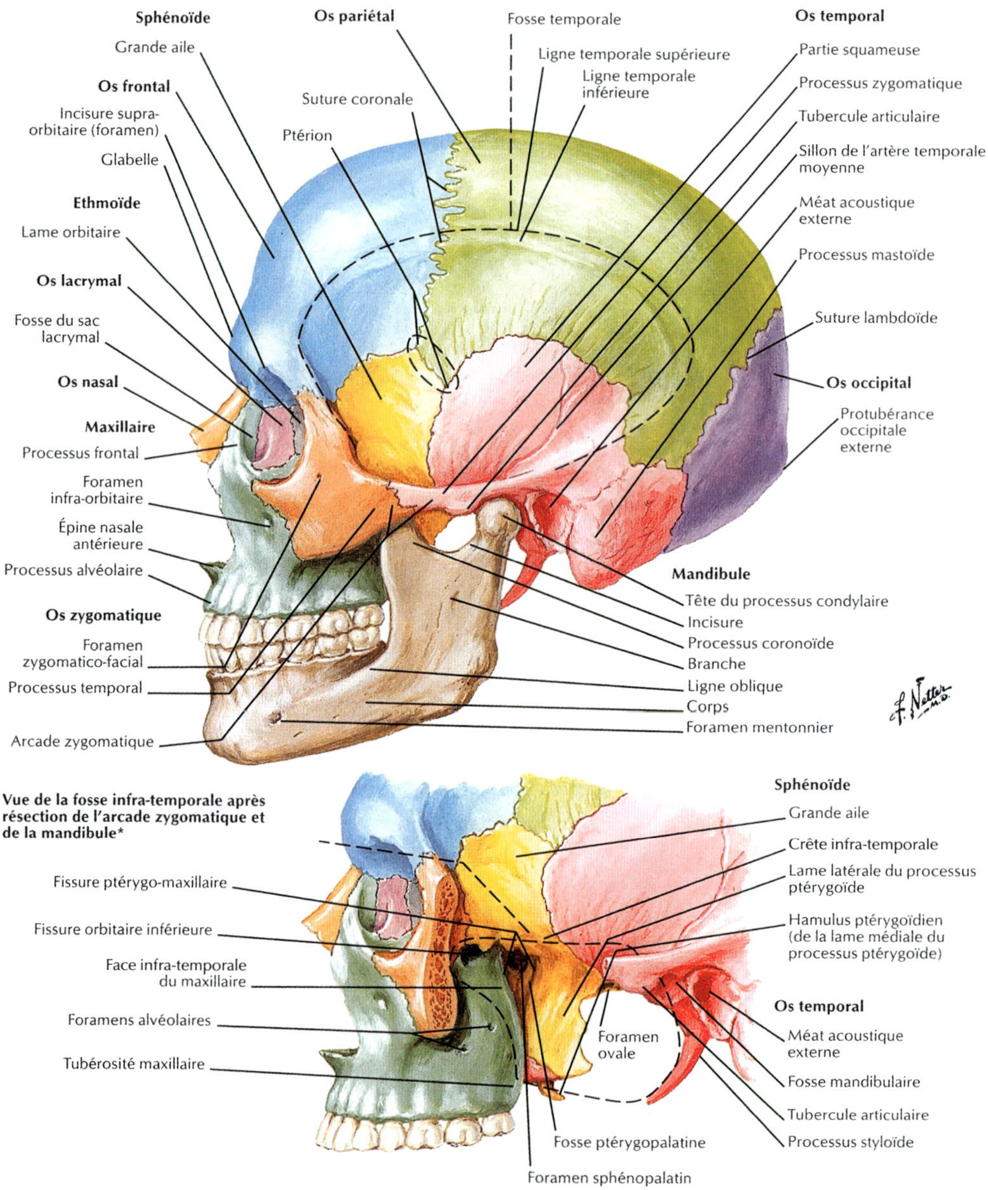

* Superficiellement, le processus mastoïde forme la limite postérieure

Figure 3.5. Vue latérale du crâne et du squelette de la face.

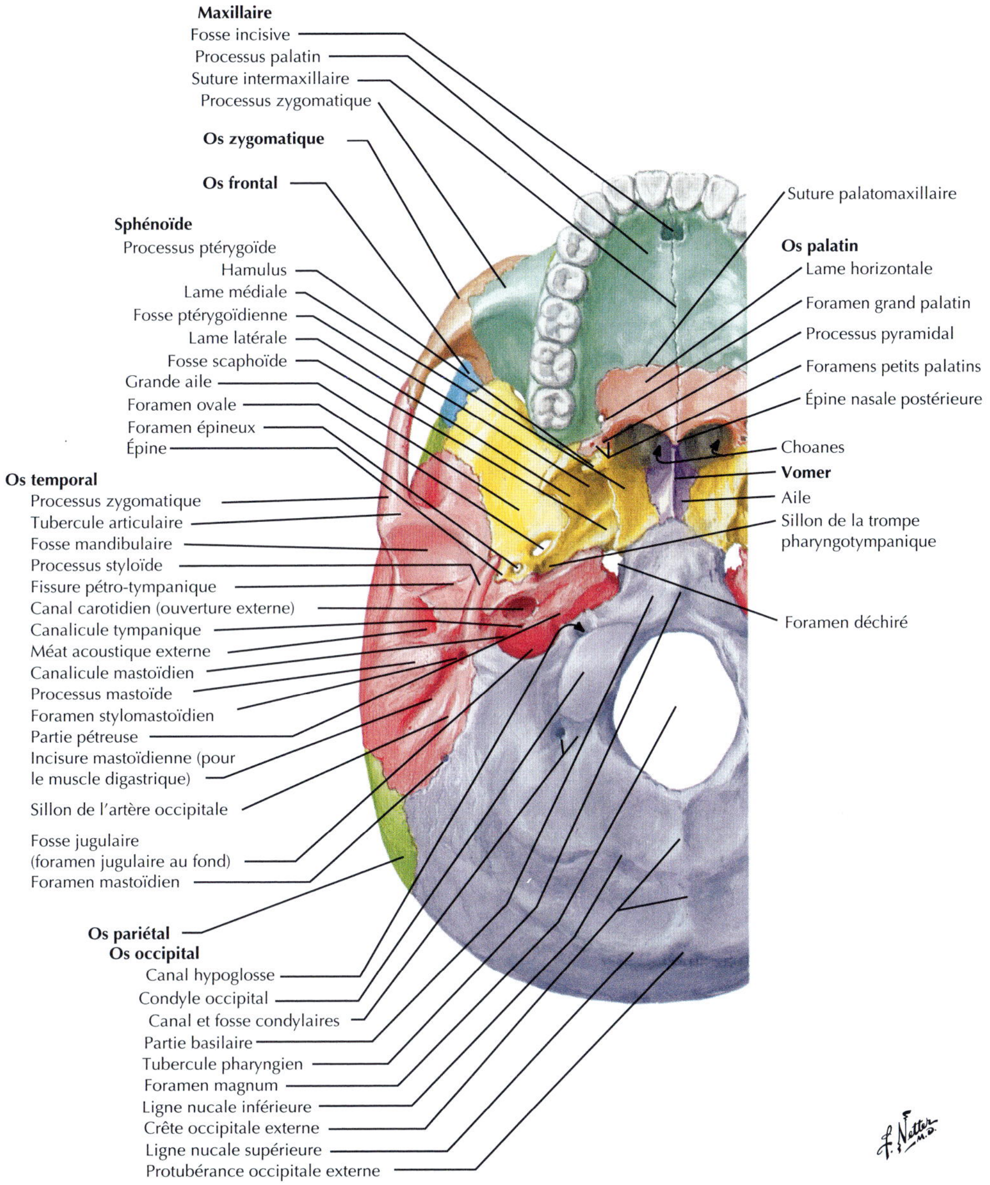

FIGURE 3.6. **Vue inférieure de la base du crâne.**
Source : Netter illustration used with permission of Elsevier Inc. All rights reserved.

Cornets inférieurs (inferior nasal conchae)

Les cornets inférieurs contribuent à la formation de la paroi latérale de la cavité nasale et de la paroi médiale des sinus maxillaires.

Sinus (*sinuses*)

Les os du crâne et de la face contiennent des sinus, des cavités remplies d'air situées près de la cavité nasale :
- sinus maxillaires (*maxillary sinuses*) ;
- sinus frontaux (*frontal sinuses*) ;
- sinus sphénoïdaux (*sphenoidal sinuses*) ;
- sinus ethmoïdaux (*ethmoidal sinuses*).

Tractus vocal (*vocal tract*)

Le tractus vocal est la portion des voies respiratoires supérieures située au-dessus des plis vocaux. Il est composé de la cavité pharyngée, de la cavité nasale et de la cavité orale.

Cavité pharyngée ou pharynx (*pharyngeal cavity or pharynx*) (figures 3.7 et 3.8)

Le pharynx est un conduit musculomembraneux qui s'étend de la base du crâne jusqu'au bord inférieur du cartilage cricoïde, où il communique avec l'œsophage cervical. Les fibres circulaires de trois muscles constricteurs et les fibres longitudinales de trois muscles élévateurs se trouvent dans ses murs latéraux et dans son mur postérieur (pour une description détaillée des muscles formant le pharynx ainsi que leur action, voir Muscles du pharynx [p. 164-168] ; voir également la section décrivant le muscle palatopharyngien [p. 164]). Le pharynx fait partie du tractus vocal et participe à la fermeture vélo-pharyngée (voir Mécanisme vélo-pharyngé [p. 168]). Il joue également un rôle important dans le transport des aliments solides et liquides dans la déglutition. Le pharynx est souvent divisé en trois portions :

1. le nasopharynx (ou rhinopharynx) (*nasopharynx*) est situé derrière les orifices postérieurs des narines (choanes). Il est délimité supérieurement par la muqueuse recouvrant le corps de l'os sphénoïde et la partie basilaire de l'os occipital, et inférieurement par le voile du palais (palais mou). Le nasopharynx a un plafond, un mur postérieur et deux murs latéraux. Son plancher (le voile du palais) peut être élevé ou abaissé grâce à l'activation des muscles du palais mou. Une masse importante de tissu lymphatique, les amygdales pharyngiennes (adénoïdes), se trouve sur le plafond et le mur postérieur du nasopharynx. Plusieurs repères peuvent également être identifiés sur les murs latéraux, tels que l'ouverture (ostium) de la trompe pharyngotympanique, le pli salpingo pharyngien (*salpingopharyngeal fold*) et le pli du muscle élévateur du voile du palais (*torus levatorius*) qui soulignent la présence des muscles correspondants, ainsi que le récessus pharyngien (*pharyngeal recess*) ;

2. l'oropharynx (*oropharynx*) est situé postérieurement à l'arc palatoglosse (piliers antérieurs). Sa limite supérieure consiste en une ligne horizontale imaginaire s'étendant de la surface inférieure du voile du palais au mur postérieur du pharynx, alors que sa limite inférieure consiste en une ligne imaginaire s'étendant du bord supérieur de l'épiglotte au mur postérieur du pharynx. Les murs latéraux de l'oropharynx contiennent l'arc palatopharyngien (piliers postérieurs) et les amygdales palatines, alors que son mur antérieur contient la racine de la langue. La racine de la langue est reliée à l'épiglotte par les plis glosso-épiglottiques latéraux (*lateral glossoepiglottic folds*) et le pli glosso-épiglottique médian (*median glossoepiglottic fold*). Ces plis permettent de délimiter deux dépressions situées entre la racine de la langue et la face antérieure de l'épiglotte, nommées vallécules (*valleculae*) (voir plus loin figure 3.11). Les vallécules constituent un des repères importants lors de l'examen vidéofluoroscopique (voir plus loin figure 3.30), car il s'agit d'un endroit où peuvent s'accumuler les résidus du bol alimentaire lors de la déglutition ;
3. le laryngopharynx (ou hypopharynx) (*laryngopharynx or hypopharynx*) est situé derrière le larynx. Sa limite supérieure consiste en une ligne imaginaire s'étendant du bord supérieur de l'épiglotte au mur postérieur du pharynx, alors que sa limite inférieure consiste en l'entrée de l'œsophage cervical. L'aditus du larynx (*laryngeal inlet*) et la surface postérieure des cartilages aryténoïdes et du cartilage cricoïde se trouvent dans le mur antérieur du laryngopharynx. De chaque côté de l'aditus du larynx se trouvent les sinus (récessus) piriformes (*pyriform sinus or fossa*) (voir figure 3.8), de petites cavités délimitées par le pli ary-épiglottique (médialement) et le cartilage thyroïde et la membrane thyrohyoïdienne (latéralement). Comme pour les vallécules, les sinus piriformes sont des repères importants lors de l'examen vidéofluoroscopique (voir plus loin figure 3.30).

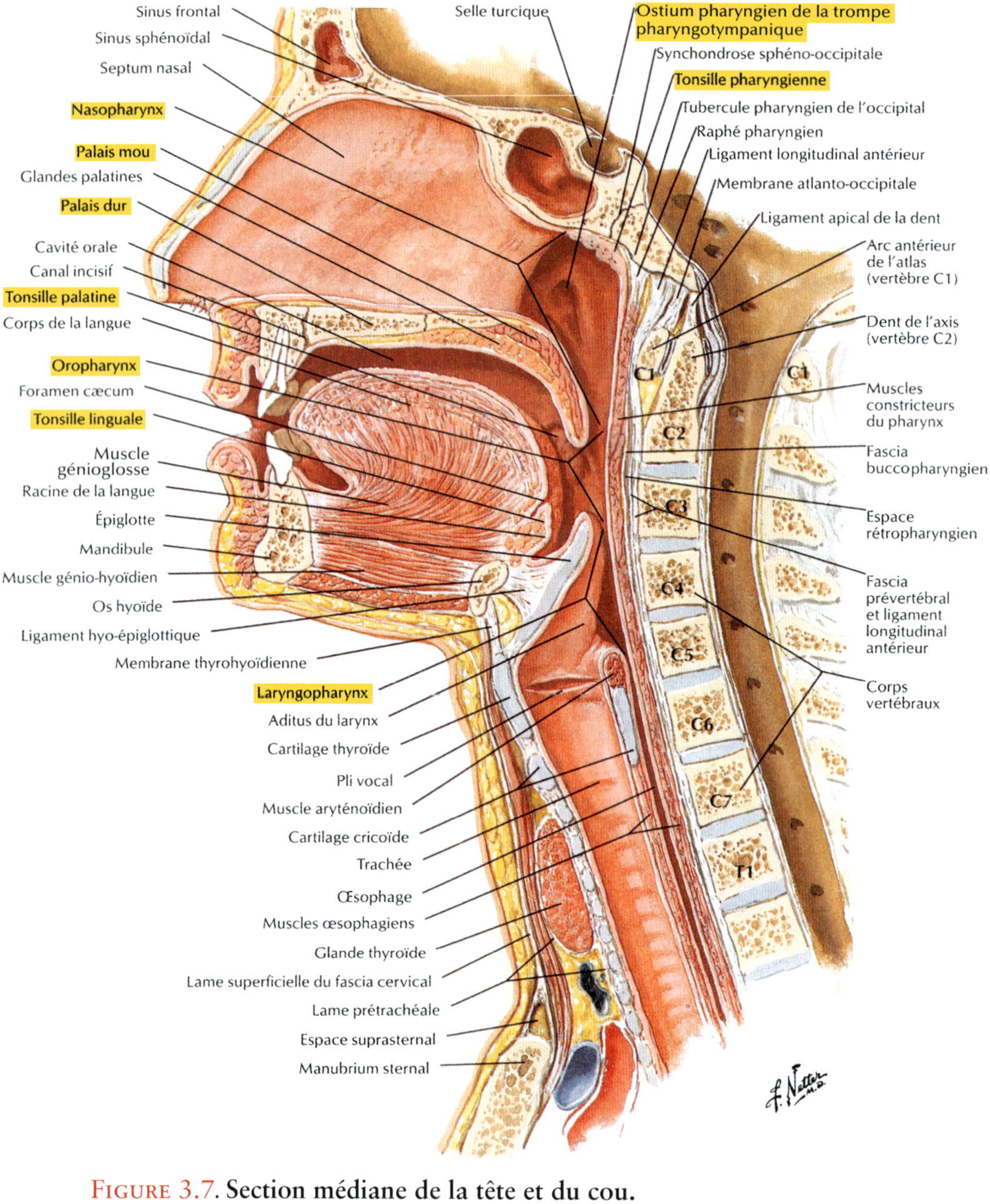

FIGURE 3.7. **Section médiane de la tête et du cou.**

➼ Certaines légendes des figures sont surlignées en jaune afin de mettre l'accent sur les éléments mentionnés dans le texte correspondant à la figure.

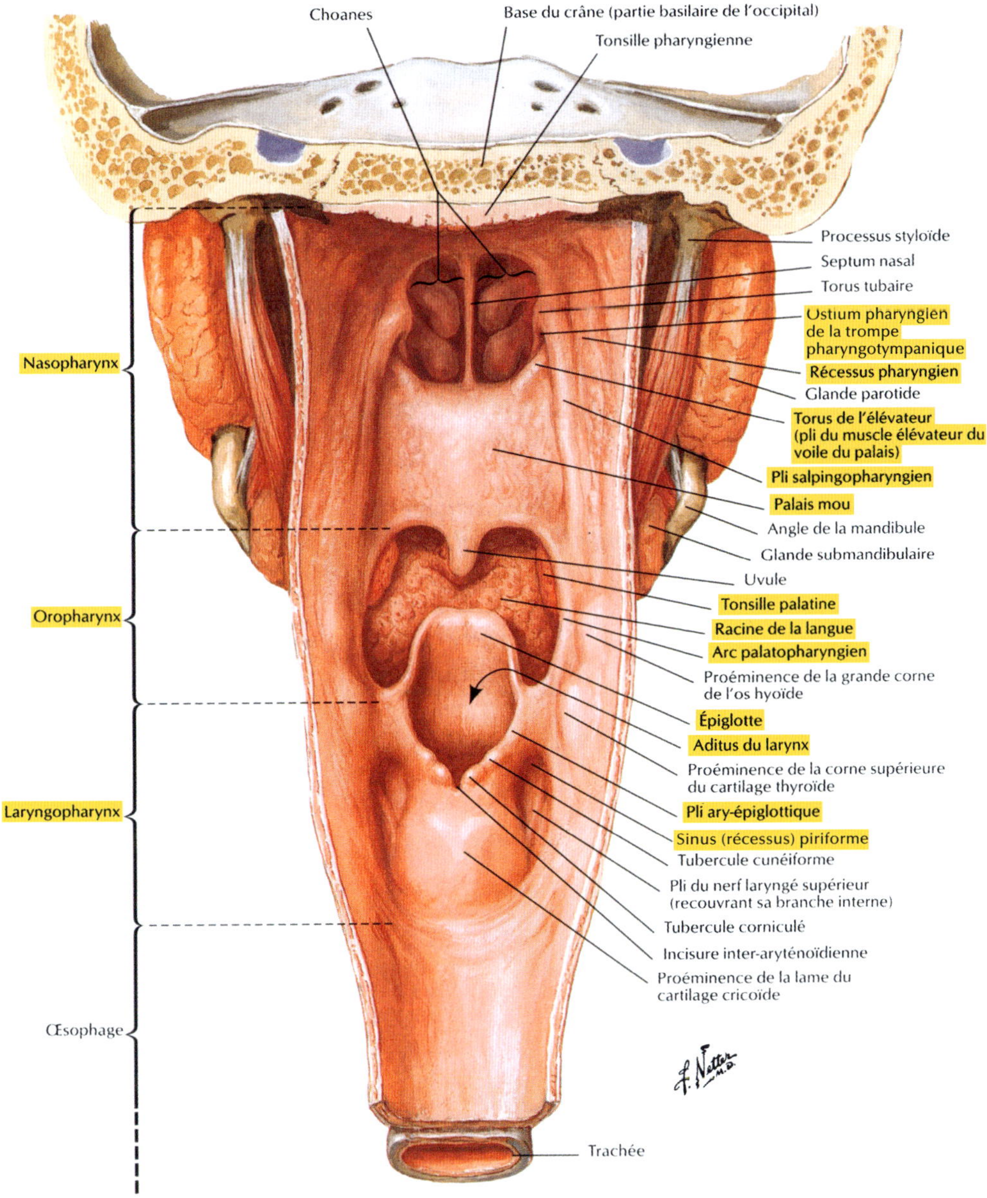

FIGURE 3.8. **Vue postérieure ouverte du pharynx.**
Source : Netter illustration used with permission of Elsevier Inc.

Cavité nasale (*nasal cavity*) (figure 3.9)

La cavité nasale est séparée sur la ligne médiane par le septum nasal (*nasal septum*) (constitué de portions osseuse et cartilagineuse). Les parois latérales sont délimitées par des structures osseuses en forme de rouleaux recouvertes de membranes muqueuses, les cornets (*conchae*). Il y a trois cornets de chaque côté : le cornet supérieur, le cornet moyen et le cornet inférieur. Les cornets filtrent, humidifient et réchauffent l'air inspiré. Ces structures convolutées augmentent la surface de contact avec l'air.

Durant la production des sons oraux (non nasaux) de la parole, ainsi que pour la déglutition, la cavité nasale est isolée du reste du tractus vocal par l'action du mécanisme vélo-pharyngé (voir Mécanisme vélo-pharyngé [p. 168]).

Les cartilages de la cavité nasale sont les suivants :

- cartilage septal du nez (*septal cartilage*) ;
- cartilage latéral (*lateral cartilage*) ;
- grands cartilages alaires (*major alar cartilages*) ;
- petits cartilages alaires (*minor alar cartilages*).

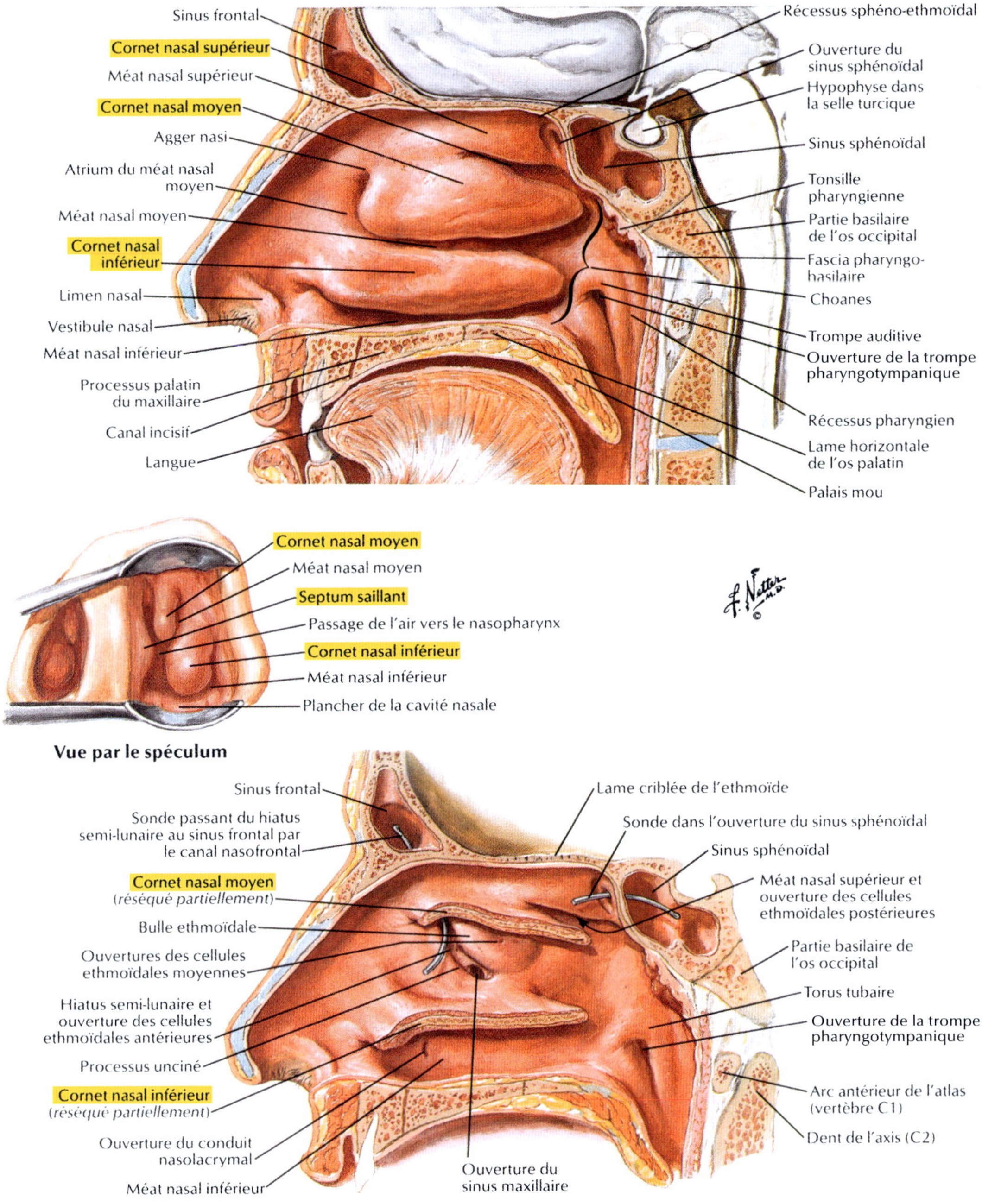

FIGURE 3.9. **Mur latéral de la cavité nasale.**
Source : Netter illustration used with permission of Elsevier Inc. All rights reserved.

Cavité orale (*oral cavity*) (figure 3.10)

La cavité orale (buccale) est délimitée comme suit :

- limite antérieure : les lèvres et les dents ;
- limite latérale : les joues et les dents ;
- limite postérieure : l'arc palatoglosse (les piliers antérieurs) ;
- limite supérieure : le palais ;
- limite inférieure : la langue et le plancher de la bouche.

N.B. : la description de la cavité orale varie considérablement d'un texte de référence à un autre.

Le vestibule oral (ou buccal) (*buccal space or oral vestibule*) représente l'espace qui se trouve entre les lèvres et les dents, de même qu'entre les joues et les dents. Les articulateurs sont les suivants :

- les lèvres ;
- les joues ;
- les dents ;
- la mandibule ;
- la langue ;
- le palais dur ;
- le palais mou ;
- le pharynx.

En examinant la partie postéro-latérale de la cavité orale et la portion de l'oropharynx visible de l'extérieur, il est possible de voir deux paires de replis. Ces replis sont :

- l'arc palatoglosse (*palatoglossal arch*), ou piliers antérieurs (*anterior faucial pillars*), qui est formé par le muscle palatoglosse (glossostaphylin) ;
- l'arc palatopharyngien (*palatopharyngeal arch*), ou piliers postérieurs (*posterior faucial pillars*), qui est formé par le muscle palatopharyngien (pharyngostaphylin).

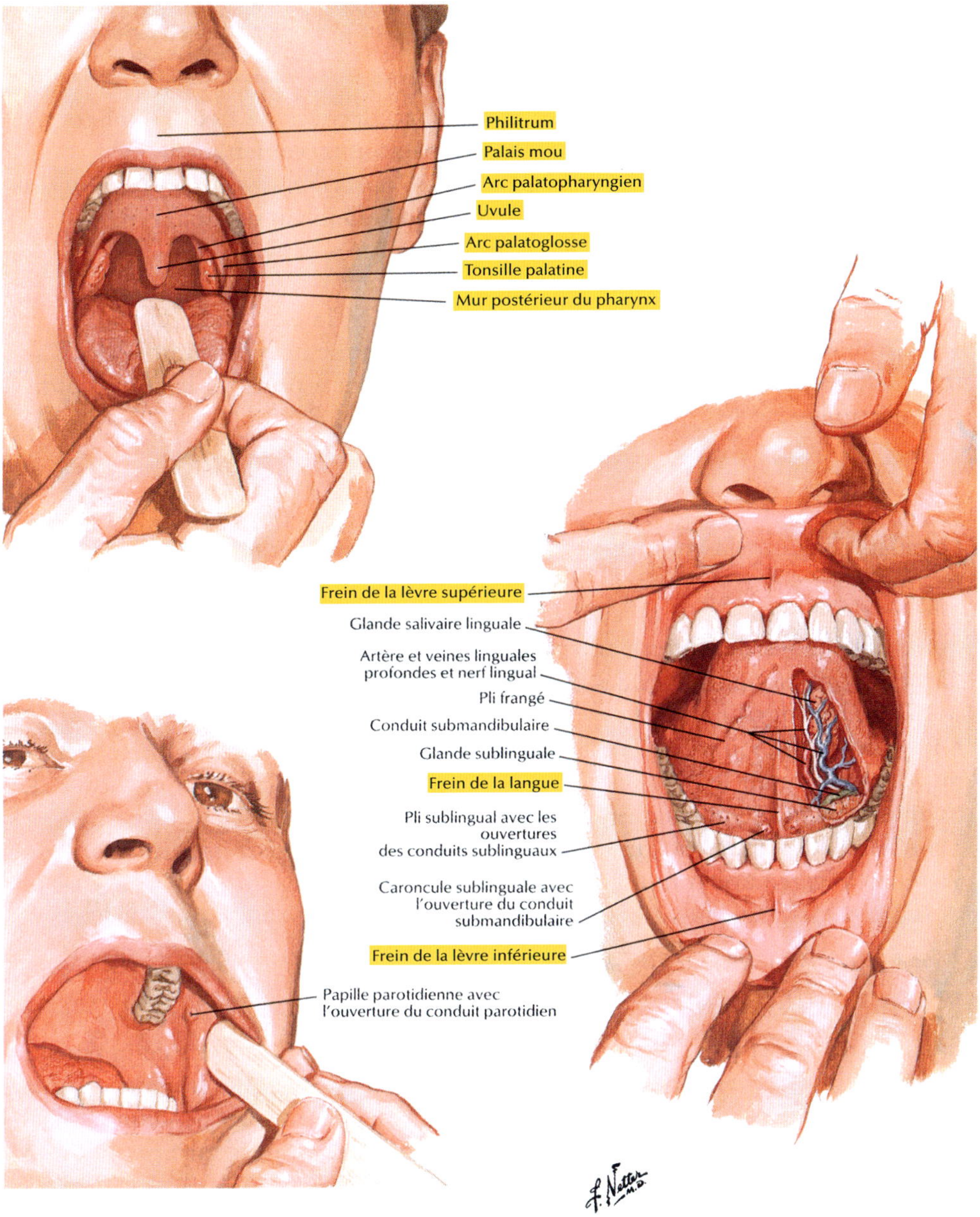

FIGURE 3.10. **Examen de la cavité orale.**
Source : Netter illustration used with permission of Elsevier Inc. All rights reserved.

Amygdales (aussi appelées tonsilles) (*tonsils*) (figure 3.11 ; voir aussi figures 3.7 et 3.10)

- Les amygdales palatines (*palatine tonsils*), composées de tissu lymphatique, sont situées entre l'arc palatoglosse et l'arc palatopharyngien.
- Les amygdales pharyngiennes (adénoïdes) (*nasopharyngeal or pharyngeal tonsils*) sont situées sur le plafond et le mur postérieur du nasopharynx.
- Les amygdales tubaires (*tubal tonsils*) sont situées près de l'ouverture de la trompe pharyngotympanique.
- Les amygdales linguales (*lingual tonsils*) couvrent la base de la langue.

Ensemble, les amygdales portent le nom d'« anneau lymphatique de Waldeyer » (*Waldeyer's tonsillar ring*). Elles contribuent à protéger le corps contre les infections.

Palais (*palate*) (voir figures 3.7 et 3.10)

Le palais constitue la limite supérieure de la cavité orale et est composé de deux parties :

- le palais dur, ou palais osseux (*hard or bony palate*), est la structure osseuse qui constitue les deux tiers antérieurs du palais. Il est formé antérieurement par les apophyses palatines des os maxillaires, et postérieurement par les lames horizontales des os palatins ;
- le palais mou, ou voile du palais (*soft palate or velum*), est une structure mobile constituant le tiers postérieur du palais. Le palais mou est constitué de tissu conjonctif, de fibres musculaires et d'une muqueuse.

Située à l'extrémité postérieure du palais, la luette (aussi appelée uvule ou *uvula* en anglais) apparaît comme un prolongement dirigé inférieurement de la bordure postérieure du palais mou.

Langue (*tongue*) (figure 3.11)

La langue est l'articulateur principal pour la production des sons de la parole. Elle est aussi essentielle pour le maintien de la nourriture et des liquides dans la cavité orale, ainsi que pour leur manipulation et leur transport pendant la mastication et la déglutition. Les points de repère anatomiques suivants peuvent être observés sur la surface de la langue :

- le foramen cæcum ;
- le sillon terminal ;
- le sillon médian ;
- les papilles circumvallées, foliées, filiformes et fongiformes ;
- les amygdales linguales.

Lorsqu'on regarde sous la langue, on remarque un repli tissulaire sur la ligne médiane qui relie la langue au plancher de la bouche. Ce repli est appelé le frein lingual ou frein de la langue (*lingual frenulum*) (voir figure 3.12 ; voir également figure 3.10).

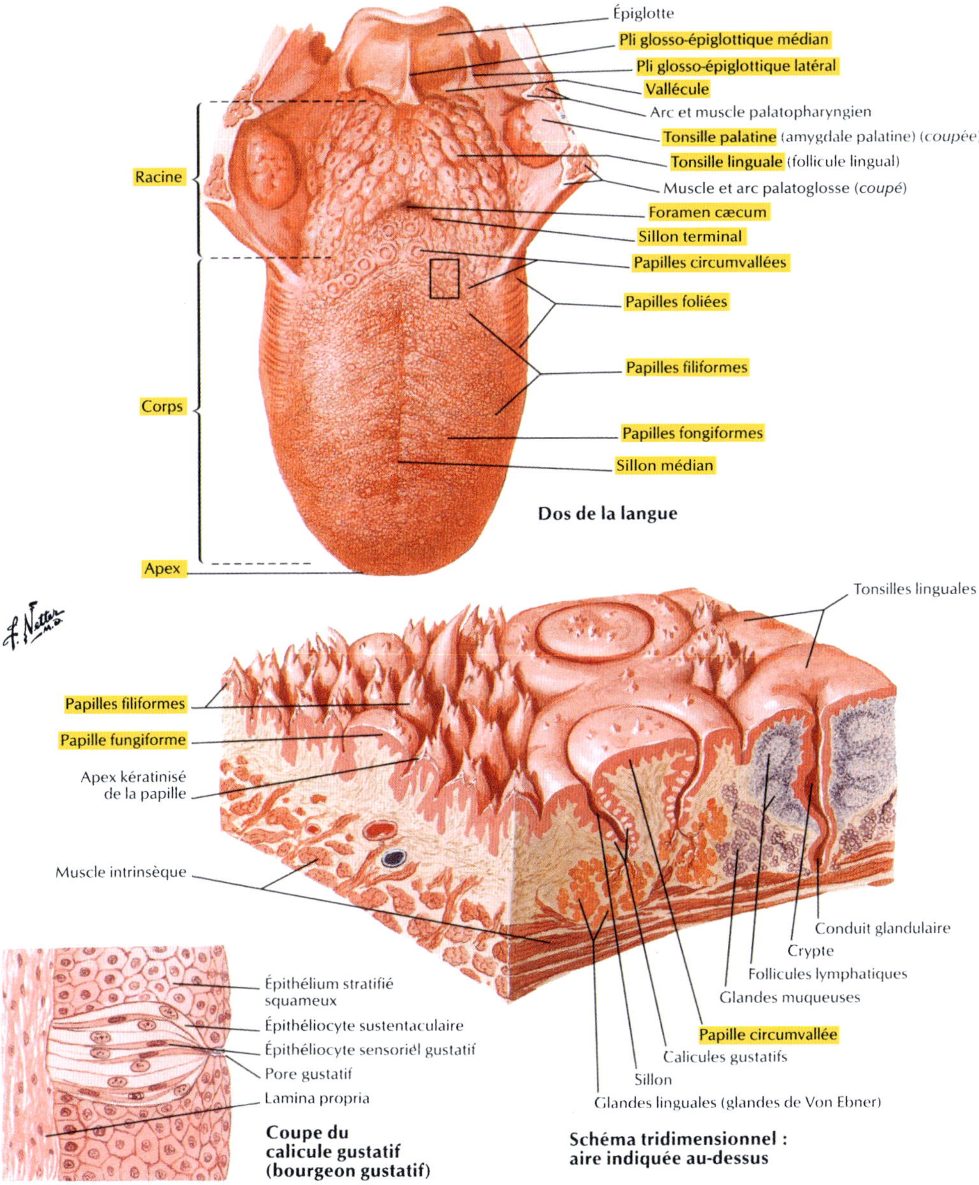

FIGURE 3.11. Vue supérieure de la langue.
Source : Netter illustration used with permission of Elsevier Inc. All rights reserved.

Glandes salivaires (*salivary glands*) (figure 3.12)

La salive est extrêmement importante pour la décomposition et le transport de la nourriture pendant la mastication, ainsi que pour le goût, la déglutition et la digestion. Elle est aussi cruciale pour la santé buccale, et agit comme un lubrifiant lors de la parole et lors d'autres activités oro-motrices. La salive est produite par des glandes salivaires extrinsèques et intrinsèques. Il y a trois paires de glandes salivaires extrinsèques, qui produisent la majorité de la salive. Elles sont situées à l'extérieur de la cavité orale, mais elles déversent leurs sécrétions à l'intérieur de celle-ci. Les glandes salivaires extrinsèques sont les suivantes :

1. les glandes parotides (*parotid glands*) ;
2. les glandes submandibulaires (*submandibular glands*) ;
3. les glandes sublinguales (*sublingual glands*).

Lèvres (*lips*) (voir figure 3.10)

Les lèvres sont localisées à l'extrémité antérieure de la cavité orale et sont importantes pour la production des sons de la parole et pour le maintien des liquides et de la nourriture dans la cavité orale pendant la mastication et la déglutition. L'extérieur des lèvres est recouvert de peau et l'intérieur est recouvert d'une membrane muqueuse. Entre ces couches externe et interne se trouvent des tissus musculaires, adipeux et glandulaires.

En regardant les lèvres de l'extérieur, les éléments suivants sont visibles :

- le sillon nasolabial (*nasolabial fold*) est un sillon proéminent qui s'étend de la marge latérale du nez jusqu'au coin de la bouche ;
- le sillon labio-mandibulaire (*labiomandibular fold*) s'étend du coin de la bouche à la mandibule. Il est souvent considéré comme la continuation du sillon nasolabial. La contraction des muscles de la face ainsi que les mouvements des sillons nasolabial et labio-mandibulaire génèrent des expressions faciales importantes, comme le sourire ;
- les colonnes philtrales (*philtral ridges*) sont deux crêtes parallèles situées au-dessus de la lèvre supérieure ;
- le philtrum (*philtrum*) est l'espace entre les colonnes philtrales ;
- le sillon mentolabial (*mentolabial fold*) est situé entre la lèvre inférieure et le menton ;
- l'arc de Vénus (*Cupid's bow*) est la bordure bien définie de la lèvre supérieure ;
- le vermillon (*vermilion zone*) est la zone de transition entre la peau de la face et la membrane muqueuse qui recouvre l'intérieur des lèvres ;
- la commissure labiale (*labial commissure*) est l'angle (ou le coin) de la bouche ;
- le modiolus (*modiolus*) n'est pas visible à l'inspection de surface, mais est situé latéralement aux commissures labiales. Il y en a un de chaque côté. Ce sont des masses denses et mobiles en forme de cônes, dues à la convergence des fibres musculaires de plusieurs muscles labiaux et faciaux ainsi que d'autres tissus fibreux. Ce sont des structures anatomiques clés pour contrôler les mouvements des lèvres lors de différentes activités telles que la parole, la mastication, la déglutition et l'expression faciale.

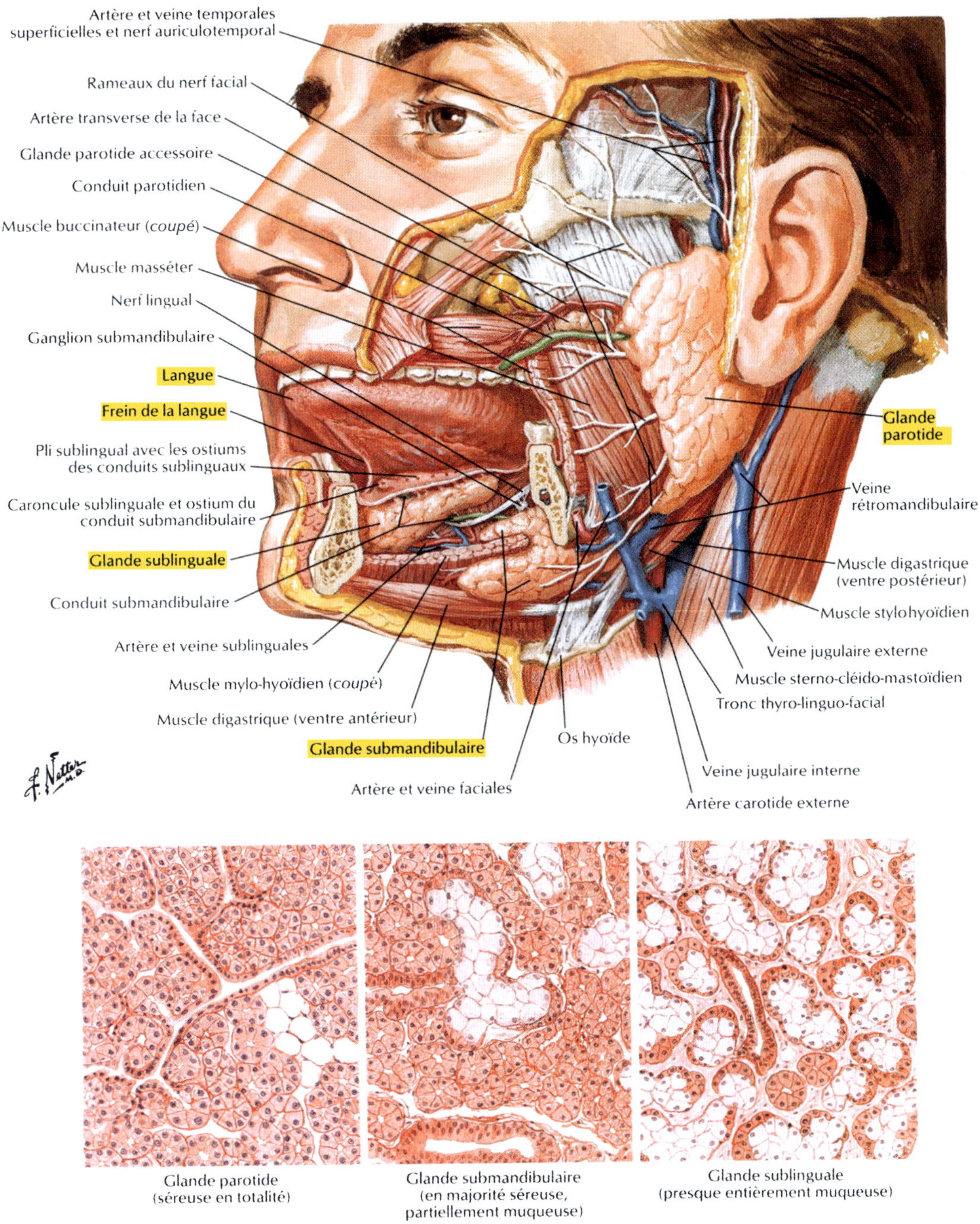

FIGURE 3.12. **Les glandes salivaires.**

La surface interne des lèvres est couverte d'une membrane muqueuse avec un épithélium mince et transparent. La couleur rosée est due au tissu vasculaire sous-jacent.

En tirant la lèvre supérieure vers le haut, on expose le frein de la lèvre supérieure ou frein labial supérieur (*frenulum of the upper lip*), un repli tissulaire médian qui relie la lèvre au maxillaire. En tirant la lèvre inférieure vers le bas, on expose le frein de la lèvre inférieure ou frein labial inférieur (*frenulum of the lower lip*), un repli tissulaire médian qui relie la lèvre inférieure à la mandibule.

Dents (*teeth*) (figures 3.13 et 3.14)

Les dents sont des articulateurs de la parole et jouent un rôle important dans la mastication. Elles se développent et émergent à partir des apophyses alvéolaires de la mandibule et de l'os maxillaire. Les alvéoles sont recouvertes par les gencives (*gingivae or gums*), qui sont faites de tissu conjonctif. Chez l'adulte normal, on retrouve les 32 dents permanentes suivantes :

- 8 incisives (*incisors*) ;
- 4 canines ou cuspides (*canines or cuspids*) ;
- 8 prémolaires ou bicuspides (*premolars or bicuspids*) ;
- 12 molaires (*molars*) (incluant les troisièmes molaires, communément appelés *dents de sagesse* ou *wisdom teeth* en anglais).

Chaque dent est composée des parties suivantes :

- la couronne (*crown*) est la portion de la dent qui fait saillie hors du bord alvéolaire ;
- la racine (*root*) est la portion de la dent ancrée dans l'apophyse alvéolaire du maxillaire ou de la mandibule. Le trou dentaire (ou canal pulpaire), localisé à l'extrémité de la racine, permet la sortie des nerfs et des vaisseaux par le foramen apical ;
- la cuspide (*cusp*) est la proéminence sur la surface occlusale de la dent. Les canines (aussi appelées cuspides) ont une seule de ces proéminences, les prémolaires (appelées bicuspides) en ont deux et les molaires en ont quatre ou cinq.

Pour décrire l'apparence externe d'une dent, on parle en termes de surfaces. Chaque dent comporte cinq surfaces :

1. la surface occlusale (*occlusal surface*) est la partie de la dent qui est en contact avec la dent de la mâchoire opposée (maxillaire ou mandibule) ;
2. la surface linguale (*lingual surface*) est la partie de la dent adjacente à la langue ;
3. la surface buccale (*buccal surface*) est la partie qui entre en contact avec l'intérieur de la joue pour les prémolaires et les molaires ;
4. la surface labiale (*labial surface*) est la surface adjacente aux lèvres pour les incisives et les canines ;
5. les surfaces distale et mésiale (*distal and mesial surfaces*) représentent les côtés de chaque dent qui sont en contact avec les autres dents de la même mâchoire. Pour les incisives et les canines, la surface mésiale est orientée médialement, alors que la surface distale est orientée latéralement. Pour les prémolaires et les molaires, la surface mésiale est orientée antérieurement, alors que la surface distale est orientée postérieurement.

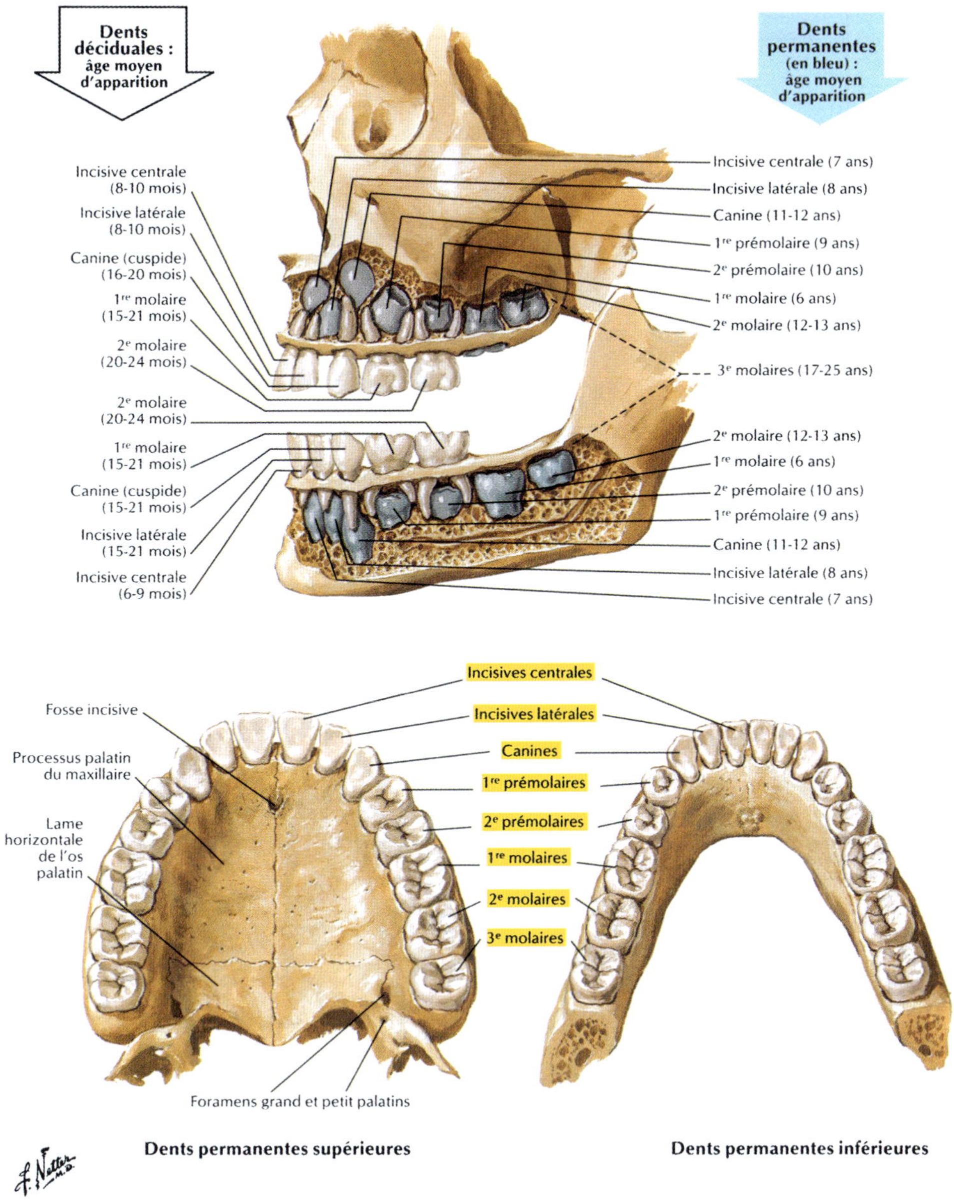

FIGURE 3.13. **Dents : âges d'éruption et surface.**
Source : Netter illustration used with permission of Elsevier Inc. All rights reserved.

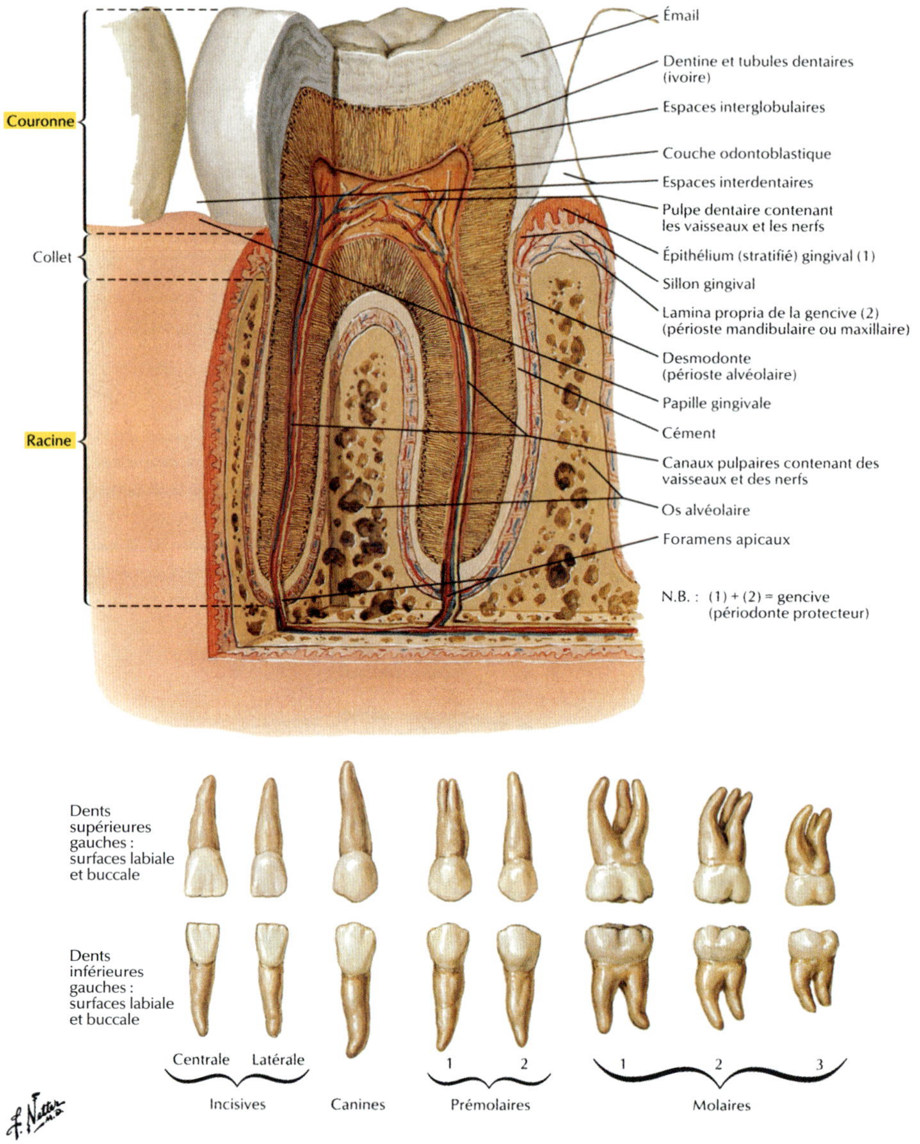

FIGURE 3.14. **Dents : composition et types.**
Source : Netter illustration used with permission of Elsevier Inc. All rights reserved.

Occlusion dentaire

Au sens large, l'occlusion est l'alignement et la relation entre les dents. Plus précisément, on peut aussi la définir comme le contact au repos entre les surfaces occlusales des dents supérieures et inférieures. Afin de qualifier les différents types d'occlusion, la classification du Dr Edward H. Angle est fréquemment utilisée, non sans controverse. Cette classification se concentre sur la relation entre les premières molaires du maxillaire et de la mandibule, et ne décrit pas les autres problèmes potentiels de l'alignement des dents (par exemple, le chevauchement). La classification d'Angle comprend les catégories suivantes :

- la *relation de classe I*, ou *neutro-occlusion* (*neutral occlusion*), survient lorsque la première molaire maxillaire est légèrement postérieure et externe à la première molaire mandibulaire. Plus précisément, la cuspide mésiovestibulaire de la première molaire maxillaire est alignée avec le sillon intercuspidien périphérique (celui qui sépare les cuspides distales et mésiales) de la première molaire mandibulaire ;
- la *malocclusion de classe I* implique une relation neutre entre les molaires, mais la présence de problèmes dans l'alignement des dents antérieures (mésiales) ;
- la *relation de classe II*, ou *surocclusion* (*overbite*), survient lorsque la première molaire maxillaire est antérieure et externe à la première molaire mandibulaire, ou alignée avec la première molaire mandibulaire. Plus précisément, la cuspide mésiovestibulaire de la première molaire maxillaire est antérieure au sillon intercuspidien périphérique (celui qui sépare les cuspides distales et mésiales) de la première molaire mandibulaire. La relation de classe II est subdivisée de la manière suivante :
  - *division I* : la relation entre les incisives centrales est normale, c'est-à-dire que les incisives centrales maxillaires sont en protrusion et surplombent légèrement les incisives centrales mandibulaires,
  - *division II* : la relation entre les incisives centrales est anormale, c'est-à-dire que les incisives centrales maxillaires, même si elles sont antérieures aux incisives mandibulaires, sont en rétrusion et inclinées vers la langue ;
- la *relation de classe III*, ou *mésiocclusion* (*underbite*), survient lorsque la première molaire maxillaire est significativement postérieure à la première molaire mandibulaire. Plus précisément, la cuspide mésiovestibulaire de la première molaire maxillaire est postérieure au sillon intercuspidien périphérique (celui qui sépare les cuspides distales et mésiales) de la première molaire mandibulaire.

Muscles des lèvres et de l'expression faciale

Les muscles des lèvres et de l'expression faciale ne s'attachent pas toujours d'un os à un os ou d'un os à un cartilage. Au contraire, plusieurs d'entre eux ont leur origine sur un os et s'insèrent sur la peau ou sur d'autres muscles. L'orientation et l'entrelacement complexes des fibres musculaires des lèvres sous-tendent les actions coordonnées de ces muscles pour générer les mouvements précis nécessaires à l'expression faciale, à l'interaction sociale, à la production de la parole, à la mastication et à la déglutition. La grande complexité de la musculature faciale et des lèvres, combinée avec la variabilité dans la localisation et la morphologie d'un individu à l'autre (variabilité qui peut être due à des différences de taille et de forme), rend difficile la description exacte des fonctions des différents muscles.

Nous nous concentrerons sur les muscles médians et inférieurs de la face, et sur les muscles du cou. Les muscles seront classifiés selon leur orientation par rapport au muscle orbiculaire de la bouche, ce qui donnera naissance aux muscles transverses, angulaires et verticaux.

Muscle orbiculaire de la bouche ou muscle orbiculaire des lèvres supérieure et inférieure (*orbicularis oris muscle*) (figures 3.15 et 3.16)

L'orbiculaire de la bouche est composé de fibres musculaires orientées principalement horizontalement, qui encerclent la bouche et qui forment quatre quadrants (gauche, droit, supérieur et inférieur). Chaque quadrant s'étale du modiolus jusqu'à la ligne médiane. Les fibres musculaires de chaque quadrant peuvent ensuite être subdivisées en une partie marginale (*pars marginalis*), profond par rapport au vermillon, et en une partie périphérique (*pars peripheralis*), autour des lèvres.

Alors que l'on croyait auparavant qu'il n'avait qu'une simple fonction de constriction ou d'action similaire à un sphincter, la compréhension actuelle du fonctionnement de l'orbiculaire de la bouche est celle d'un muscle beaucoup plus complexe, dont les actions dépendent de la coactivation d'autres muscles faciaux. L'orbiculaire de la bouche est impliqué dans la compression labiale pour la mastication, la déglutition et la production de la parole.

Le muscle orbiculaire de la bouche est innervé par les branches buccale et mandibulaire du nerf facial (nerf crânien VII).

Les deux muscles transverses (figures 3.15 et 3.16)

Muscle buccinateur (*buccinator muscle*)

Le buccinateur est un muscle profond de la face et un des muscles principaux de la joue. Pour obtenir une bonne vue de ce muscle, il faut enlever le muscle masséter, qui est un important muscle élévateur de la mandibule. Le buccinateur est un muscle quadrilatéral qui provient du ligament (raphé) ptérygo-

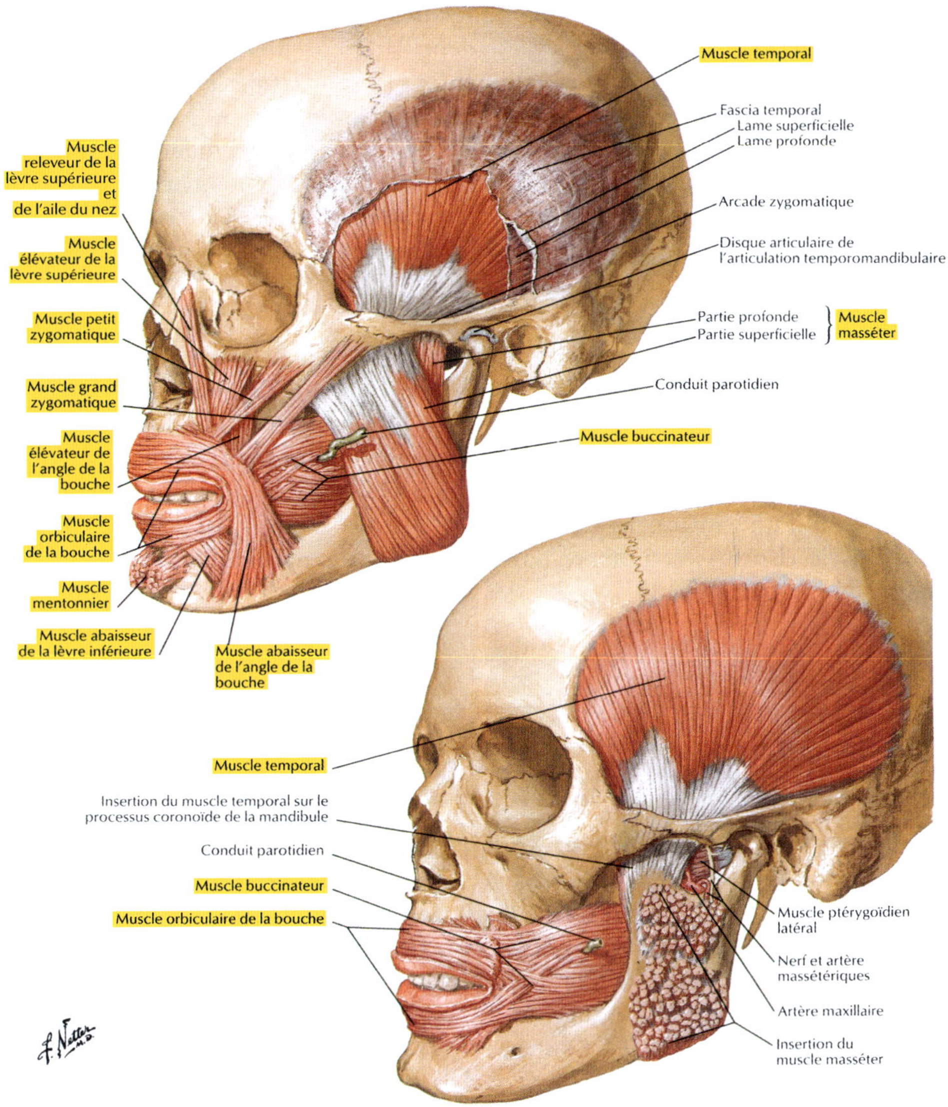

FIGURE 3.15. **Les muscles de l'expression faciale et de la mastication.**
Source : Netter illustration used with permission of Elsevier Inc. All rights reserved.

mandibulaire et des apophyses alvéolaires des molaires de la mandibule et du maxillaire. Ses fibres musculaires s'étendent antérieurement (horizontalement) pour s'insérer dans le modiolus et dans les portions supérieure et inférieure de l'orbiculaire de la bouche (fibres croisées et non croisées), à l'angle de la bouche. La contraction de ce muscle tire les lèvres latéralement (rétraction), comprime les joues et assiste dans la manipulation du bolus pendant la mastication et la déglutition.

Le muscle buccinateur est innervé par la branche buccale du nerf facial (nerf crânien VII).

Muscle risorius (*risorius muscle*)

Le muscle risorius varie considérablement d'un individu à un autre et est souvent absent. Il est parallèle et superficiel au buccinateur. Il provient du fascia au-dessus de la glande parotide et de l'aponévrose du masséter. Il s'insère dans le modiolus. Sa contraction musculaire tire les lèvres latéralement, comme lors d'un rire ou d'un sourire.

Le muscle risorius est innervé par les branches zygomatique et buccale du nerf facial (nerf crânien VII).

Les cinq muscles angulaires (figure 3.16 ; voir également figure 3.15)

Muscle releveur de la lèvre supérieure et de l'aile du nez (*levator labii superioris alaeque nasi muscle*)

Le releveur de la lèvre supérieure et de l'aile du nez a son origine dans l'apophyse frontale du maxillaire et se divise en deux parties, médiale et latérale. La partie médiale s'insère sur le cartilage alaire et a pour fonction de dilater la narine. La partie latérale s'insère dans la portion latérale supérieure de l'orbiculaire de la bouche, permet de relever et renverser la lèvre supérieure et contribue à approfondir le sillon nasolabial.

Le muscle releveur de la lèvre supérieure et de l'aile du nez est innervé par les branches zygomatique et buccale du nerf facial (nerf crânien VII).

Muscle élévateur de la lèvre supérieure ou releveur de la lèvre supérieure (*levator labii superioris muscle*)

L'élévateur de la lèvre supérieure a son origine latéralement au releveur de la lèvre supérieure et de l'aile du nez sur le bord inférieur de l'orbite, et se dirige inférieurement et vers la ligne médiane pour s'insérer dans la partie supérieure de l'orbiculaire de la bouche. Il relève et renverse la lèvre supérieure et contribue à approfondir le sillon nasolabial.

Le muscle élévateur de la lèvre supérieure est innervé par les branches zygomatique et buccale du nerf facial (nerf crânien VII).

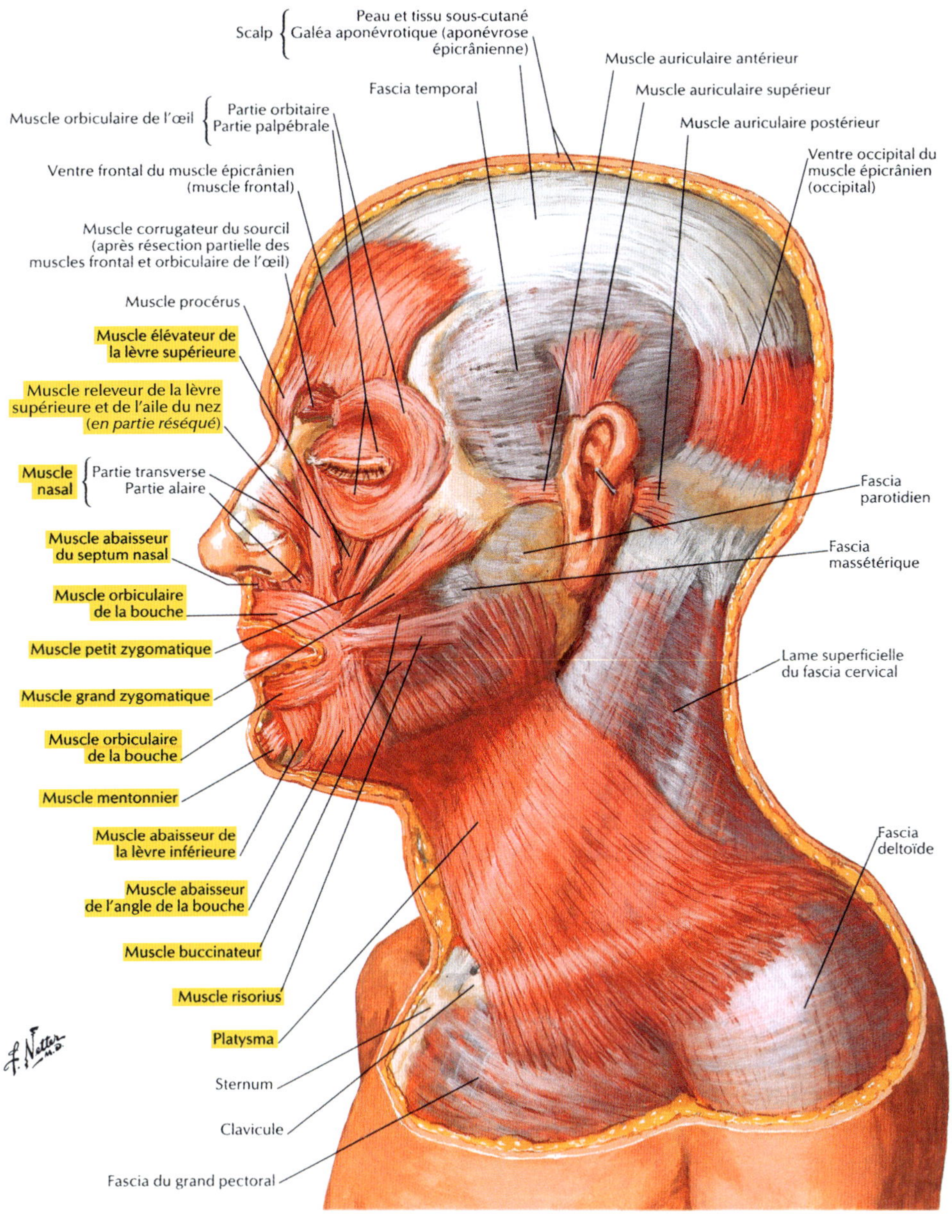

FIGURE 3.16. Vue latérale des muscles de l'expression faciale.

Muscle petit zygomatique (*zygomaticus minor muscle*)

Parfois absent, le petit zygomatique provient de l'os zygomatique, latéralement au releveur de la lèvre supérieure, et se dirige inférieurement vers la ligne médiane pour s'insérer dans la portion supérieure de l'orbiculaire de la bouche. Son action est d'élever la lèvre supérieure et contribue à approfondir le sillon nasolabial comme dans le sourire.

Le muscle petit zygomatique est innervé par les branches zygomatique et buccale du nerf facial (nerf crânien VII).

Muscle grand zygomatique (*zygomaticus major muscle*)

Le grand zygomatique provient de l'os zygomatique, latéralement au petit zygomatique. Il se dirige inférieurement et vers la ligne médiane pour s'insérer dans la portion supérieure de l'orbiculaire de la bouche et dans le modiolus. Il est souvent composé d'une partie superficielle et d'une partie profonde. Avec l'élévateur de l'angle de la bouche, son action est de tirer les lèvres latéralement et vers le haut, comme lors du rire ou d'un sourire.

Le muscle grand zygomatique est innervé par les branches buccale et zygomatique du nerf facial (nerf crânien VII).

Muscle abaisseur de la lèvre inférieure (*depressor labii inferioris muscle*)

L'abaisseur de la lèvre inférieure a son origine sur la ligne oblique externe de la mandibule. Il se dirige supérieurement et vers la ligne médiane pour s'insérer dans le modiolus et dans la partie inférieure de l'orbiculaire de la bouche. Son action est d'abaisser la lèvre inférieure pendant la mastication et peut aussi contribuer à certaines expressions faciales comme la tristesse et le chagrin.

Le muscle abaisseur de la lèvre inférieure est innervé par la branche mandibulaire du nerf facial (nerf crânien VII).

Les trois muscles verticaux (voir figures 3.15 et 3.16)

Muscle mentonnier ou muscle de la houppe du menton (*mentalis muscle*)

Le mentonnier provient de la surface antérieure du corps de la mandibule et s'insère sur la peau du menton, sur la portion inférieure de l'orbiculaire de la bouche et sur le modiolus. Son action relève, avance et renverse la lèvre inférieure, et peut aussi froisser le menton.

Le muscle mentonnier est innervé par la branche mandibulaire du nerf facial (nerf crânien VII).

Muscle élévateur de l'angle de la bouche ou muscle canin (*levator anguli oris muscle or caninus*)

L'élévateur de l'angle de la bouche prend son origine dans la fosse canine de l'os maxillaire et s'insère dans le modiolus et dans la portion supérieure de l'orbiculaire de la bouche. Comme son nom l'indique, son action soulève l'angle de la bouche et, avec le grand zygomatique, il tire les lèvres latéralement et vers le haut, et approfondit le sillon nasolabial comme dans le rire ou le sourire.

Le muscle élévateur de l'angle de la bouche est innervé par les branches zygomatique et buccale du nerf facial (nerf crânien VII).

Muscle abaisseur de l'angle de la bouche ou triangulaire des lèvres (*depressor anguli oris muscle*)

L'abaisseur de l'angle de la bouche couvre partiellement et est situé latéralement à l'abaisseur de la lèvre inférieure. Il est plus superficiel que le peaucier du cou. Il provient de la ligne oblique externe de la mandibule et se dirige vers le haut pour s'insérer dans le modiolus et dans la portion inférieure de l'orbiculaire de la bouche. Il est en continuité avec l'élévateur de l'angle de la bouche et avec le peaucier du cou. Son action est d'abaisser l'angle de la bouche, comme dans l'expression de tristesse.

Le muscle abaisseur de l'angle de la bouche est innervé par les branches mandibulaire et buccale du nerf facial (nerf crânien VII).

Muscle du cou

Muscle platysma ou peaucier du cou (*platysma muscle*) (voir figure 3.16)

Le platysma est un muscle très mince, plat et large. Il couvre la plupart des surfaces antérieures et latérales du cou. Son extension est très variable. Il est plus profond que l'abaisseur de l'angle de la bouche. Chez la plupart des gens, il s'étend jusqu'aux joues, aux muscles de la bouche et aux modiolus. Cependant, chez certains individus, il peut s'étendre encore plus loin, jusqu'aux muscles entourant les yeux. Lorsque ce muscle se contracte, il augmente la largeur du cou et tire la peau de celui-ci vers le haut. Cette contraction pourrait d'ailleurs faciliter le drainage des vaisseaux sanguins avoisinants. De plus, ce muscle pourrait avoir un rôle à jouer dans le mouvement vers le bas de la lèvre inférieure et de la mâchoire.

Le muscle platysma est innervé par la branche cervicale du nerf facial (nerf crânien VII).

Muscles de la langue

D'un point de vue fonctionnel, la langue peut être divisée en cinq parties (voir figure 3.11) :

- le corps (*body*), qui constitue la masse majeure de la langue ;
- la racine (*root*), la portion postérieure qui forme la limite antérieure de la cavité pharyngée ;
- le dos (*dorsum*), la surface dorsale de la langue ;
- le plat (*blade*), la partie antérieure de la langue, située juste derrière l'apex et sous la crête alvéolaire du maxillaire ;
- l'apex (*apex*), qui est le bout ou la portion la plus antérieure de la langue.

Ces parties sont particulièrement importantes pour les actions de la langue pendant la production des sons de la parole et pendant la déglutition.

La langue est constituée et contrôlée par les deux groupes de muscles suivants :

1. les muscles intrinsèques, dont l'origine et l'insertion sont à l'intérieur de la langue ;
2. les muscles extrinsèques, dont l'origine est à l'extérieur de la langue et l'insertion dans la langue.

Muscles intrinsèques (figure 3.17)

Les muscles intrinsèques forment un ensemble complexe de fibres musculaires entrelacées. Cet arrangement complexe rend possible les ajustements précis dans la forme et la position de la langue. Il y a quatre muscles intrinsèques :

1. le muscle longitudinal supérieur (*superior longitudinal muscle*) ;
2. le muscle longitudinal inférieur (*inferior longitudinal muscle*) ;
3. le muscle transverse (*transverse muscle*) ;
4. le muscle vertical (*vertical muscle*).

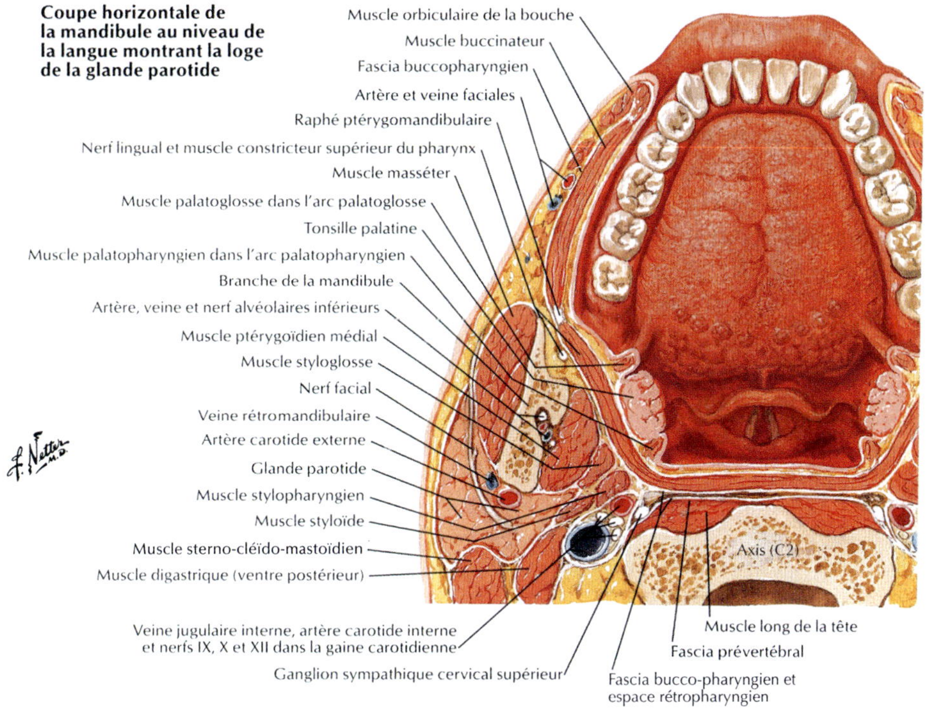

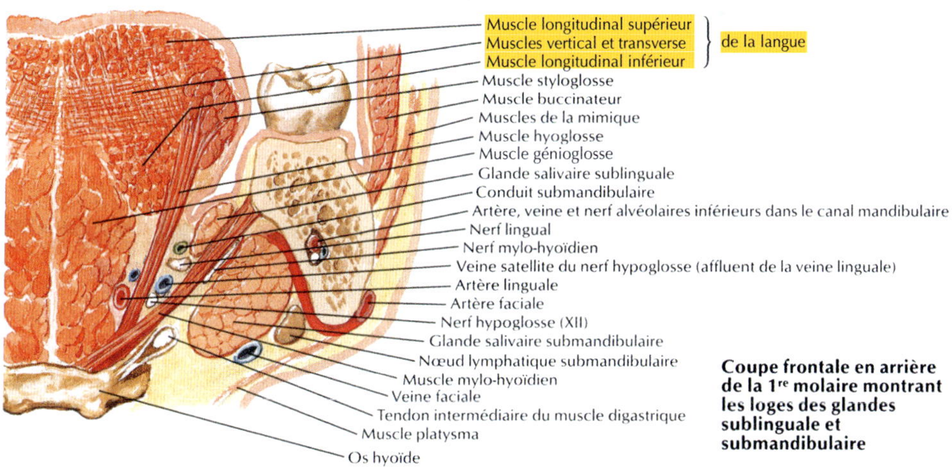

FIGURE 3.17. **Vue supérieure et section frontale de la langue.**
Source : Netter illustration used with permission of Elsevier Inc. All rights reserved.

Muscles extrinsèques (figure 3.18)

Les muscles extrinsèques relient la langue aux structures qui l'entourent. Ces muscles permettent à la langue de bouger vers l'avant, l'arrière, le haut, le bas et les côtés. Le nom de chacun des muscles inclut le mot « glosse », qui signifie langue, et un autre terme indiquant l'origine externe.

Les quatre muscles extrinsèques sont les suivants :

1. le muscle palatoglosse ou glossostaphylin (*palatoglossus or glossopalatine muscle*) ;
2. le muscle styloglosse (*styloglossus muscle*) ;
3. le muscle hyoglosse (*hyoglossus muscle*) ;
4. le muscle génioglosse (*genioglossus muscle*).

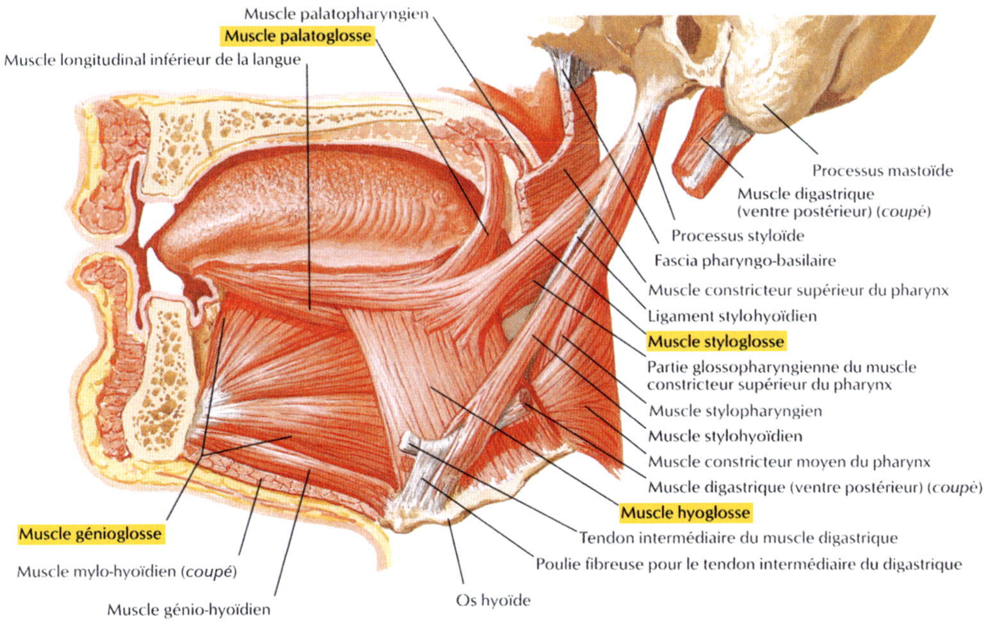

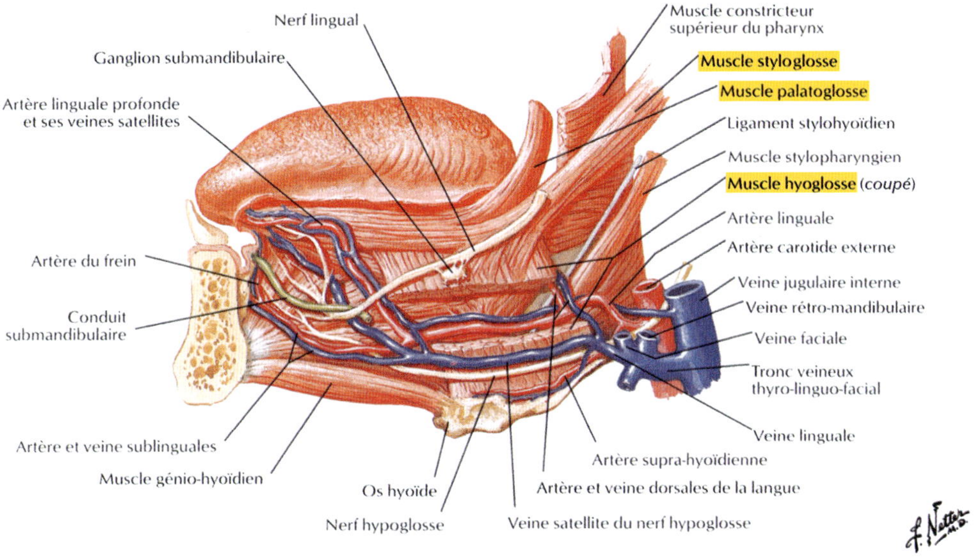

FIGURE 3.18. **Vue latérale de la langue et muscles associés.**
Source : Netter illustration used with permission of Elsevier Inc. All rights reserved.

Muscles de la mastication

La mastication est le processus de préparation de la nourriture en vue de la déglutition. Elle nécessite des mouvements complexes et coordonnés de la mâchoire, des lèvres, des joues et de la langue. L'origine des muscles de la mâchoire, souvent appelés muscles de la mastication, se trouve généralement sur le crâne, et leur insertion est sur la mandibule, la portion mobile de l'articulation temporomandibulaire. De toute évidence, les mouvements de la mâchoire sont aussi importants pour la parole, et en raison d'une liaison biomécanique avec les lèvres et la langue, ils influencent l'activité de ceux-ci. Les muscles de la mâchoire peuvent généralement être divisés en muscles d'ouverture et de fermeture de la mâchoire (ou en abaisseurs et élévateurs de la mandibule), respectivement.

Articulation temporomandibulaire (*temporomandibular joint*) (figure 3.19)

L'articulation temporomandibulaire est une articulation synoviale entre l'apophyse condylaire de la mandibule et la partie antérieure de la fosse mandibulaire (cavité glénoïde) de l'os temporal. Les faces articulaires de ces deux structures sont couvertes de cartilage fibreux et sont séparées par un disque articulaire cartilagineux auquel elles sont reliées. Une capsule articulaire fibreuse entoure ces structures et s'épaissit latéralement pour former le ligament temporomandibulaire (ligament latéral, ligament latéral externe) (*temporomandibular or lateral ligament*). Ce ligament s'étend de la mandibule jusqu'au tubercule articulaire et à l'apophyse zygomatique de l'os temporal. Deux autres ligaments, le ligament stylomandibulaire (*stylomandibular ligament*) et le ligament sphénomandibulaire (*sphenomandibular ligament*), tous deux situés médialement, peuvent apporter un support additionnel.

Deux mouvements sont associés à l'articulation temporomandibulaire :

1. la translation est un mouvement de glissement qui peut être bilatéral (mouvement avant-arrière de la mâchoire) ou unilatéral (la mandibule bouge d'un côté à l'autre) ;
2. la rotation est un mouvement de charnière autour d'un axe horizontal imaginaire entre les apophyses condylaires des deux côtés de la mandibule.

La mastication et la parole impliquent une combinaison de ces deux types de mouvement, les trajectoires particulières des mouvements étant influencées par la nature du bol alimentaire et le moment dans la séquence de mastication (de l'ingestion de la nourriture jusqu'à la déglutition), ainsi que par les sons de la parole produits et leur environnement phonétique. De plus, il y a une variabilité interindividuelle autant pour les mouvements de la mastication que pour ceux de la parole.

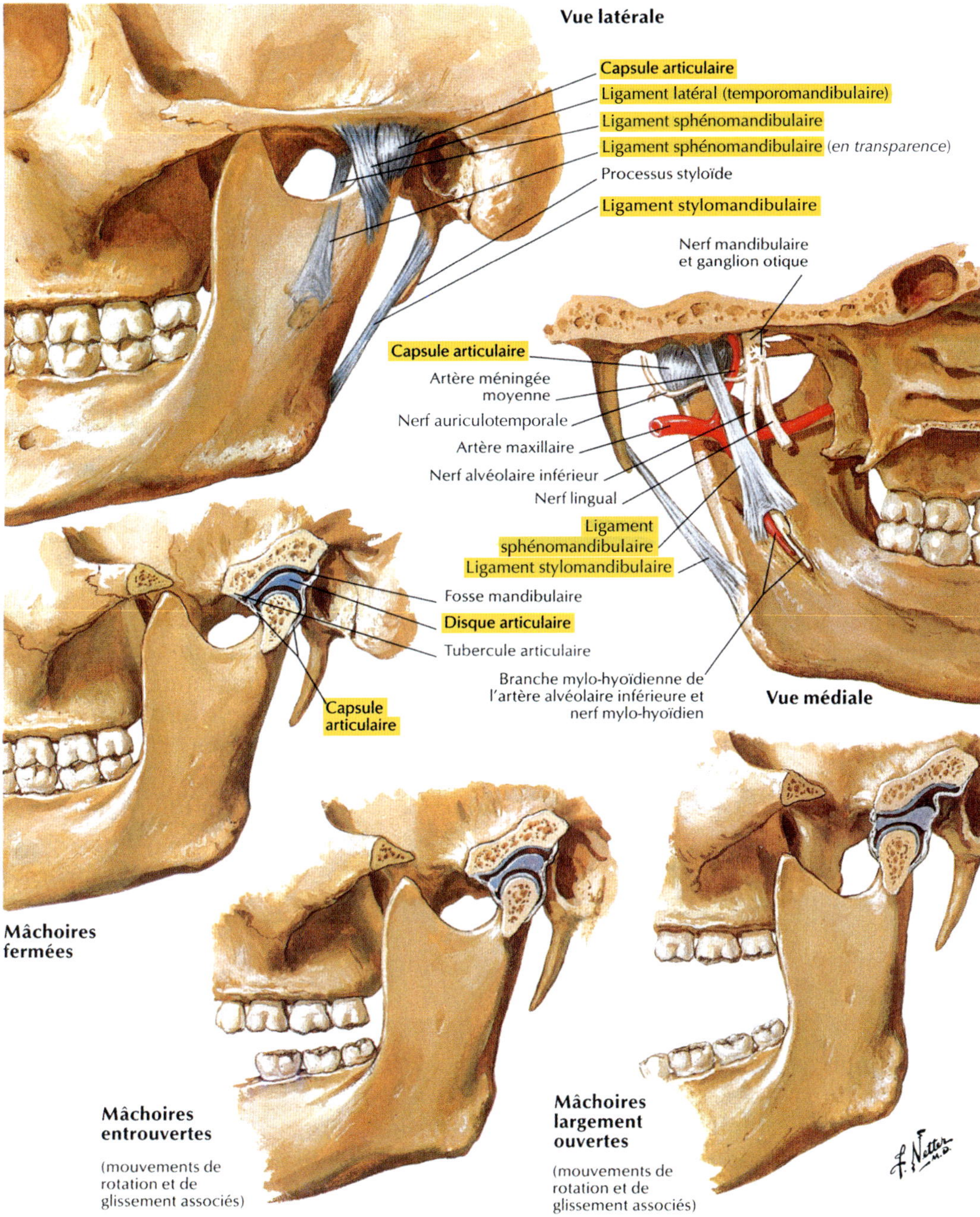

FIGURE 3.19. **L'articulation temporomandibulaire.**
Source : Netter illustration used with permission of Elsevier Inc. All rights reserved.

Les trois muscles de fermeture de la mâchoire (élévateurs de la mandibule) (figure 3.20 ; voir également figure 3.15)

Muscle masséter (*masseter muscle*)

Le muscle masséter comprend deux groupes de fibres : des fibres superficielles et des fibres profondes. Il a son origine sur l'apophyse zygomatique du maxillaire et sur l'arcade zygomatique. Ses fibres s'étendent inférieurement pour s'insérer sur la surface externe de l'angle et sur la branche montante de la mandibule. Certaines fibres s'insèrent aussi sur l'apophyse coronoïde. La contraction du masséter permet d'élever la mandibule. La contraction des fibres superficielles peut contribuer à avancer la mandibule (protrusion de la mandibule) et la contraction des fibres profondes à la rétraction de la mandibule.

Le muscle masséter est innervé par le nerf massétérique de la division mandibulaire du nerf trijumeau (nerf crânien V).

Muscle temporal (*temporalis muscle*)

Le muscle temporal est composé de trois portions : antérieure, moyenne et postérieure. Il provient de la fosse temporale des os frontal, pariétal, temporal et sphénoïde. Ses fibres convergent sous l'arcade zygomatique pour former un tendon qui s'insère sur l'apophyse coronoïde et sur le bord antérieur de la branche montante de la mandibule. La contraction des portions antérieure et moyenne du temporal, composées de fibres dont l'alignement est vertical, soulève la mandibule. La contraction de la portion postérieure, composée de fibres plus horizontales, peut soulever la mandibule et la tirer vers l'arrière (élévation et rétraction de la mandibule). Une contraction unilatérale de ces fibres peut contribuer au mouvement latéral de la mâchoire.

Le muscle temporal est innervé par le nerf temporal profond de la division mandibulaire du nerf trijumeau (nerf crânien V).

Muscle ptérygoïdien médial ou interne (*medial or internal pterygoid muscle*)

Le muscle ptérygoïdien médial provient majoritairement de la surface médiale de la lame ptérygoïdienne latérale de l'os sphénoïde. Un petit groupe de fibres a son origine sur la tubérosité maxillaire et l'apophyse pyramidale de l'os palatin. Les fibres se dirigent inférieurement, postérieurement et latéralement pour s'insérer sur la surface interne de l'angle et la branche montante de la mandibule. Ce muscle forme, avec le masséter, une écharpe entourant l'angle de la mandibule et il contribue, avec le masséter et le temporal, à soulever la mandibule. Il agit en synergie avec le muscle ptérygoïdien latéral (ou externe) et le masséter pour avancer la mandibule (protrusion de la mandibule). La contraction unilatérale de ce muscle entraîne un mouvement latéral de la mandibule vers le côté opposé. Cette action permet le mouvement de broyage lors de la mastication.

Le muscle ptérygoïdien médial est innervé par le nerf ptérygoïdien médial de la division mandibulaire du nerf trijumeau (nerf crânien V).

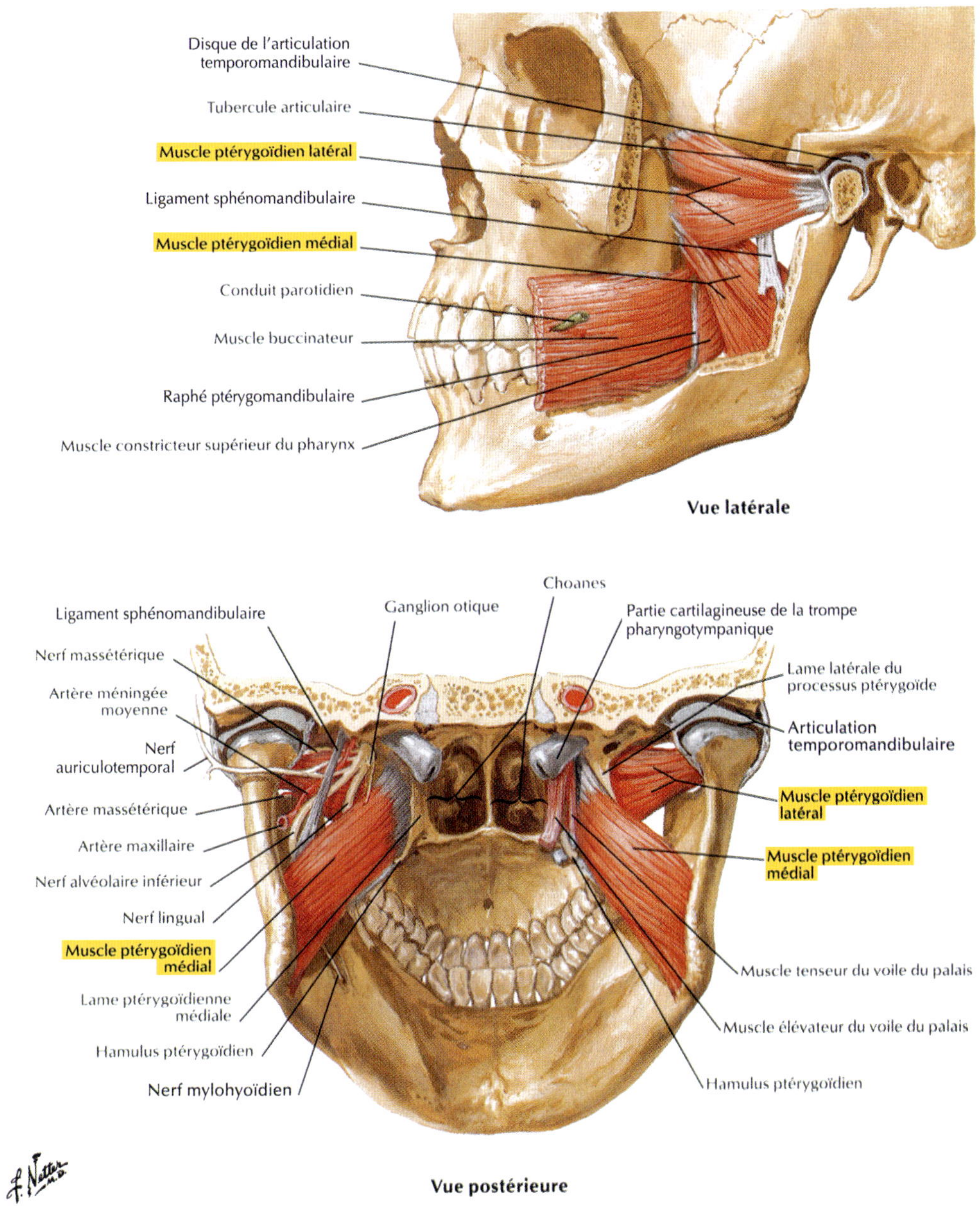

FIGURE 3.20. **Vues latérale et postérieure des muscles de la mastication.**
Source : Netter illustration used with permission of Elsevier Inc.

Les quatre muscles d'ouverture de la mâchoire (abaisseurs de la mandibule) (figures 3.21 et 3.22 ; voir également figure 3.20)

Muscle ptérygoïdien latéral ou externe (*lateral or external pterygoid muscle*)

Le muscle ptérygoïdien latéral a deux têtes. La partie supérieure provient de la fosse de la grande aile de l'os sphénoïde, et la partie inférieure de la surface externe de la lame ptérygoïdienne latérale de l'os sphénoïde. Ses fibres se dirigent horizontalement et s'insèrent sur le disque articulaire de l'articulation temporomandibulaire et sur l'apophyse condylaire de la mandibule. La portion supérieure de ce muscle est coactivée avec les muscles de fermeture de la mâchoire pendant la mastication. La contraction bilatérale de la portion inférieure fait avancer la mandibule (protrusion). La contraction unilatérale de la portion inférieure produit un mouvement latéral de la mandibule vers le côté opposé.

Le muscle ptérygoïdien latéral est innervé par le tronc antérieur de la division mandibulaire du nerf trijumeau (nerf crânien V).

Muscle digastrique (*digastric muscle*)

Le muscle digastrique est souvent classifié comme un muscle supra-hyoïdien. Anatomiquement, ce muscle comprend un ventre postérieur et un ventre antérieur (d'où son nom), qui sont liés par un tendon central. Ce tendon central est attaché à l'os hyoïde par le tendon intermédiaire du digastrique, qui a la forme d'une boucle. Lorsque la mandibule est fixée par d'autres muscles, la contraction musculaire du digastrique peut contribuer à l'élévation de l'os hyoïde. Si l'os hyoïde est fixé par les muscles infra-hyoïdiens, la contraction du digastrique agit comme un muscle d'ouverture de la mâchoire.

Le ventre postérieur du digastrique est innervé par la branche digastrique du nerf facial (nerf crânien VII) et le ventre antérieur est innervé par la branche mylo-hyoïdienne du nerf alvéolaire inférieur de la division mandibulaire du nerf trijumeau (nerf crânien V).

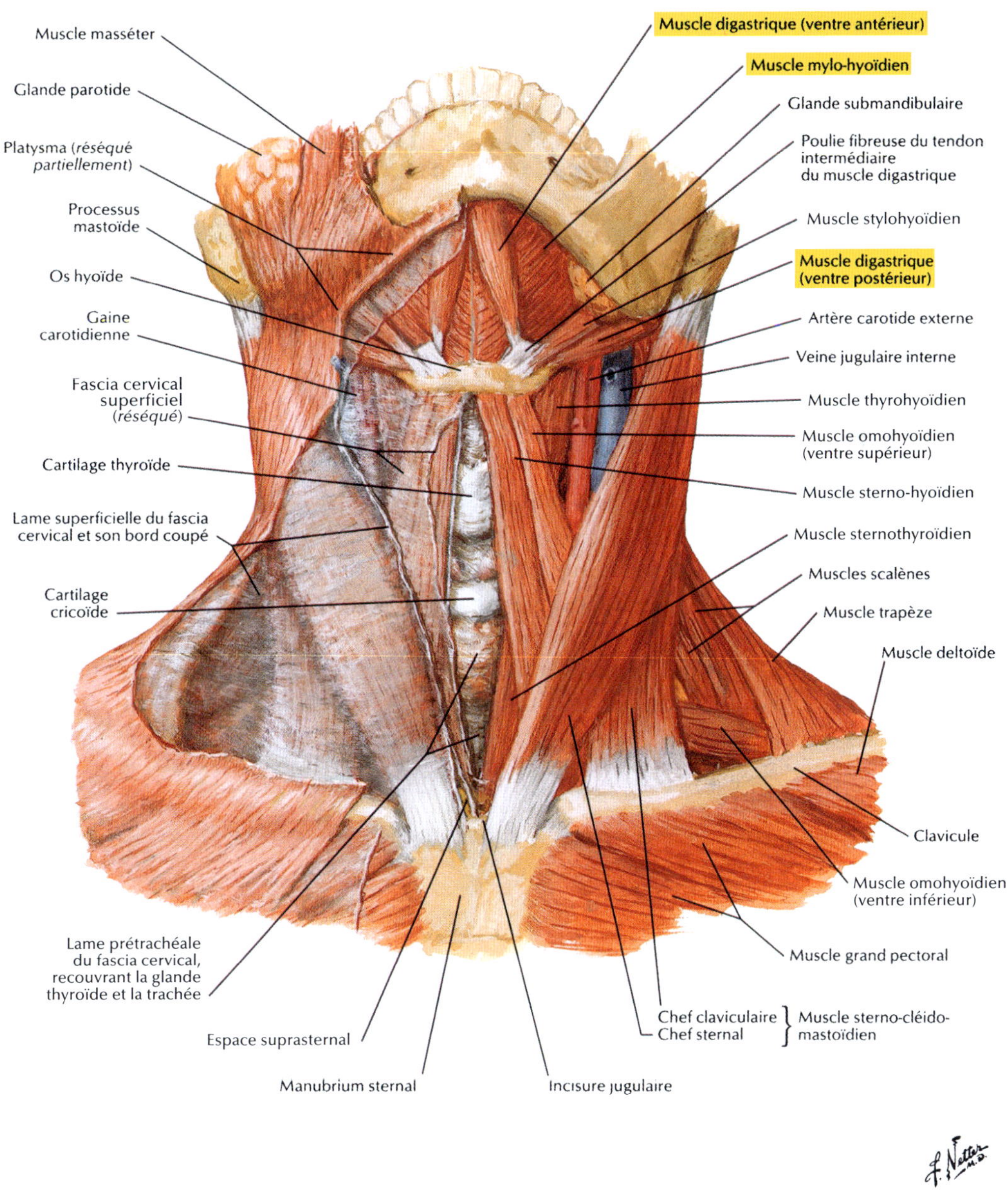

FIGURE 3.21. **Vue antérieure du cou.**
Noter le muscle digastrique et le muscle mylo-hyoïdien, deux muscles abaisseurs de la mandibule.
Source : Netter illustration used with permission of Elsevier Inc. All rights reserved.

Muscle mylo-hyoïdien (*mylohyoid muscle*)

Le muscle mylo-hyoïdien provient de la ligne mylo-hyoïdienne (ligne oblique interne) de la mandibule. Ses fibres antérieures et moyennes s'insèrent dans le raphé médian, rejoignant les fibres musculaires du côté opposé. Ses fibres postérieures s'insèrent sur l'os hyoïde. Ce muscle en forme d'éventail contribue au plancher musculaire de la bouche. Sa contraction élève l'os hyoïde et le plancher de la bouche (ou stabilise le plancher de la bouche). Il peut aussi contribuer à l'ouverture de la mâchoire lorsque l'os hyoïde est immobilisé.

Le muscle mylo-hyoïdien est innervé par la branche mylo-hyoïdienne du nerf alvéolaire inférieur de la division mandibulaire du nerf trijumeau (nerf crânien V).

Muscle génio-hyoïdien (*geniohyoid muscle*)

Le muscle génio-hyoïdien s'étend de la surface interne de la mandibule (épine mentonnière inférieure) jusqu'à l'os hyoïde. Deux ventres sont situés de chaque côté de la ligne médiane, presque parallèlement aux ventres antérieurs du digastrique, qui sont inférieurs. La contraction des muscles mylo-hyoïdien et génio-hyoïdien peut rétracter la mâchoire. Leur contraction contribue également à l'ouverture de la mâchoire si l'os hyoïde est stabilisé.

Le muscle génio-hyoïdien est innervé par le premier nerf spinal cervical (C1), dont les fibres voyagent avec celles du nerf hypoglosse (nerf crânien XII).

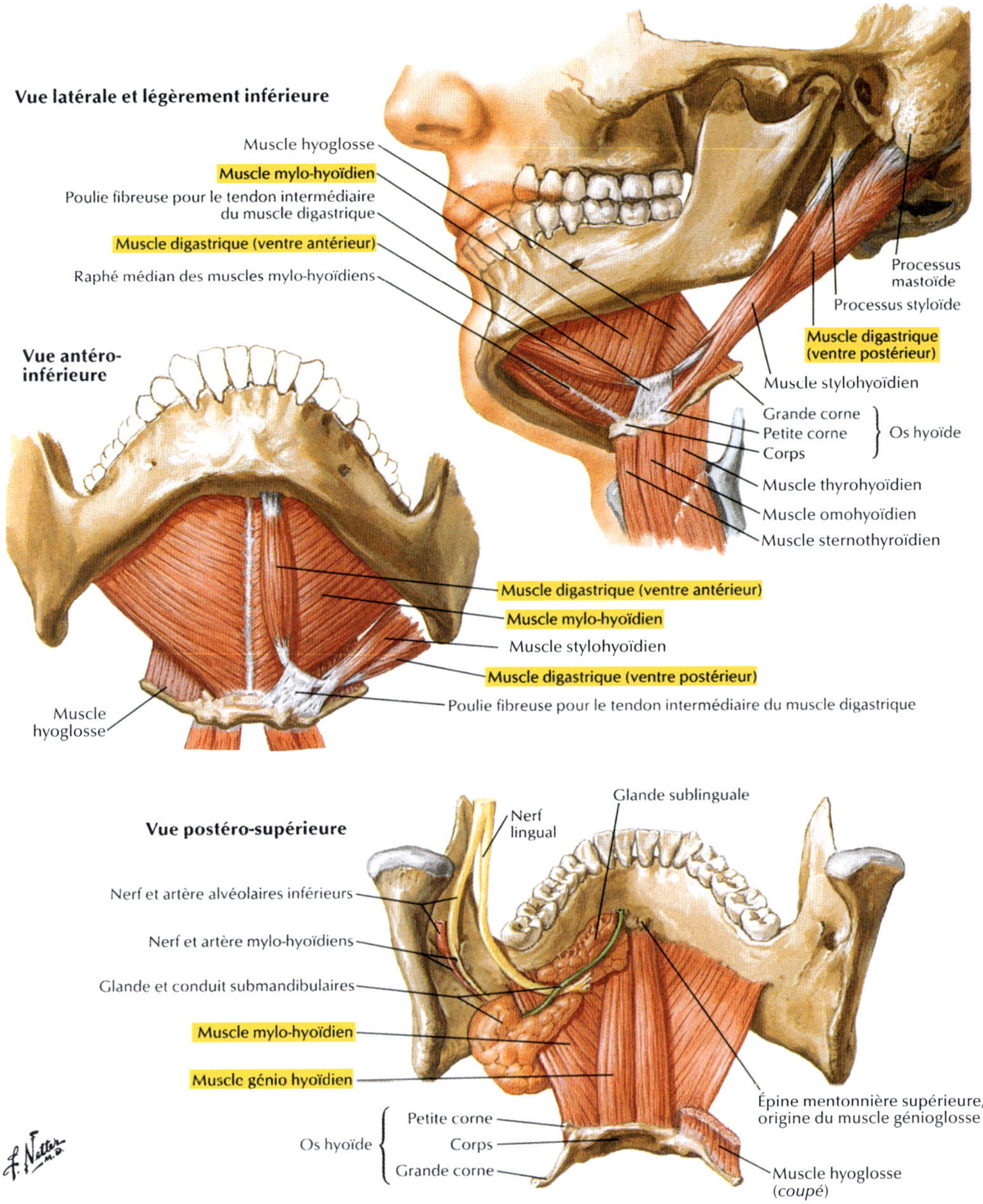

FIGURE 3.22. **Le plancher de la bouche et trois muscles qui contribuent à l'ouverture de la mâchoire : (1) le digastrique, (2) le mylo-hyoïdien et (3) le génio-hyoïdien.**

Muscles du palais mou

Le palais mou, ou voile du palais, est une extension postérieure du palais dur. Il est formé principalement de cinq muscles : l'élévateur du voile du palais, le tenseur du voile du palais, le palatoglosse, le palatopharyngien et le muscle uvulaire. Le seul muscle intrinsèque du palais mou est le muscle uvulaire ; tous les autres muscles ont un attachement à l'extérieur du palais.

Muscle élévateur du voile du palais ou péristaphylin interne (*levator veli palatini muscle*) (figure 3.23 ; voir également figure 3.25)

L'élévateur du voile du palais est un muscle élévateur du palais mou. Ses fibres ont leur origine sur la portion pétreuse de l'os temporal et sur la partie inférieure du cartilage de la trompe pharyngotympanique. Elles se dirigent ensuite vers le bas et vers la ligne médiane pour s'insérer dans le raphé palatin (aponévrose palatine) du palais mou. La contraction de ce muscle tire le palais mou vers le mur postérieur du pharynx. L'idée selon laquelle l'action de ce muscle contribuerait à dilater l'ouverture de la trompe pharyngotympanique pour la ventilation de l'oreille moyenne est controversée.

Le muscle élévateur du voile du palais est innervé par la branche pharyngienne du nerf vague (nerf crânien X) via le plexus pharyngien.

Muscle tenseur du voile du palais ou péristaphylin externe (*tensor veli palatini muscle*) (figure 3.23)

Le tenseur du voile du palais a trois origines : la fosse scaphoïde de la lame ptérygoïdienne médiale, l'épine du sphénoïde et les parois latérales cartilagineuses de la trompe pharyngotympanique. Les fibres se dirigent antérieurement et vers le bas pour se joindre au tendon entourant l'hamulus, puis s'insèrent dans le raphé palatin (aponévrose palatine) ainsi que dans les lames horizontales de l'os palatin. L'action principale de ce muscle est de dilater la trompe pharyngotympanique ; il peut aussi servir à tendre le palais.

Le muscle tenseur du voile du palais est innervé par le nerf ptérygoïdien médial de la division mandibulaire du nerf trijumeau (nerf crânien V).

Muscle palatoglosse ou glossostaphylin (*palatoglossus or glossopalatine muscle*) (figure 3.23)

Le palatoglosse a son origine dans la surface inférieure du raphé palatin (aponévrose palatine). Ses fibres se dirigent inférieurement pour s'insérer sous les côtés de la portion postérieure de la langue, principalement sur les muscles superficiels (situés sous la portion postérieure des côtés de la langue) et sur les muscles transverses. Les fibres musculaires du palatoglosse forment un renflement visible dans la portion postéro-latérale de la cavité orale nommé arc palatoglosse ou piliers

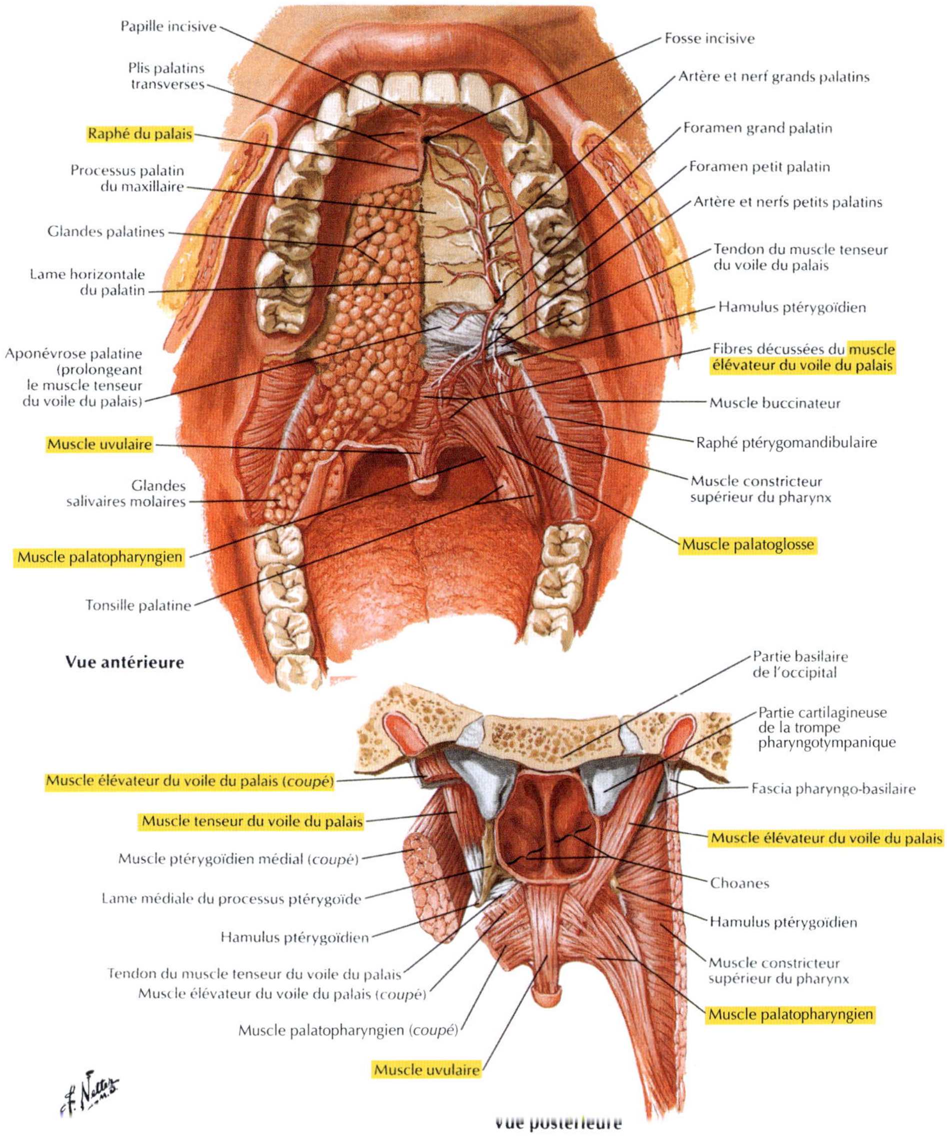

FIGURE 3.23. **Le palais mou et les structures associées.**
Source : Netter illustration used with permission of Elsevier Inc. All rights reserved.

antérieurs. La contraction de ce muscle peut soit abaisser le palais mou, soit élever la langue lorsque le palais mou est fixé. Ce muscle rapproche les piliers antérieurs.

Le muscle palatoglosse est innervé par la branche pharyngienne du nerf vague (nerf crânien X) via le plexus pharyngien.

Muscle palatopharyngien ou pharyngostaphylin (*palatopharyngeus muscle*) (voir figures 3.23 et 3.25)

Le palatopharyngien provient de l'aponévrose palatine (raphé palatin). Ses fibres forment un renflement visible sur les deux murs latéraux de l'oropharynx nommé arc palatopharyngien ou piliers postérieurs. Ses fibres se dirigent inférieurement avec les fibres musculaires du stylopharyngien. Le palatopharyngien s'insère sur le bord postérieur du cartilage thyroïde et sur la portion inférieure du pharynx. La contraction de ce muscle a pour effet d'abaisser le palais mou, d'élever et de resserrer le pharynx, et d'élever le larynx. Ce muscle rapproche les piliers postérieurs.

Le muscle palatopharyngien est innervé par la branche pharyngienne du nerf vague (nerf crânien X) via le plexus pharyngien.

Muscle uvulaire ou de l'uvule (*uvular muscle or musculus uvulae*) (voir figure 3.23)

Le muscle uvulaire a son origine dans l'épine nasale postérieure et le raphé palatin (aponévrose palatine), et s'insère dans la muqueuse de l'uvule (luette). La fonction de ce muscle n'est pas bien comprise. Cependant, on suppose qu'il pourrait avoir un rôle à jouer dans l'élévation du palais mou. L'uvule est un point de repère important dans l'examen clinique de la cavité orale parce que son orientation et sa forme peuvent refléter des anomalies du palais mou et du palais dur.

Le muscle uvulaire est innervé par la branche pharyngienne du nerf vague (nerf crânien X) via le plexus pharyngien.

Muscles du pharynx

Muscle constricteur supérieur du pharynx (*superior pharyngeal constrictor muscle*) (figures 3.24 et 3.25)

Le constricteur supérieur du pharynx forme un tube débutant au niveau du raphé ptérygomandibulaire. Ses fibres se projettent vers l'arrière de façon circulaire pour s'insérer dans le raphé pharyngien médian. Ce muscle forme les côtés et l'arrière du nasopharynx, de même qu'une partie du mur postérieur de l'oropharynx. La contraction de ce muscle tire le mur postérieur du pharynx vers l'avant et les murs latéraux du pharynx vers la ligne médiane, ce qui réduit le diamètre du pharynx lors de la déglutition et contribue à la pression de constriction (propulsion) appliquée au bol alimentaire. Le constricteur supérieur du pharynx contribue aussi à la tonicité pharyngée et joue un rôle dans la fermeture vélo-pharyngée, qui sera abordée en détail dans la section suivante (voir Mécanisme vélo-pharyngé [p. 168]).

Le muscle constricteur supérieur du pharynx est innervé par la branche pharyngienne du nerf vague (nerf crânien X) via le plexus pharyngien.

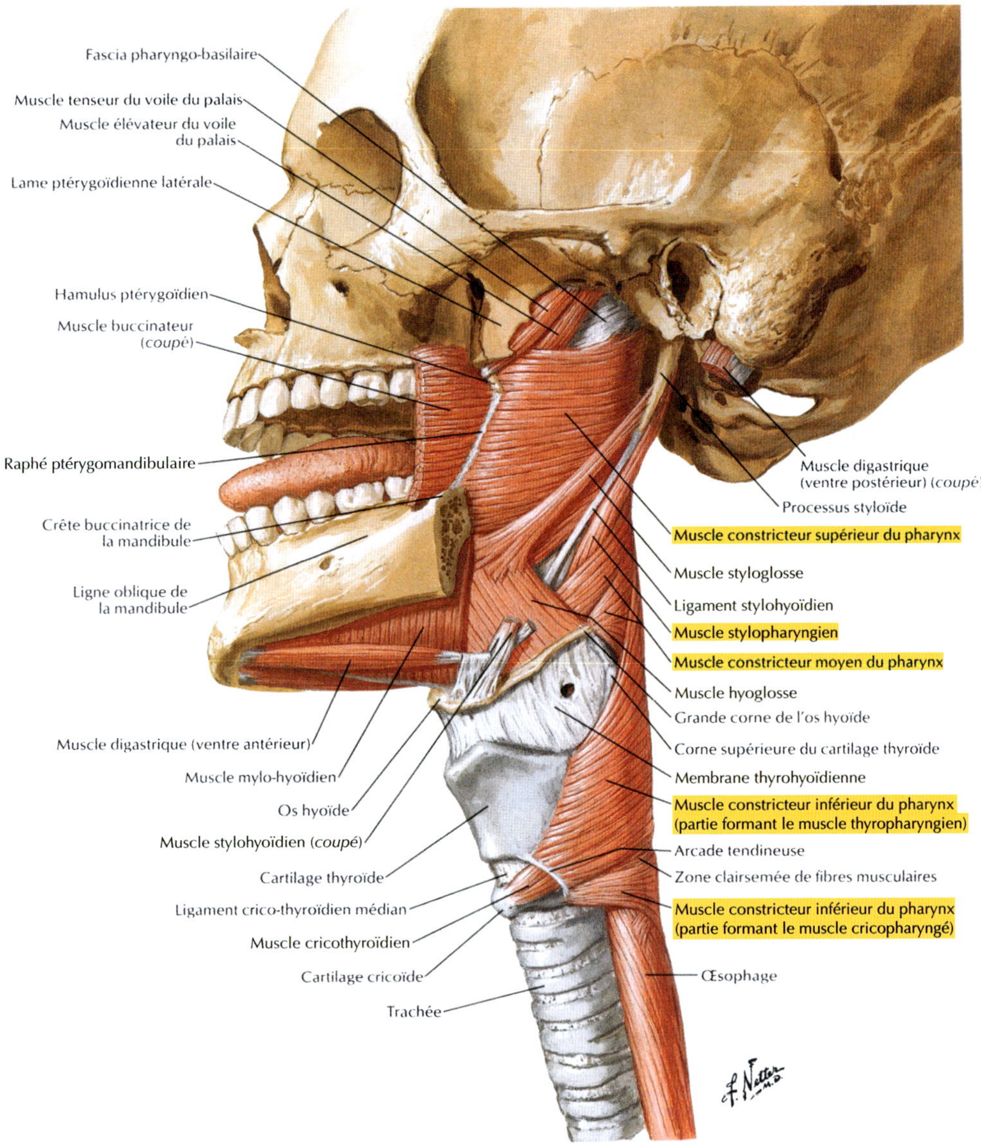

Figure 3.24. **Vue latérale des muscles du pharynx.**
Source : Netter illustration used with permission of Elsevier Inc. All rights reserved.

Muscle constricteur moyen du pharynx (*middle pharyngeal constrictor muscle*) (figure 3.25 ; voir également figure 3.24)

Le constricteur moyen du pharynx a son origine dans les cornes de l'os hyoïde et le ligament stylohyoïdien. Ses fibres se dirigent vers l'arrière de façon circulaire pour s'insérer dans le raphé pharyngien médian. Sa contraction permet de réduire le diamètre du pharynx et contribue ainsi à la pression de constriction (propulsion) appliquée au bol alimentaire. Sa contraction contribue aussi à la tonicité pharyngée.

Le muscle constricteur moyen du pharynx est innervé par la branche pharyngienne du nerf vague (nerf crânien X) via le plexus pharyngien.

Muscle constricteur inférieur du pharynx (*inferior pharyngeal constrictor muscle*) (figure 3.25 ; voir également figure 3.24)

Le constricteur inférieur du pharynx est le muscle constricteur du pharynx qui exerce la plus grande force.

Une partie de ses fibres a pour origine la lame thyroïdienne du cartilage thyroïde et s'insère dans le raphé pharyngien médian pour former le muscle thyropharyngien. La contraction de ce muscle permet de réduire le diamètre de la partie inférieure du pharynx.

Une autre portion du muscle constricteur inférieur du pharynx provient des côtés du cartilage cricoïde pour former le muscle cricopharyngé. Ce dernier mesure approximativement 1 cm et constitue une des composantes principales du segment pharyngo-œsophagien. Une forme myotomisée résiduelle de ce muscle ainsi que le pharynx sont utilisés par les personnes laryngectomisées pour produire la voix œsophagienne. L'air avalé est expulsé contre le segment pharyngo-œsophagien fermé, faisant vibrer ce dernier.

Le muscle constricteur inférieur du pharynx est innervé par la branche pharyngienne du nerf vague (nerf crânien X) via le plexus pharyngien, et aussi par le nerf récurrent laryngé et la branche externe du nerf laryngé supérieur du nerf vague.

Muscle salpingopharyngien (*salpingopharyngeus muscle*) (figure 3.25)

Le muscle salpingopharyngien provient du bord inférieur postérieur du cartilage de la trompe pharyngotympanique et se dirige inférieurement et postérieurement pour s'insérer sur les murs latéraux du pharynx. Ses fibres s'entremêlent avec celles du palatopharyngien. Sa contraction entraîne l'élévation du pharynx lors de la déglutition et peut contribuer à la distorsion du cartilage tubaire de la trompe pharyngotympanique pour permettre l'aération de l'oreille moyenne.

Le muscle salpingopharyngien est innervé par la branche pharyngienne du nerf vague (nerf crânien X) via le plexus pharyngien.

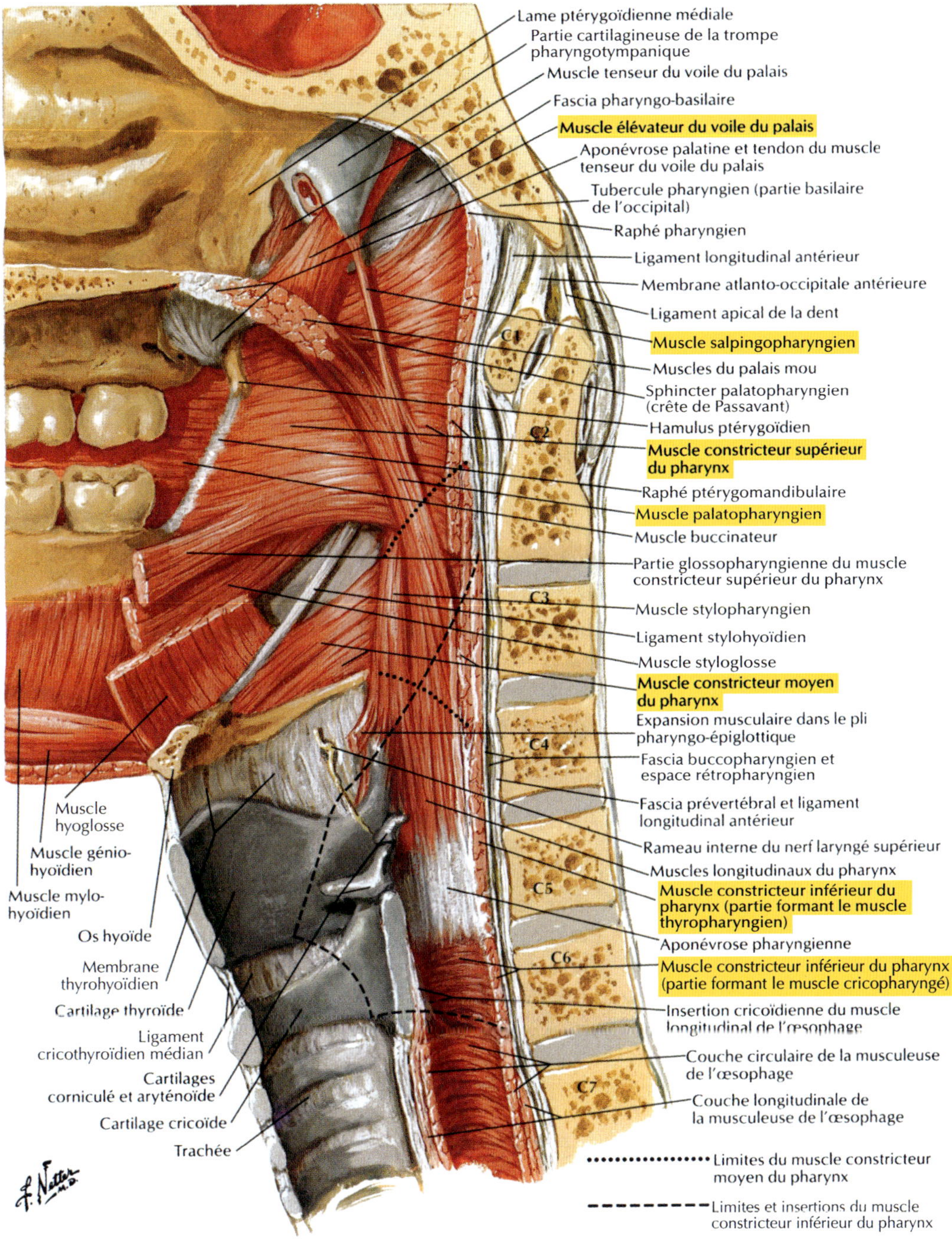

FIGURE 3.25. **Section médiane (sagittale) du pharynx.**
Noter le muscle salpingopharyngien.
Source : Netter illustration used with permission of Elsevier Inc. All rights reserved.

Muscle stylopharyngien (*stylopharyngeus muscle*) (figure 3.26 ; voir également figure 3.24)

Le muscle stylopharyngien constitue un groupe mince de fibres musculaires. Il a son origine sur la base de l'apophyse styloïde de l'os temporal. Il se dirige inférieurement et médialement entre le constricteur supérieur du pharynx et le constricteur moyen du pharynx. Ce muscle s'insère dans la membrane muqueuse du pharynx et sur le cartilage thyroïde. Sa contraction entraîne l'élévation du larynx, de même que l'élévation et l'expansion du pharynx lors de la déglutition.

Le muscle stylopharyngien est innervé par le nerf glossopharyngien (nerf crânien IX).

Mécanisme vélo-pharyngé (*velopharyngeal mechanism*)

Le mécanisme vélo-pharyngé est essentiel pour la parole ainsi que pour la déglutition. Ce mécanisme implique le mouvement de plusieurs structures oropharyngées-articulatoires dans le but de modifier le couplage des cavités orale et nasale. De fait, certains sons de la parole doivent être produits en faisant passer la source de son laryngé par la cavité orale seulement, excluant la cavité nasale (les sons oraux), tandis que d'autres sons sont produits en faisant passer le son laryngé tant par la cavité orale que la cavité nasale (sons nasaux). Le mécanisme vélo-pharyngé sert donc de régulateur au couplage ou découplage de la cavité nasale au reste du tractus vocal. L'élévation et la rétraction du palais mou, ainsi que le mouvement vers la ligne médiane des murs latéraux du nasopharynx et le mouvement antérieur du mur postérieur du pharynx (fermeture vélo-pharyngée) permettent de bloquer la cavité nasale pour la production des sons oraux. Les mouvements opposés vont permettre à la source de son laryngé de passer par la cavité nasale et d'être ainsi modifiée par celle-ci pour créer les sons nasaux.

Le mécanisme vélo-pharyngé est également important pour la protection des voies respiratoires durant la mastication et la déglutition. En effet, la fermeture vélo-pharyngée empêche la nourriture de pénétrer dans la cavité nasale lors du passage du bol alimentaire dans le pharynx. De plus, l'abaissement du palais mou aide à contenir la nourriture et les liquides dans la cavité orale avant leur transport vers le pharynx.

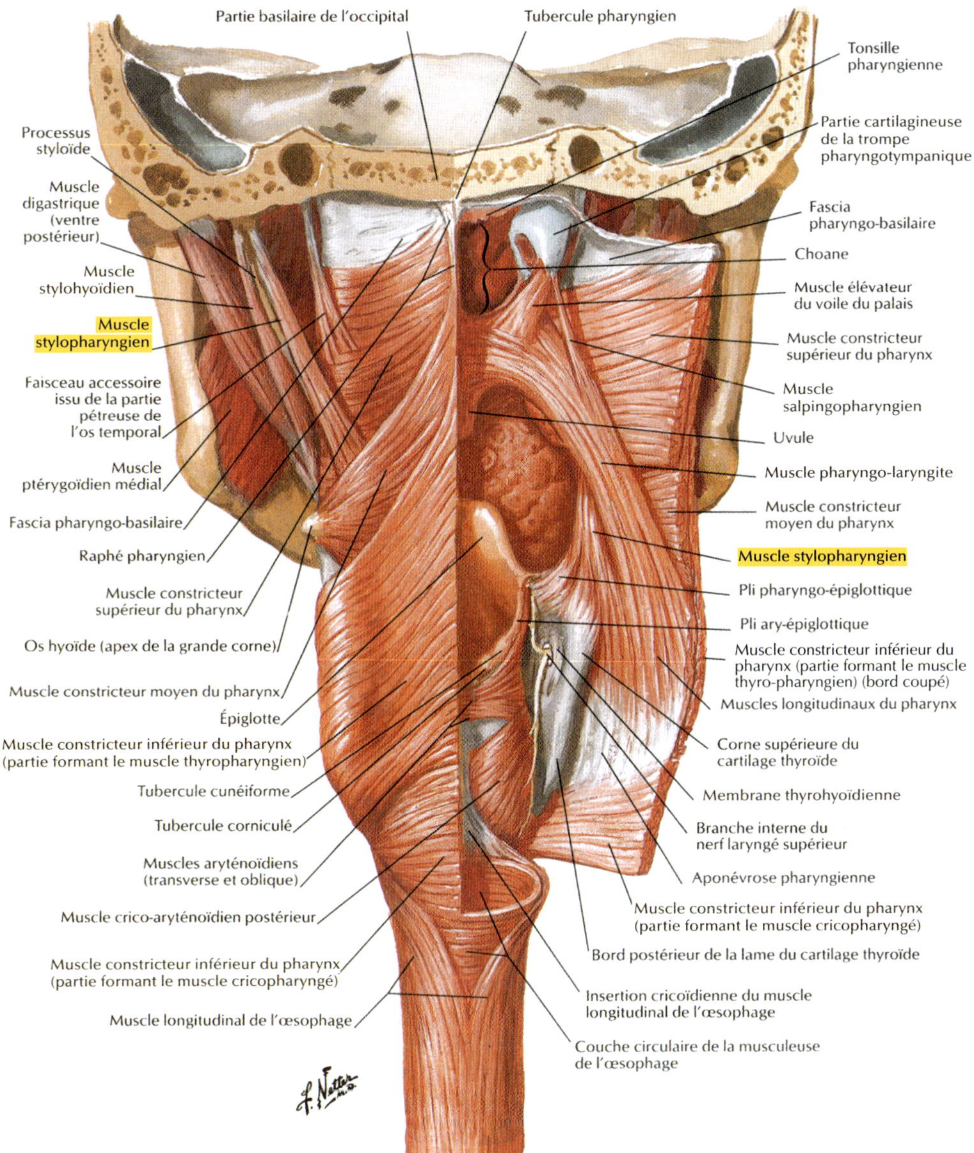

FIGURE 3.26. Une vue postérieure, partiellement en miroir, du pharynx.
Noter le muscle stylopharyngien.

Œsophage (*esophagus*)

L'œsophage est un tube musculaire important, d'une longueur approximative de 25 cm. Il est impliqué dans le transport des solides et des liquides du pharynx jusqu'à l'estomac pendant la déglutition. Il peut être divisé en trois principales sections, soit l'œsophage cervical, l'œsophage thoracique et l'œsophage abdominal. Cette structure complexe est brièvement décrite ici.

Segment pharyngo-œsophagien ou sphincter œsophagien supérieur (*pharyngoesophageal segment or upper esophageal sphincter*) (figures 3.27, 3.28 et 3.29)

Le segment pharyngo-œsophagien est localisé à la jonction du laryngopharynx et de l'œsophage. Il est d'une longueur approximative de 2,5 à 4,5 cm et s'étend de la 4e à la 7e vertèbre cervicale. Le terme *sphincter œsophagien supérieur* est fréquemment utilisé pour désigner cette région anatomique étant donné sa fonction de sphincter à l'entrée de l'œsophage cervical. Les composantes musculaires de ce segment sont le muscle cricopharyngé ainsi que les portions adjacentes du muscle thyropharyngien (portion du muscle constricteur inférieur du pharynx) et de la musculature de l'œsophage cervical. Le segment pharyngo-œsophagien est fermé au repos principalement en raison de la contraction tonique du muscle cricopharyngé, ce qui empêche les reflux gastro-œsophagiens d'atteindre les voies respiratoires et bloque le passage de l'air vers l'estomac. La relaxation du muscle cricopharyngé et l'élévation laryngée à la suite de l'activation des muscles suprahyoïdiens éloignent le cartilage cricoïde du mur postérieur du pharynx et ouvrent le segment pharyngo-œsophagien pour permettre le passage des aliments liquides et solides depuis le pharynx vers l'œsophage pendant la déglutition.

Péristaltisme œsophagien primaire (figures 3.28 et 3.29)

Le péristaltisme est le processus par lequel les liquides ou les solides se déplacent dans l'œsophage par l'effet de contractions musculaires. Il survient à la suite de la contraction pharyngée et de l'ouverture du segment pharyngo-œsophagien. Les contractions du muscle strié œsophagien cervical (fibres circulaires internes et longitudinales externes) sont suivies des contractions du muscle lisse thoracique. Un péristaltisme secondaire peut ensuite dégager les résidus du bol alimentaire.

Sphincter œsophagien inférieur (*lower esophageal sphincter*) (figure 3.27)

Le sphincter œsophagien inférieur est la jonction musculaire entre l'œsophage et l'estomac. Il est fermé par le muscle lisse œsophagien et la portion crurale du diaphragme pour prévenir le reflux gastro-œsophagien. Le sphincter s'ouvre pour laisser passer le bol alimentaire dans et hors de l'œsophage.

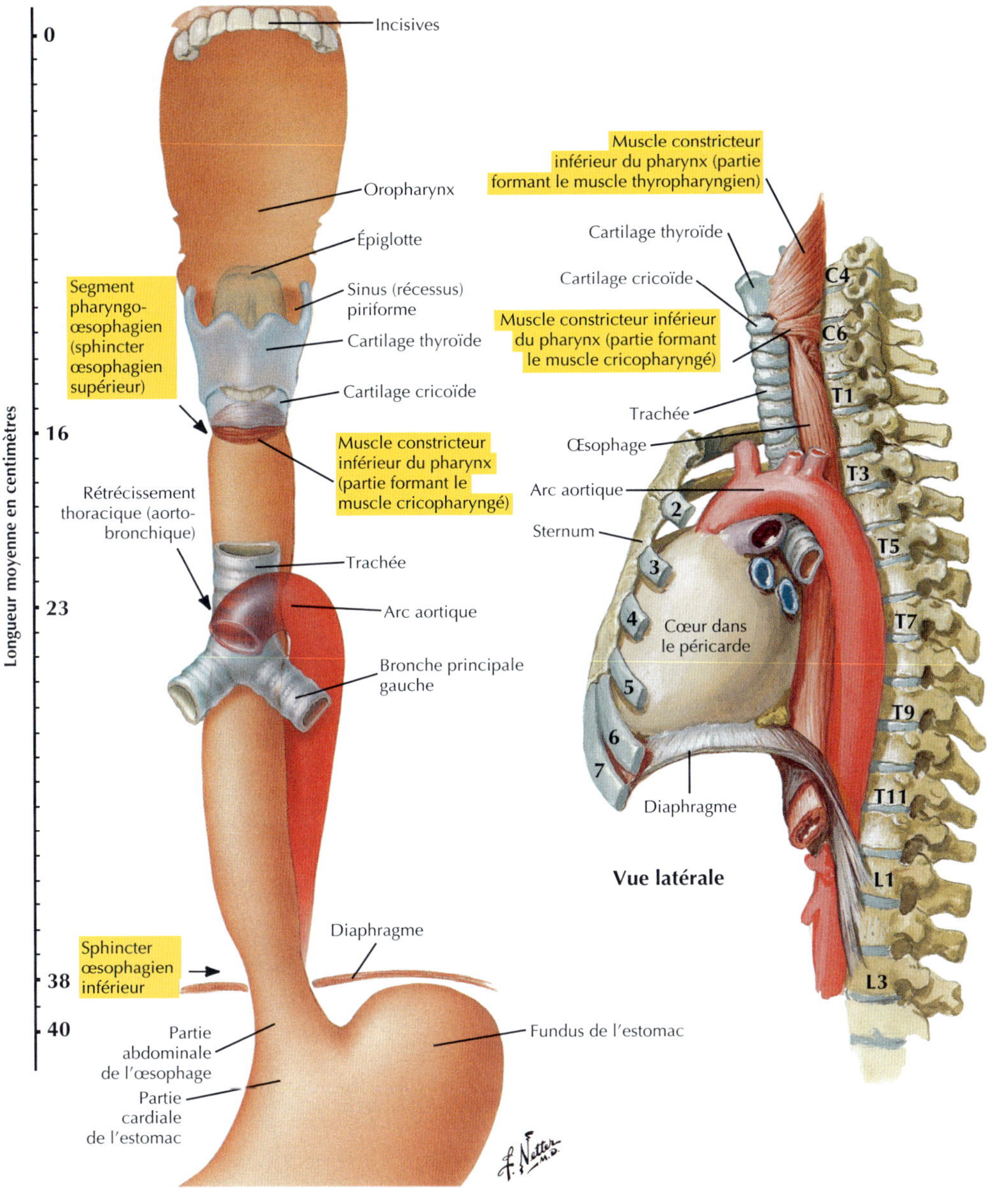

FIGURE 3.27. **Topographie et constrictions de l'œsophage.**
Source : Netter illustration used with permission of Elsevier Inc. All rights reserved.

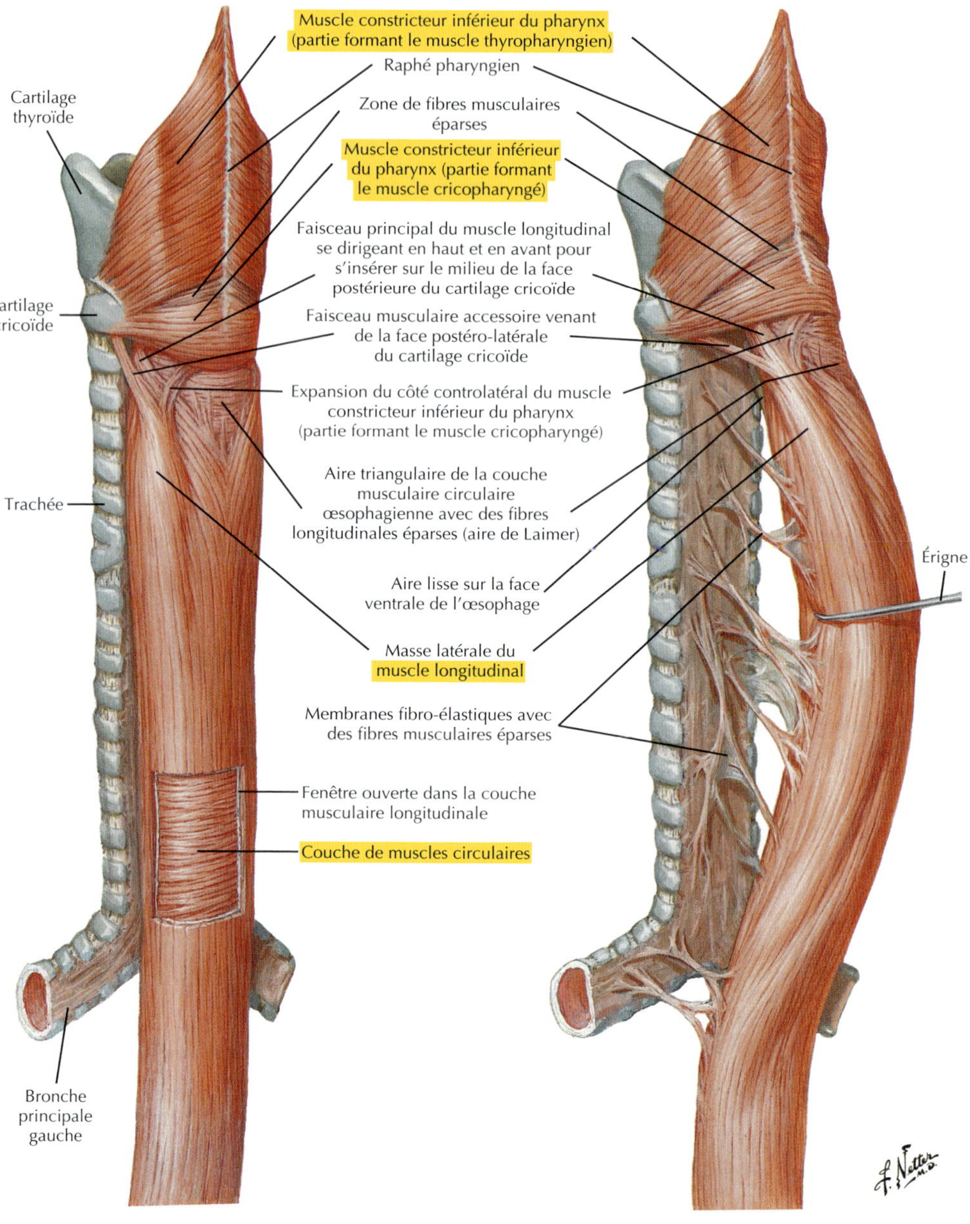

FIGURE 3.28. **Musculature de l'œsophage.**
Source : Netter illustration used with permission of Elsevier Inc. All rights reserved.

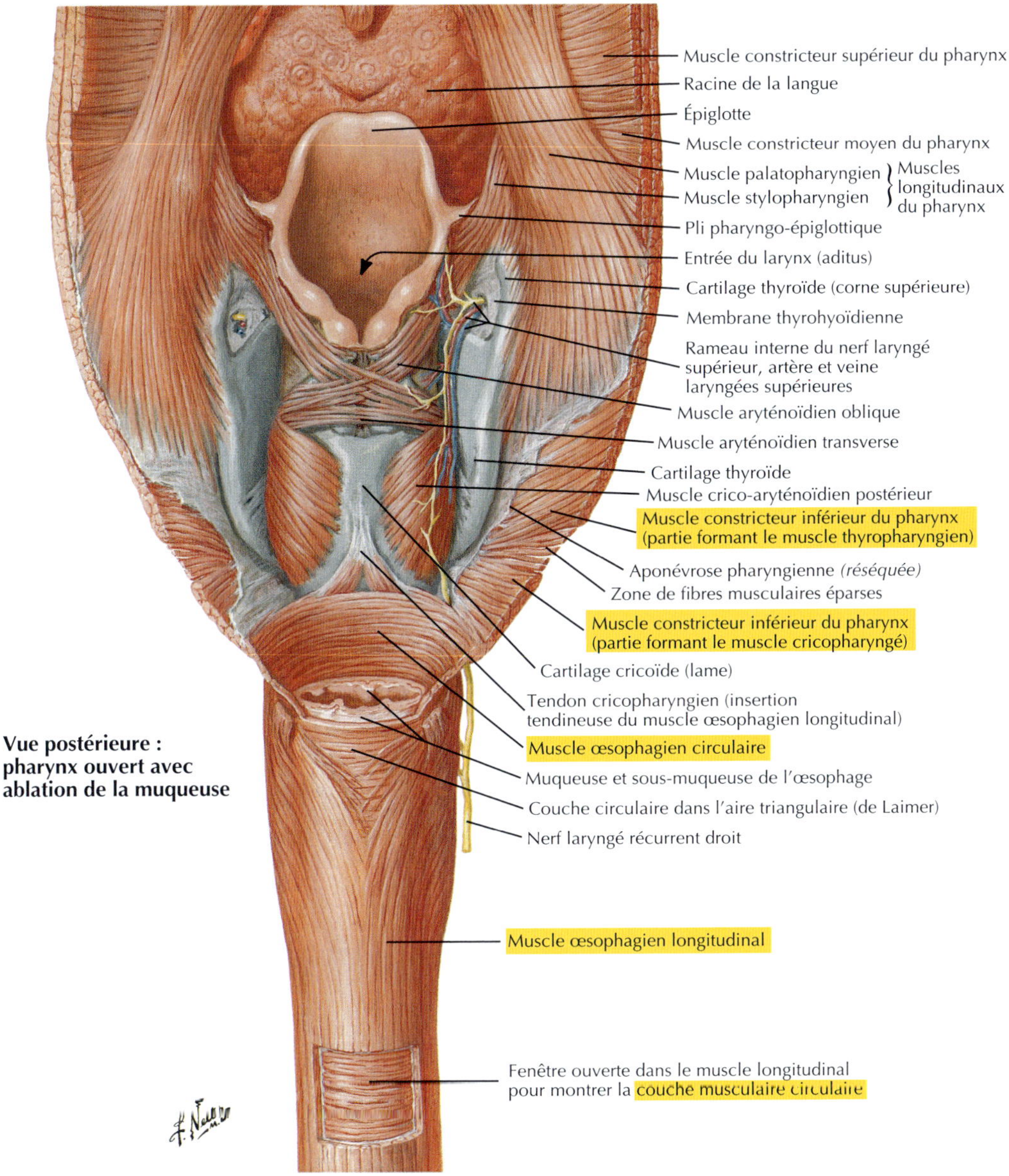

FIGURE 3.29. **La jonction pharyngo-œsophagienne.**

Visualisation des structures oropharyngées-articulatoires

Il existe diverses méthodes afin de visualiser les structures anatomiques du tractus vocal. Une méthode fréquemment utilisée est la *vidéofluoroscopie* (*videofluoroscopy*) (aussi appelée la gorgée barytée modifiée ou *modified barium swallow study* en anglais). Il s'agit d'un examen qui capture plusieurs images radiographiques à haute résolution des structures de la tête et du cou par seconde. Cette méthode est employée pour évaluer la déglutition. Lors de cet examen, du baryum (un agent contrastant) est ajouté aux aliments solides et liquides consommés pour permettre de voir le passage du bol alimentaire (liquide ou solide qui a été avalé) durant la déglutition. La figure 3.30 représente une image statique haute résolution d'un examen vidéofluoroscopique (sans bol alimentaire) permettant d'illustrer les structures anatomiques pouvant être observées dans cette vue.

Une autre méthode est la nasoendoscopie (*nasoendoscopy*) qui consiste au passage d'un tube flexible muni d'une caméra par la cavité nasale afin d'obtenir des vues du pharynx et du larynx. La nasoendoscopie est utilisée notamment pour l'évaluation des plis vocaux, du mécanisme vélo-pharyngé et de la déglutition.

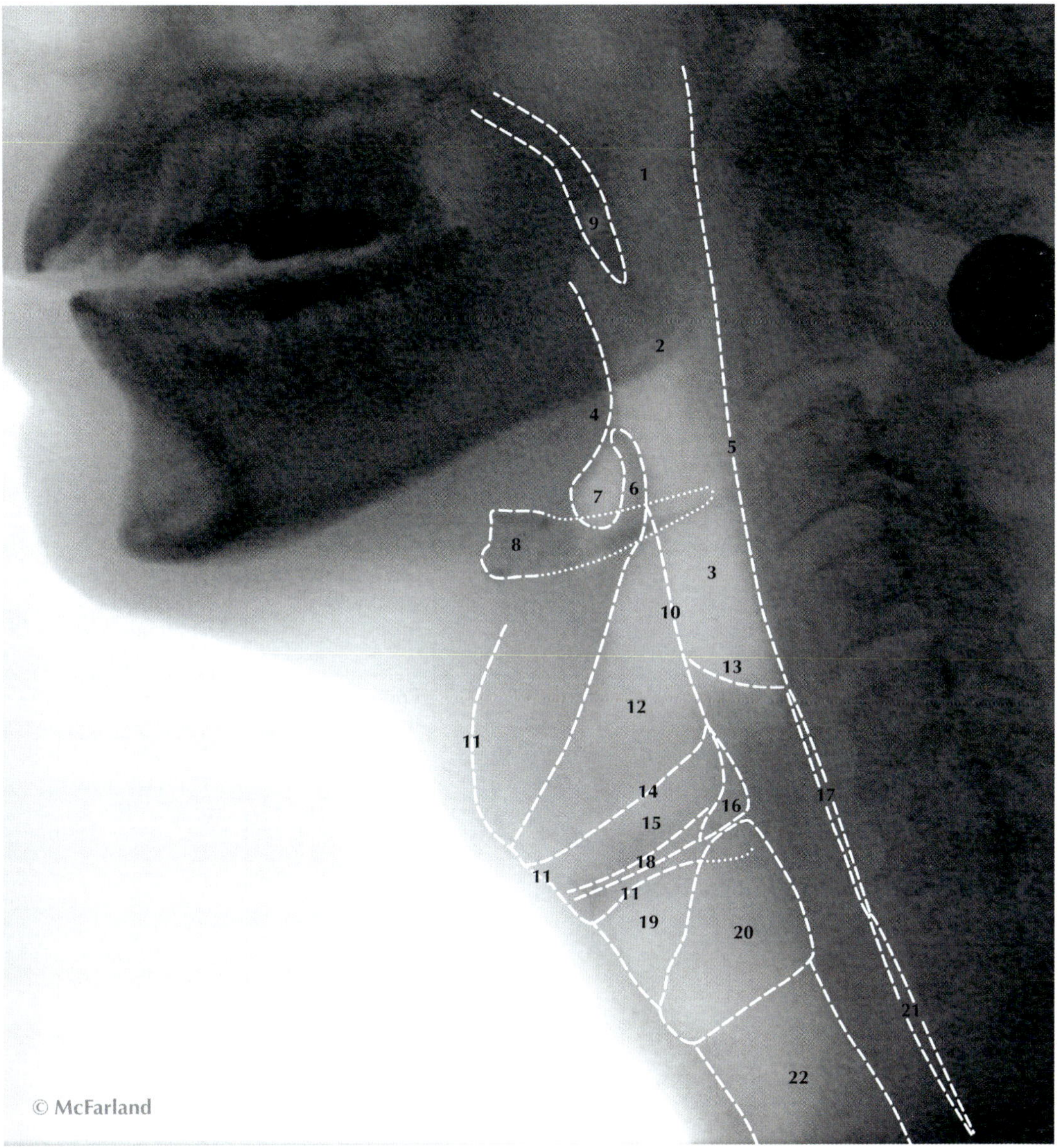

1. Nasopharynx
2. Oropharynx
3. Laryngopharynx
4. Racine de la langue
5. Mur postérieur du pharynx
6. Épiglotte
7. Vallécules
8. Os hyoïde
9. Palais mou
10. Plis ary-épiglottiques
11. Cartilage thyroïde
12. Vestibule laryngé
13. Sinus piriformes
14. Plis vestibulaires
15. Ventricule laryngé
16. Cartilages aryténoïdes
17. Segment pharyngo-œsophagien
18. Plis vocaux
19. Cône élastique
20. Cricoïde
21. Œsophage
22. Trachée

FIGURE 3.30. **Image radiographique haute résolution de la tête et du cou obtenue lors d'un examen vidéofluoroscopique de la déglutition chez un homme de 60 ans.**
Une représentation des repères anatomiques importants a été délimitée en pointillé et numérotée. Le cercle noir au niveau du cou est une pièce de monnaie (1 *cent* américain) utilisée comme référence pour les mesures de distance dans le cadre de recherches scientifiques.
Source : David H. McFarland.

TABLEAU 3.1. **Muscles des lèvres et de l'expression faciale (voir figures 3.15 et 3.16).**

Muscles	Origine	Insertion	Action(s)	Innervation
Muscles des lèvres				
Orbiculaire de la bouche ou orbiculaire des lèvres supérieure et inférieure (*orbicularis oris*)	Fibres musculaires orientées surtout horizontalement et entourant la bouche à partir du modiolus	Ligne médiane	Fonction complexe dépendante de la coactivation d'autres muscles : – ferme les lèvres et les projette vers l'avant – contracte et compresse les lèvres contre les incisives	Branches buccale et mandibulaire du nerf facial (nerf crânien VII)
Risorius (*risorius*) (muscle variable qui est parfois absent)	Fascia au-dessus de la glande parotide Aponévrose du masséter	Modiolus	Tire les lèvres latéralement, comme dans le rire	Branches zygomatique et buccale du nerf facial (nerf crânien VII)
Releveur de la lèvre supérieure et de l'aile du nez (*levator labii superioris alaeque nasi*)	Apophyse frontale du maxillaire	**Portion médiale** : cartilage alaire **Portion latérale** : portion supérieure de l'orbiculaire de la bouche	**Portion médiale** : dilate la narine **Portion latérale** : élève et renverse la lèvre supérieure et contribue à approfondir le sillon nasolabial	Branches zygomatique et buccale du nerf facial (nerf crânien VII)
Élévateur ou releveur de la lèvre supérieure (*levator labii superioris*)	Surface inférieure de l'orbite	Portion supérieure de l'orbiculaire de la bouche	Élève et renverse la lèvre supérieure et contribue à approfondir le sillon nasolabial	Branches zygomatique et buccale du nerf facial (nerf crânien VII)
Petit zygomatique (*zygomaticus minor*) (muscle variable qui est parfois absent)	Os zygomatique	Portion supérieure de l'orbiculaire de la bouche	Élève la lèvre supérieure et approfondit le sillon nasolabial, comme dans le sourire	Branches zygomatique et buccale du nerf facial (nerf crânien VII)

▷

▷

Muscles	Origine	Insertion	Action(s)	Innervation
Grand zygomatique (*zygomaticus major*)	Os zygomatique	Portion supérieure de l'orbiculaire de la bouche et modiolus	Tire les lèvres vers le haut et latéralement, comme dans le rire ou le sourire	Branches zygomatique et buccale du nerf facial (nerf crânien VII)
Abaisseur de la lèvre inférieure (*depressor labii inferioris*)	Ligne oblique externe de la mandibule	Modiolus et portion inférieure de l'orbiculaire de la bouche	Tire la lèvre inférieure vers le bas et peut contribuer à l'expression de la tristesse	Branche mandibulaire du nerf facial (nerf crânien VII)
Élévateur de l'angle de la bouche ou muscle canin (*levator anguli oris or caninus*)	Fosse canine du maxillaire	Modiolus et portion supérieure de l'orbiculaire de la bouche	Tire les coins des lèvres vers le haut et latéralement et approfondit le sillon nasolabial comme dans le rire ou le sourire	Branches zygomatique et buccale du nerf facial (nerf crânien VII)
Abaisseur de l'angle de la bouche ou triangulaire des lèvres (*depressor anguli oris*)	Ligne oblique externe de la mandibule	Modiolus et portion inférieure de l'orbiculaire de la bouche	Abaisse l'angle de la bouche comme dans une expression triste	Branches buccale et mandibulaire du nerf facial (nerf crânien VII)
Muscle de la joue				
Buccinateur (*buccinator*)	Apophyses alvéolaires de la mandibule et du maxillaire et ligament ptérygomandibulaire. Les fibres se dirigent horizontalement	Modiolus et portions supérieure et inférieure de l'orbiculaire de la bouche	Comprime les joues Tire les lèvres latéralement	Branche buccale du nerf facial (nerf crânien VII)
Muscle du menton				
Mentonnier ou muscle de la houppe du menton (*mentalis*)	Surface antérieure du corps de la mandibule	Peau du menton Portion inférieure de l'orbiculaire de la bouche Modiolus	Élève, avance et renverse la lèvre inférieure Peut froisser le menton	Branche mandibulaire du nerf facial (nerf crânien VII)

▷

▷

Muscles	Origine	Insertion	Action(s)	Innervation
Muscle du cou				
Platysma ou peaucier du cou (*platysma*)	Fascia au-dessus des muscles deltoïde et grand pectoral	Joues, muscles de la bouche et modiolus Certaines fibres vont jusqu'aux muscles entourant les yeux (extension variable)	Élargit le cou, tire la peau du cou vers le haut et abaisse la lèvre inférieure et la mâchoire	Branche cervicale du nerf facial (nerf crânien VII)
Muscles du nez				
Nasal (*nasalis*), comprenant deux parties : transverse (*compressor naris*) et alaire (*pars alaris or dilator naris posterior*)	**Partie transverse :** surface du maxillaire supéro-latérale à la fosse incisive **Partie alaire :** surface du maxillaire située en haut de la canine et de l'incisive latérale	**Partie transverse :** crête nasale du nez **Partie alaire :** peau recouvrant le grand cartilage alaire	**Partie transverse :** comprime les narines **Partie alaire :** dilate les narines	Branches zygomatique et buccale du nerf facial (nerf crânien VII)
Dilatateur antérieur de la narine (*dilator naris anterior*)	Cartilage latéral Partie alaire du muscle nasal	Peau recouvrant le bord inféro-latéral du grand cartilage alaire	Dilate les narines	Branches zygomatique et buccale du nerf facial (nerf crânien VII)
Abaisseur du septum nasal (*depressor septi*) (muscle qui est parfois absent)	Surface du maxillaire située en haut des incisives centrale et latérale	Columelle nasale Portion inférieure du septum nasal Portion inféro-médiale du grand cartilage alaire	Abaisse la columelle nasale, le bout du nez et le septum nasal Tend le septum nasal lors de l'inspiration Dilate les narines	Branches zygomatique et buccale du nerf facial (nerf crânien VII)

Tableau 3.2. **Muscles de la langue (voir figures 3.17 et 3.18).**

Muscles	Origine	Insertion	Action(s)	Innervation
Muscles intrinsèques de la langue				
Longitudinal supérieur (*superior longitudinal*)	Tissus fibreux à la racine et septum fibreux médian	Membrane fibreuse sur les bords de la langue	Raccourcit la langue Dirige l'apex vers le haut	Nerf hypoglosse (nerf crânien XII)
Longitudinal inférieur (*inferior longitudinal*)	Racine de la langue	Apex de la langue	Raccourcit la langue Tire l'apex vers le bas	Nerf hypoglosse (nerf crânien XII)
Transverse (*transverse*)	Septum fibreux médian	Tissus fibreux aux marges latérales	Allonge la langue et la rend étroite	Nerf hypoglosse (nerf crânien XII)
Vertical (*vertical*)	Membrane muqueuse du dos de la langue	Marges latérales et inférieures de la langue	Aplatit et élargit la langue	Nerf hypoglosse (nerf crânien XII)
Muscles extrinsèques de la langue				
Palatoglosse ou glossostaphylin (*palatoglossus or glossopalatine*) (forme l'arc palatoglosse, ou piliers antérieurs)	Surface inférieure de l'aponévrose palatine	Portions musculaires postéro-latérale et transverse de la langue	Soulève la langue et la tire vers l'arrière Rapproche la langue et le palais mou et resserre l'isthme oropharyngé (pour l'isoler de l'oropharynx)	Branche pharyngienne du nerf vague (nerf crânien X) via le plexus pharyngien
Styloglosse (*styloglossus*)	Apophyse styloïde de l'os temporal Ligament stylo-mandibulaire	Portion postéro-latérale de la langue	Soulève les côtés de la langue Tire la base de la langue en arrière	Nerf hypoglosse (nerf crânien XII)
Hyoglosse (*hyoglossus*)	Grande corne et corps de l'os hyoïde	Bords latéraux de la langue	Abaisse les côtés de la langue	Nerf hypoglosse (nerf crânien XII)
Génioglosse (*genioglossus*)	Épine mentonnière (apophyse génienne) supérieure sur la surface interne de la mandibule	Dos et apex de la langue Les fibres inférieures s'insèrent sur l'os hyoïde	Avance la langue et abaisse la portion centrale Il est aussi rapporté que la contraction unilatérale bouge la langue du côté opposé	Nerf hypoglosse (nerf crânien XII)

TABLEAU 3.3. **Muscles de la mastication (voir figures 3.15, 3.20, 3.21 et 3.22).**

Muscles	Origine	Insertion	Action(s)	Innervation
Muscles de fermeture de la mâchoire (élévateurs de la mandibule)				
Masséter (*masseter*) (fibres superficielles et profondes)	Apophyse zygomatique du maxillaire Arcade zygomatique	Surface externe de l'angle et branche montante de la mandibule Apophyse coronoïde de la mandibule	Élève la mandibule **Fibres superficielles :** contribue à avancer la mandibule **Fibres profondes :** contribue à la rétraction de la mandibule	Nerf massétérique de la division mandibulaire du nerf trijumeau (nerf crânien V)
Temporal (*temporalis*) (portions antérieure, moyenne et postérieure)	Fosse temporale	Apophyse coronoïde de la mandibule Surface antérieure de la branche montante de la mandibule	La contraction des fibres antérieures et moyennes élève la mandibule La contraction des fibres postérieures peut élever ou rétracter la mandibule La contraction unilatérale peut contribuer au mouvement latéral de la mandibule	Nerf temporal profond de la division mandibulaire du nerf trijumeau (nerf crânien V)
Ptérygoïdien médial ou interne (*medial or internal pterygoid*)	Surface médiale de la lame ptérygoïdienne latérale de l'os sphénoïde Apophyse pyramidale de l'os palatin Tubérosité maxillaire	Surface interne de l'angle et de la branche montante de la mandibule	Avec les muscles temporal et masséter, élève la mandibule Protrusion de la mandibule avec le ptérygoïdien latéral et le masséter Contraction unilatérale : mouvement latéral de la mandibule (côté opposé)	Nerf ptérygoïdien médial de la division mandibulaire du nerf trijumeau (nerf crânien V)
Muscles d'ouverture de la mâchoire (abaisseurs de la mandibule)				
Ptérygoïdien latéral ou externe (*lateral or external pterygoid*)	**Partie supérieure :** grande aile du sphénoïde **Partie inférieure :** surface externe de la lame ptérygoïdienne latérale du sphénoïde	Disque articulaire de l'articulation temporomandibulaire Apophyse condylaire de la mandibule	**Partie supérieure :** coactivé avec les muscles de fermeture de la mâchoire **Partie inférieure :** la contraction bilatérale entraîne une protrusion de la mandibule La contraction unilatérale produit un mouvement latéral de la mandibule vers la direction opposée (broyage)	Tronc antérieur de la division mandibulaire du nerf trijumeau (nerf crânien V)

▷

▷

Muscles	Origine	Insertion	Action(s)	Innervation
Digastrique (*digastric*)	Surface médiale de l'apophyse mastoïde de l'os temporal	Bord inférieur de la mandibule près de la ligne médiane avec le tendon intermédiaire attaché à l'os hyoïde par une anse (poulie) fibreuse formée de tissu conjonctif	Lorsque la mandibule est stabilisée, aide à l'élévation de l'os hyoïde (nécessaire à la déglutition) Abaisse la mandibule lorsque l'os hyoïde est fixé	**Ventre postérieur** : branche digastrique du nerf facial (nerf crânien VII) **Ventre antérieur** : branche mylo-hyoïdienne du nerf alvéolaire inférieur de la division mandibu-laire du nerf trijumeau (nerf crânien V)
Mylo-hyoïdien (*mylohyoid*)	Ligne mylo-hyoïdienne (ligne oblique interne) sur la surface interne de la mandibule	**Fibres anté-rieures et moyennes** : raphé médian où les fibres sont reliées avec celles du côté opposé **Fibres postérieures** : corps de l'os hyoïde	Élève le plancher de la bouche et l'os hyoïde Lorsque l'os hyoïde est fixe, il contribue à l'ouverture de la mâchoire	Branche mylo hyoïdienne du nerf alvéolaire inférieur de la division mandibu-laire du nerf trijumeau (nerf crânien V)
Génio-hyoïdien (*geniohyoid*)	Épine mentonnière inférieure (apophyse génienne) sur la surface interne de la mandibule	Surface antérieure du corps de l'os hyoïde	Si l'os hyoïde est fixe, il contribue à l'ouverture de la mâchoire	Premier nerf spinal cervical (C1), dont les fibres voyagent avec celles du nerf hypoglosse (nerf crânien XII)

Tableau 3.4. **Muscles du palais mou (voir figures 3.23 et 3.25).**

Muscles	Origine	Insertion	Action(s)	Innervation
Élévateur du voile du palais ou péristaphylin interne (*levator veli palatini*)	Portion pétreuse de l'os temporal Partie inférieure du cartilage de la trompe pharyngotympanique	Aponévrose palatine (raphé palatin)	Élève le palais mou et pourrait contribuer à la dilatation de la trompe pharyngotympanique	Branche pharyngienne du nerf vague (nerf crânien X) via le plexus pharyngien
Tenseur du voile du palais ou péristaphylin externe (*tensor veli palatini*)	Fosse scaphoïde Épine du sphénoïde Parois latérales cartilagineuses de la trompe pharyngotympanique	Par le tendon entourant l'hamulus, il s'insère dans l'aponévrose palatine et les lames horizontales de l'os palatin	Dilate la trompe pharyngotympanique pendant la déglutition et le bâillement et tend le palais	Nerf ptérygoïdien médial de la division mandibulaire du trijumeau (nerf crânien V)
Palatoglosse ou glossostaphylin (*palatoglossus or glossopalatine*) (forme l'arc palatoglosse, ou piliers antérieurs)	Surface inférieure de l'aponévrose palatine	Portions musculaires postéro-latérale et transverse de la langue	Soulève la langue et la tire vers l'arrière Rapproche la langue et le palais mou et resserre l'isthme oropharyngé (pour isoler la cavité orale de l'oropharynx)	Branche pharyngienne du nerf vague (nerf crânien X) via le plexus pharyngien
Palatopharyngien ou pharyngostaphylin (*palatopharyngeus*) (forme l'arc palatopharyngien, ou piliers postérieurs)	Aponévrose palatine	Bord postérieur du cartilage thyroïde Portion inférieure du pharynx	Abaisse le palais mou Contracte et soulève le pharynx Aide à guider le bol alimentaire vers le pharynx lors de la déglutition	Branche pharyngienne du nerf vague (nerf crânien X) via le plexus pharyngien
Uvulaire ou de l'uvule (*uvular or musculus uvulae*)	Épine nasale postérieure Aponévrose palatine	Muqueuse de la luette	Pourrait jouer un rôle dans l'élévation du palais mou	Branche pharyngienne du nerf vague (nerf crânien X) via le plexus pharyngien

TABLEAU 3.5. **Muscles du pharynx (voir figures 3.24, 3.25 et 3.26).**

Muscles	Origine	Insertion	Action(s)	Innervation
Constricteur supérieur du pharynx (*superior pharyngeal constrictor*)	Lame ptérygoïdienne médiale, raphé ptérygo-mandibulaire et ligne mylo-hyoïdienne de la mandibule	Raphé pharyngé médian Tubercule pharyngé de la partie basilaire de l'os occipital	Réduit le diamètre du pharynx lors de la déglutition (pression de propulsion agissant sur le bol alimentaire) et contribue à la fermeture vélo-pharyngée	Branche pharyngienne du nerf vague (nerf crânien X) via le plexus pharyngien
Constricteur moyen du pharynx (*middle pharyngeal constrictor*)	Grande corne de l'os hyoïde et ligament stylohyoïdien	Raphé pharyngé médian	Réduit le diamètre du pharynx lors de la déglutition (pression de propulsion agissant sur le bol alimentaire)	Branche pharyngienne du nerf vague (nerf crânien X) via le plexus pharyngien
Constricteur inférieur du pharynx (*inferior pharyngeal constrictor*)	La plus grande partie des fibres provient de la lame thyroïdienne (muscle thyro-pharyngien) Une portion des fibres (muscle cricopharyngé) provient des côtés du cartilage cricoïde	Raphé pharyngé médian (à l'exception des fibres formant le muscle cricopharyngé)	Réduit le diamètre de la partie inférieure du pharynx et agit comme un sphincter (muscle cricopharyngé) à l'entrée de l'œsophage cervical pendant la déglutition	Branche pharyngienne du nerf vague (nerf crânien X) via le plexus pharyngien Nerf récurrent laryngé et branche externe du nerf laryngé supérieur du nerf vague (nerf crânien X)
Salpingo-pharyngien (*salpingopharyngeus*)	Bord inférieur postérieur du cartilage de la trompe pharyngotympanique	Murs latéraux du pharynx (les fibres s'entre-mêlent avec celles du palato-pharyngien)	Contribue à l'élévation du pharynx lors de la déglutition et peut contribuer à la distorsion du cartilage tubaire de la trompe pharyngotympanique pour permettre l'aération de l'oreille moyenne	Branche pharyngienne du nerf vague (nerf crânien X) via le plexus pharyngien
Stylopharyngien (*stylopharyngeus*)	Base de l'apophyse styloïde de l'os temporal	Muqueuse du pharynx et cartilage thyroïde	Élève le larynx et contribue à l'élévation et à l'expansion du pharynx lors de la déglutition	Nerf glosso-pharyngien (nerf crânien IX)

Chapitre 4
Le système auditif

Plan du chapitre

Introduction

L'audition est essentielle à la perception et à la production du langage oral. Une déficience auditive peut avoir un impact considérable sur le développement du langage et de la parole chez l'enfant. Chez l'adulte, l'audition est une source de rétroaction de haute importance pour la production adéquate des sons de la parole. Elle est également cruciale dans plusieurs aspects de la vie quotidienne, incluant la perception de la musique et des sons de l'environnement. L'audition est donc une fonction primordiale pouvant affecter la qualité de vie sous plusieurs aspects, en plus de jouer un rôle de premier plan au niveau de la parole et du langage.

L'étude de l'anatomie (structures) et des fonctions du système auditif périphérique est typiquement divisée en trois composantes fonctionnelles : l'oreille externe, l'oreille moyenne et l'oreille interne. Chacune de ces composantes joue un rôle différent, mais complémentaire, dans la transduction des vibrations acoustiques environnementales (sons) en influx nerveux. L'oreille interne contient également le système vestibulaire dont la fonction est le maintien de l'équilibre du corps et de son orientation dans l'espace.

Le rôle de l'oreille externe est de capturer les sons environnementaux et de les diriger vers une membrane qui convertit les vibrations acoustiques en énergie mécanique. La membrane, puis les trois osselets de l'oreille moyenne avec les muscles et les ligaments les supportant transmettent ces vibrations à l'organe sensoriel de l'audition situé dans l'oreille interne (cochlée). Ces structures ont également une fonction importante visant à faire correspondre l'impédance acoustique entre les sons environnementaux et les vibrations de fluides dans la cochlée. Dans cette dernière, les différences au niveau de la raideur de la membrane basilaire font en sorte que les différentes fréquences stimulent des endroits distincts sur la membrane. Cela active des récepteurs sensoriels complexes et délicats, lesquels transmettent les informations sur le mouvement de la membrane sous forme d'influx nerveux, via le nerf cochléaire (une branche du nerf vestibulo-cochléaire [nerf crânien VIII]), aux niveaux supérieurs du système auditif central.

Ce chapitre couvre le système vestibulaire et les composantes fonctionnelles du système auditif périphérique — l'oreille externe, l'oreille moyenne et l'oreille interne —, ainsi que les voies auditives centrales.

Divisions anatomiques de l'oreille

L'oreille est divisée en trois principales sections (figure 4.1) :

1. l'oreille externe est composée de l'auricule et du méat acoustique externe ;
2. l'oreille moyenne est composée de la caisse du tympan, des osselets (le *malléus*, l'*incus* et le *stapès*) et des muscles de l'oreille moyenne ;
3. l'oreille interne est composée des labyrinthes osseux et membraneux.

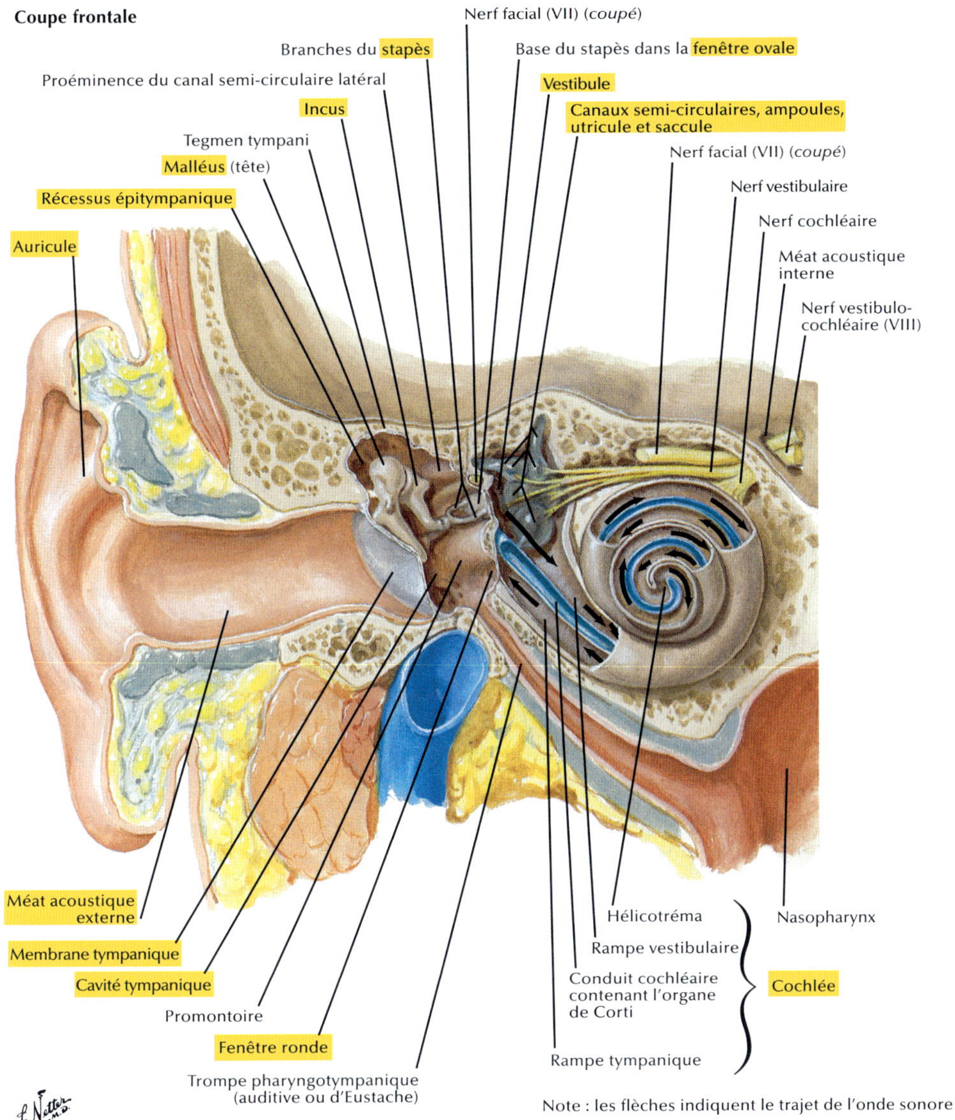

FIGURE 4.1. **Les principales divisions anatomiques de l'oreille externe, moyenne et interne.**
Source : Netter illustration used with permission of Elsevier Inc. All rights reserved.

➾ Certaines légendes des figures sont surlignées en jaune afin de mettre l'accent sur les éléments mentionnés dans le texte correspondant à la figure.

Oreille externe (*outer ear*)

Auricule ou pavillon (*auricle or pina*) (figure 4.2 ; voir également figure 4.1)

L'auricule, ou pavillon de l'oreille, est une structure semblable à un rabat qui aide à diriger les vibrations sonores dans le méat acoustique externe et qui nous permet de localiser les sons. Certains animaux peuvent bouger leur auricule considérablement, ce qui leur permet d'obtenir une sélection directionnelle additionnelle. L'auricule est composée de fibrocartilages recouverts de peau et est attachée à l'os temporal par plusieurs muscles et ligaments extrinsèques. Des ligaments et des muscles internes relient les structures auriculaires entre elles. Les principaux repères anatomiques de la surface de l'auricule sont les suivants :

- l'hélix (*helix*) est le bord courbé externe de l'oreille ;
- la branche de l'hélix (*crus of the helix*) divise la conque (*concha*) en deux parties, la partie inférieure constituant l'entrée du méat acoustique externe ;
- le tubercule de l'auricule ou de Darwin (*auricular tubercle or tubercle of Darwin*) est une petite projection parfois retrouvée sur le bord latéral de l'hélix ;
- l'anthélix (*antihelix*) est la deuxième crête semi-circulaire, antérieure à l'hélix ;
- la fosse triangulaire (*triangular fossa*) se trouve entre les deux branches de l'anthélix ;
- la gouttière scaphoïde (*scaphoid fossa*) se trouve entre l'hélix et l'anthélix ;
- le tragus (*tragus*) est le rabat qui recouvre partiellement l'entrée du méat acoustique externe ;
- l'antitragus (*antitragus*) est le rabat plus petit situé à l'opposé du tragus ;
- le lobule de l'auricule (lobe de l'oreille) (*lobule of the auricle or earlobe*) est l'extrémité inférieure non cartilagineuse et hautement vascularisée de l'oreille.

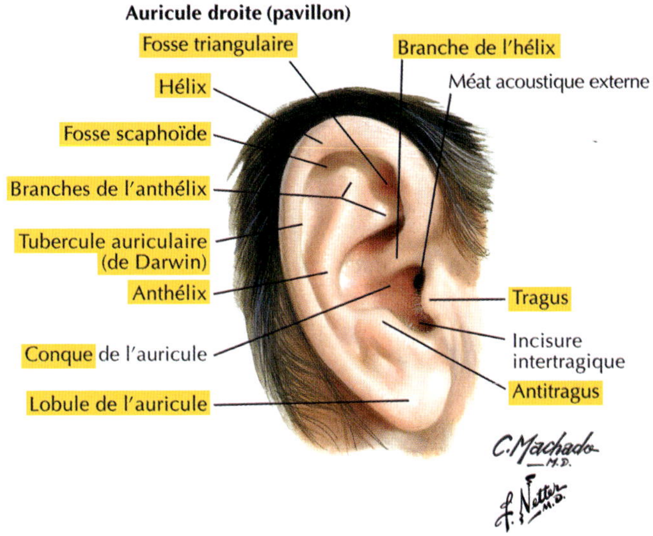

FIGURE 4.2. **L'auricule ou pavillon.**
Source : Netter illustration used with permission of Elsevier Inc. All rights reserved.

Méat acoustique externe ou conduit auditif externe (*external acoustic meatus, external auditory meatus or ear canal*) (figure 4.3; voir également figure 4.1)

Le méat acoustique externe, ou conduit auditif externe, est un tube ovale en forme de « S », d'une longueur de 25 à 35 mm et ayant un diamètre de 6 à 8 mm approximativement. Le tiers latéral cartilagineux est la continuité du cartilage de l'auricule. Les deux tiers médians sont osseux. Il contient des cils et des glandes qui produisent de la cire (glandes cérumineuses) et des huiles (glandes sébacées), ce qui garde le méat acoustique externe propre et souple. Ces substances aident également, en combinaison avec la forme du tube, à prévenir l'entrée de corps étrangers (comme les insectes) dans le conduit. Les fréquences de résonance du conduit sont telles que la sensitivité est augmentée pour des sons allant approximativement de 1 000 à 6 000 Hz.

Membrane tympanique ou tympan (*tympanic membrane, tympanum or eardrum*) (figure 4.3; voir également figure 4.1)

La membrane tympanique est une membrane très mince, mais résistante, qui vibre en réponse à l'énergie acoustique. Elle est située obliquement, au bout du méat acoustique externe. Son diamètre est d'environ 10 mm, elle a une forme grossièrement circulaire et son anneau extérieur (*annulus*) s'attache à un sillon dans la caisse du tympan (sulcus tympanique). L'apparence normale de la membrane tympanique (par exemple, lors de l'otoscopie) est concave, lisse et translucide. Lorsque éclairé, un repère anatomique important appelé le triangle (cône) lumineux peut normalement être vu grâce à la réflexion de la lumière au niveau d'une dépression localisée au centre du tympan et dont le point le plus profond, appelé l'*umbo* (ombilic), est formé par le point d'attache du manche du malléus (un osselet de l'oreille moyenne). Le processus du malléus peut être vu s'étendant vers le bord supérieur de la membrane tympanique.

La membrane tympanique est formée des trois couches suivantes :

- la couche cutanée externe est une mince couche en continu avec la membrane du méat acoustique externe ;
- la couche fibreuse intermédiaire, plus substantielle, est composée de fibres radiales et circulaires. Ces fibres ne sont toutefois pas présentes dans le bord supérieur de la membrane, ce qui forme la *pars flaccida*. Le reste de la membrane constitue la *pars tensa* ;
- la couche de la muqueuse interne est en continu avec la cavité de l'oreille moyenne.

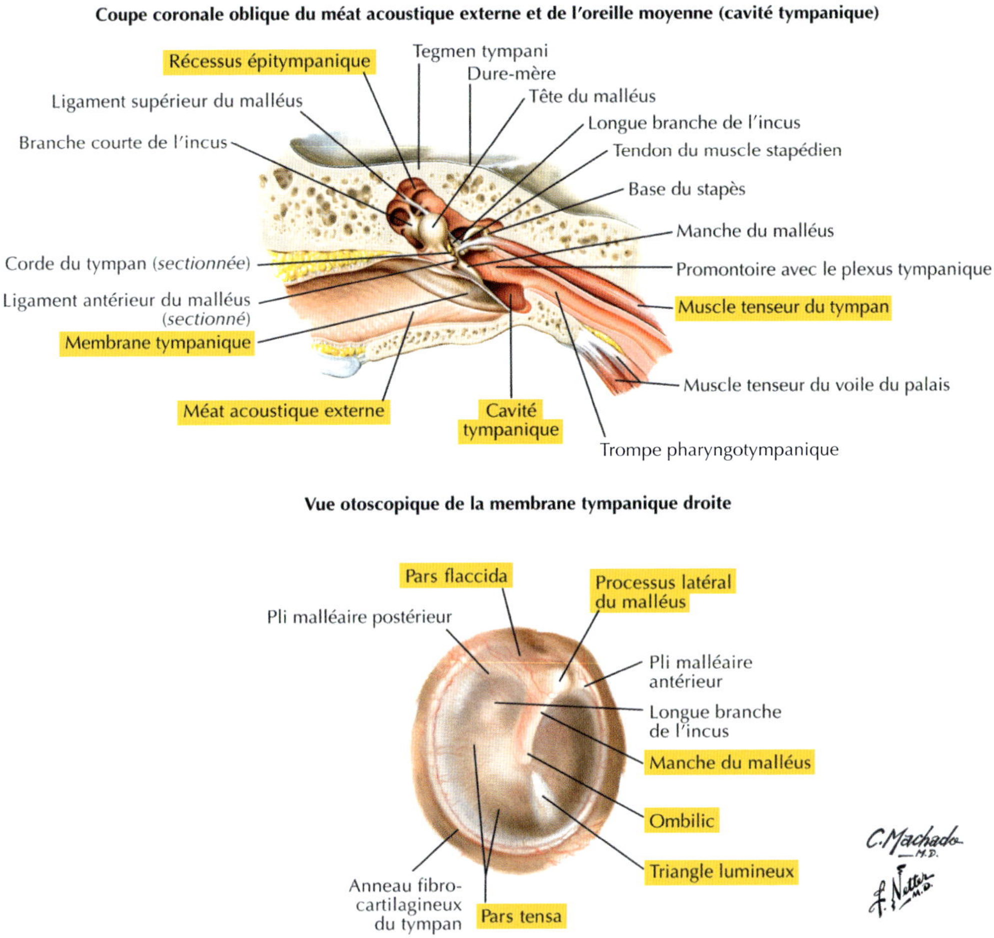

Figure 4.3. **Le méat acoustique externe (haut) et la membrane tympanique (bas).**
Source : Netter illustration used with permission of Elsevier Inc. All rights reserved.

Oreille moyenne (*middle ear*)

Cavité de l'oreille moyenne (aussi appelée caisse du tympan) (*tympanic cavity or middle ear cavity*) (figure 4.4 ; voir également figures 4.1 et 4.3)

Espace rectangulaire rempli d'air (tel une boîte), la cavité de l'oreille moyenne se situe médialement par rapport à la membrane tympanique, à l'intérieur de la portion pétreuse de l'os temporal. Elle est formée de deux cavités : le récessus épitympanique et la caisse du tympan proprement dite.

Récessus épitympanique (*epitympanic recess*)

Le récessus épitympanique est supérieur à la membrane tympanique. Il contient la tête du malléus et la majeure partie de l'incus.

Caisse du tympan proprement dite (cavité tympanique) (*tympanic cavity proper*)

La caisse du tympan proprement dite est la « boîte » contenant le système d'osselets de l'oreille moyenne et les points de communication avec l'oreille interne et la trompe pharyngotympanique. La paroi tegmentale (supérieure), ou toit, est une mince couche osseuse appelée *tegmen tympani* qui sépare la cavité tympanique du crâne. La paroi jugulaire (inférieure), ou plancher, est un os mince séparant la cavité tympanique de la veine jugulaire interne. Le nerf tympanique, une branche du nerf glossopharyngien (nerf crânien IX), traverse le plancher de la cavité tympanique.

La paroi membranacée (latérale) constitue la membrane tympanique. La paroi labyrinthique (médiale) forme la fenêtre ovale (*oral window or fenestra vestibule*) et, plus bas, la fenêtre ronde (*round window or fenestra rotunda*). La corde du tympan, une branche du nerf facial (nerf crânien VII), passe au-dessus de la fenêtre ovale. La paroi carotidienne (antérieure) sépare la cavité tympanique de l'artère carotide. Situé au-dessus, un canal abrite le muscle tenseur du tympan et plus bas, l'entrée de la trompe pharyngotympanique relie la cavité tympanique au nasopharynx (voir plus loin [p. 198]).

La paroi mastoïdienne (postérieure) située à la frontière supérieure postérieure constitue l'antre mastoïdien (*mastoid antrum*), un sinus contenant plusieurs ouvertures sur les cellules mastoïdiennes (*mastoid air cells*). Celui-ci fournit une voie de communication directe entre les cellules et la caisse du tympan, de même qu'une possible voie d'entrée pour la mastoïdite (*mastoiditis*), une infection potentiellement mortelle. En dessous de ce processus pyramidal, on retrouve le point d'émergence du tendon du muscle de l'étrier. Puis, latéralement à ce processus chordal, on trouve le point d'émergence de la corde du tympan à l'intérieur de la cavité tympanique.

Paroi latérale de la cavité tympanique : vue médiale

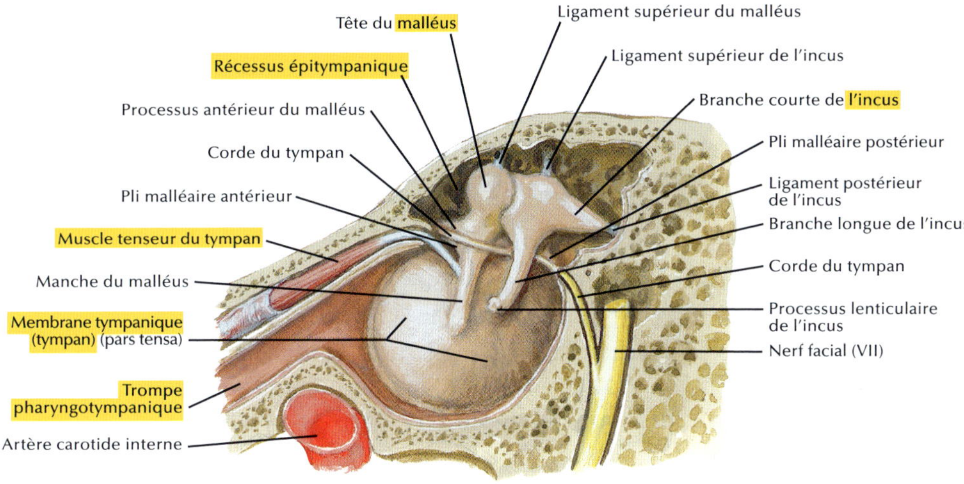

Paroi médiale de la cavité tympanique : vue latérale

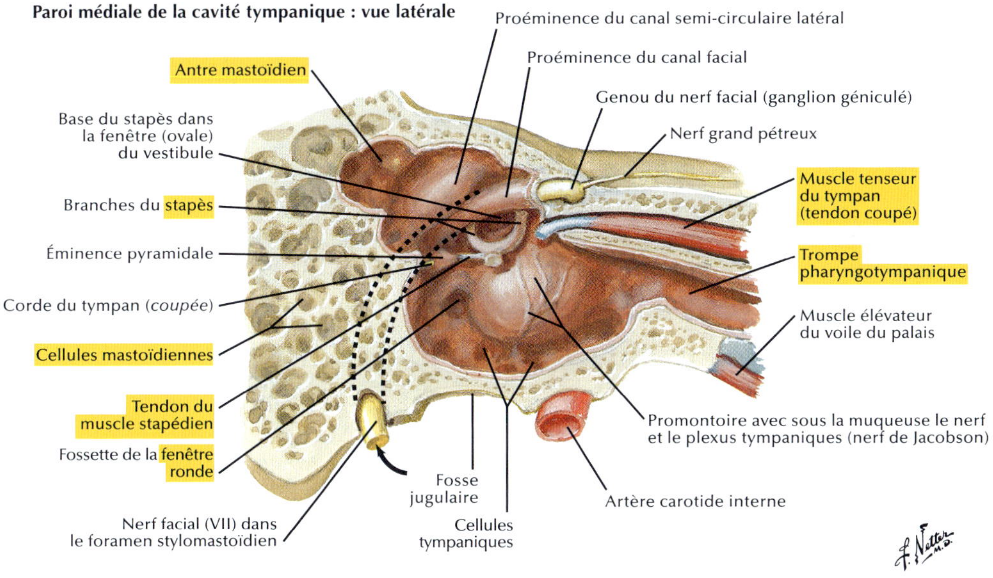

FIGURE 4.4. **La cavité tympanique.**
Source : Netter illustration used with permission of Elsevier Inc. All rights reserved.

Osselets de l'oreille moyenne (*middle ear ossicles*) (figure 4.5 ; voir également figures 4.1 et 4.4)

La caisse du tympan abrite les osselets de l'oreille moyenne ainsi que les ligaments et les muscles les supportant. Ce système transmet les vibrations acoustiques provenant de la membrane tympanique à l'oreille interne. Des articulations cartilagineuses synoviales relient les trois osselets entre eux.

Malléus (« marteau ») (*malleus or hammer*)

Le malléus, ou « marteau », est le plus grand (avec une longueur de 9 mm) et le plus latéral des osselets de l'oreille moyenne. Il est suspendu dans la caisse du tympan par trois ligaments, le plus important étant le ligament antérieur du malléus. Le manche du malléus est attaché à la membrane tympanique. Le tendon du muscle tenseur du tympan s'insère dans la portion supérieure du manche du malléus.

Incus (« enclume ») (*incus or anvil*)

L'incus, ou « enclume », s'articule médialement avec le malléus et à travers une projection inférieure (qui se termine dans le processus lenticulaire) avec le stapès. Il est suspendu dans la caisse du tympan par le ligament postérieur de l'incus.

Stapès (« étrier ») (*stapes or stirrup*)

Le stapès, ou « étrier », est le plus petit os du corps humain. La base de l'étrier est attachée à la fenêtre ovale de la cochlée par le ligament annulaire. Le tendon du muscle stapédien est attaché au collet du stapès.

Muscles de l'oreille moyenne (*middle ear muscles*) (voir figures 4.3 et 4.4)

Muscle tenseur du tympan (*tensor tympani*)

Le muscle tenseur du tympan est contenu dans un canal osseux se situant au-dessus de la trompe pharyngotympanique et longeant celle-ci. Son tendon entre dans la caisse du tympan et s'attache au manche du malléus près de la membrane tympanique.

Le muscle tenseur du tympan est innervé par une branche de la division mandibulaire du nerf trijumeau (nerf crânien V).

Muscle stapédien ou muscle de l'étrier (*stapedial muscle or stapedius*)

Le muscle stapédien est le plus petit muscle strié du corps. Son tendon émerge de l'éminence pyramidale pour s'insérer sur la surface postérieure du collet du stapès.

Le muscle stapédien est innervé par le nerf du stapédien issu du nerf facial (nerf crânien VII).

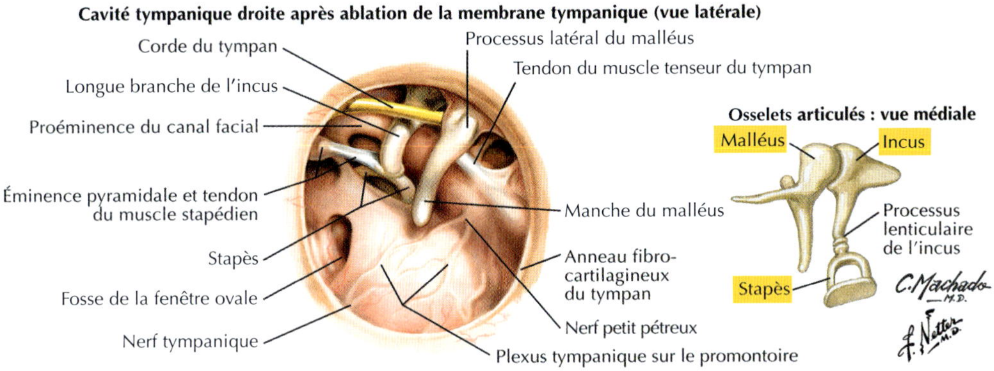

FIGURE 4.5. **Les osselets de l'oreille moyenne.**
Source : Netter illustration used with permission of Elsevier Inc. All rights reserved.

Action des muscles de l'oreille moyenne

Les contractions musculaires augmentent la rigidité de la chaîne ossiculaire (*ossicular chain*). L'activation réflexe pourrait fournir une protection contre les sons intenses de basse fréquence (en dessous de 1 à 2 kHz). La protection contre les sons soudains est minimale en raison du délai de déclenchement du réflexe (entre 60 et 120 ms approximativement). L'activation musculaire pourrait réduire la sensibilité aux vocalisations autogénérées transmises à la cochlée via la conduction osseuse.

L'activation du réflexe acoustique (*acoustic reflex*) des muscles de l'oreille moyenne est un outil diagnostique utilisé dans la pratique de l'audiologie pour évaluer le fonctionnement de l'oreille moyenne et des processus neuronaux de haut niveau impliqués dans l'audition.

Trompe pharyngotympanique (auditive ou d'Eustache) (*pharyngotympanic, auditory or eustachian tube*) (figure 4.6 ; voir également figure 4.4)

La trompe pharyngotympanique est un tube mesurant approximativement 35 à 38 mm qui s'étend inférieurement, antérieurement et médialement, de la caisse du tympan au nasopharynx. La partie latérale est osseuse, et la partie médiale est composée de cartilages et d'autres tissus conjonctifs. La trompe pharyngotympanique est normalement fermée par des forces de rappel élastiques (et potentiellement par la tension générée par les muscles comme le salpingopharyngien) afin de protéger l'oreille moyenne des agents pathogènes.

La trompe s'ouvre pendant la déglutition et le bâillement, principalement sous l'action du muscle tenseur du voile du palais, avec une contribution potentielle du muscle élévateur du voile du palais et du muscle tenseur du tympan. L'ouverture permet d'égaliser la pression dans l'oreille moyenne avec la pression atmosphérique extérieure et permet à la membrane tympanique d'opérer efficacement dans une variété de pressions atmosphériques. Ce tube permet également de vider la cavité de l'oreille moyenne et d'aérer les tissus. Chez les enfants, la trompe pharyngotympanique est plus courte et située en position davantage horizontale, fournissant ainsi une voie d'accès plus directe aux infections de l'oreille moyenne comme l'otite moyenne.

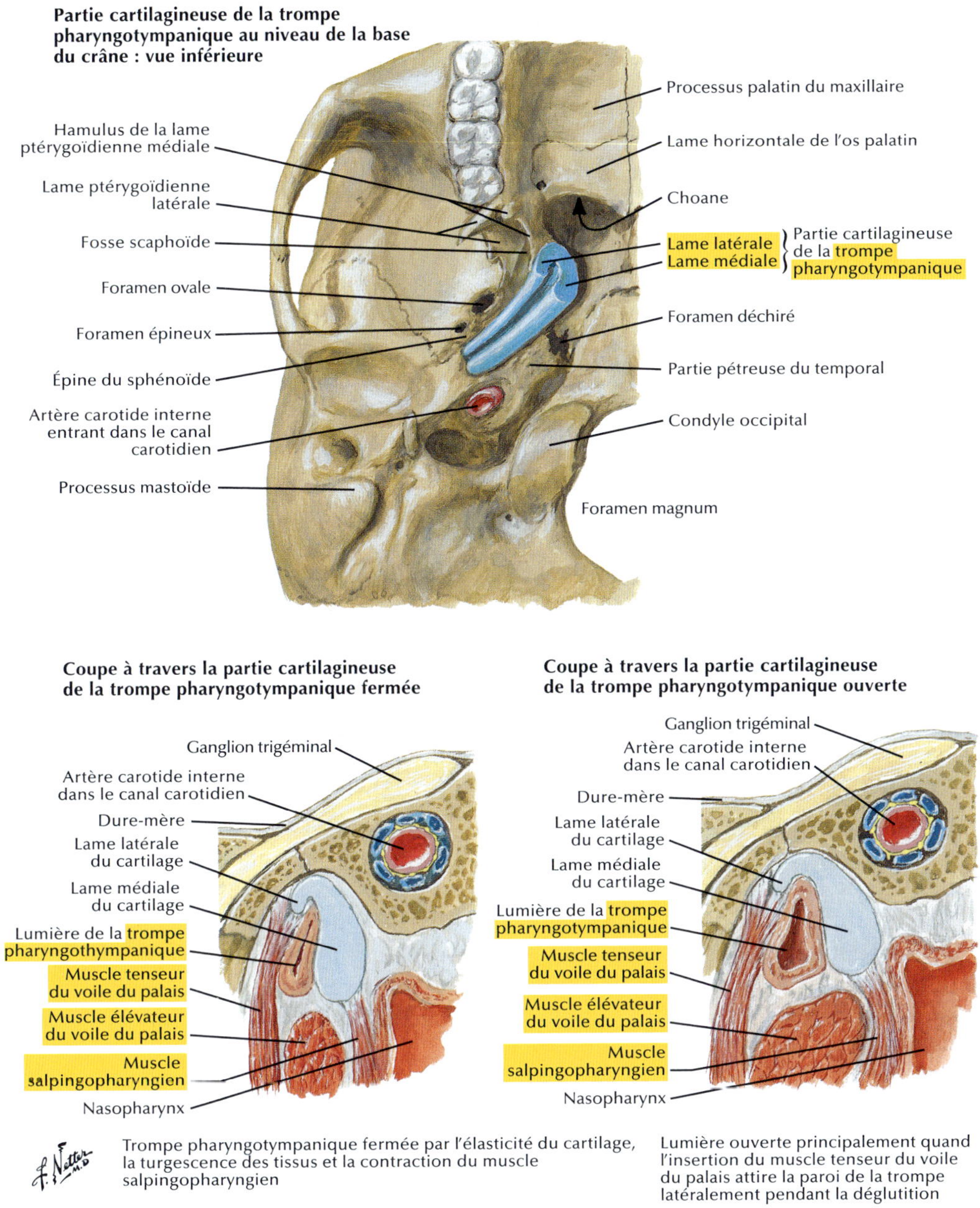

FIGURE 4.6. **La trompe pharyngotympanique (auditive, d'Eustache).**
Source : Netter illustration used with permission of Elsevier Inc.

Oreille interne (*inner ear*)

L'oreille interne est composée de deux systèmes labyrinthiques : le labyrinthe osseux externe et (2) le labyrinthe membraneux interne.

Labyrinthe osseux (figures 4.7, 4.8 et 4.9 ; voir également figure 4.1)

Le labyrinthe osseux est composé d'une série de canaux et de cavités dans la portion pétreuse de l'os temporal. Il contient le vestibule, les canaux semi-circulaires et la cochlée spiralée. Il est composé de tissus plus denses que l'os temporal qui l'entoure.

Canaux semi-circulaires (*semicircular canals*)

Les canaux semi-circulaires constituent la portion la plus latérale du labyrinthe osseux. Les canaux antérieurs, postérieurs et latéraux sont grossièrement orientés de façon orthogonale.

Vestibule (*vestibule*)

Le vestibule s'insère entre la cochlée et les canaux semi-circulaires. La fenêtre ovale est l'entrée de la cochlée et le point d'attachement de la base du stapès.

Cochlée (*cochlea*)

La cochlée est la portion la plus médiale du labyrinthe osseux. Cette cavité (aussi appelée canal spiral de la cochlée ou *spiral canal of the osseous cochlea* en anglais) a une longueur approximative de 35 mm et s'enroule autour d'un point central osseux nommé le *modiolus* pour approximativement deux tours et trois quarts de spire de la base (la spire basale) à l'apex. De petites perforations dans le *modiolus* ainsi que dans sa projection (la lame spirale osseuse) permettent le passage des fibres nerveuses auditives qui innervent l'organe sensoriel de l'audition localisé dans le labyrinthe membraneux (voir plus loin figures 4.12 et 4.13).

Le canal spiral de la cochlée osseuse peut être subdivisé en trois canaux. Le conduit cochléaire est localisé au centre et est une composante du labyrinthe membraneux (voir plus loin [p. 207]). La rampe vestibulaire (*scala vestibuli*) et la rampe tympanique (*scala tympani*) sont situées en haut et en bas du conduit cochléaire respectivement (figure 4.7; voir également plus loin figures 4.12 et 4.13). La rampe vestibulaire est le seul canal en contact direct avec le vestibule (d'où son nom) et elle communique avec la rampe tympanique à l'apex de la cochlée. Une fenêtre ronde est située à l'extrémité de la rampe tympanique et celle-ci est recouverte d'une membrane qui fournit un point d'expansion pour les mouvements de liquides à l'intérieur de la cochlée. Le conduit cochléaire contient de l'endolymphe, tandis que les rampes vestibulaire et tympanique contiennent de la périlymphe.

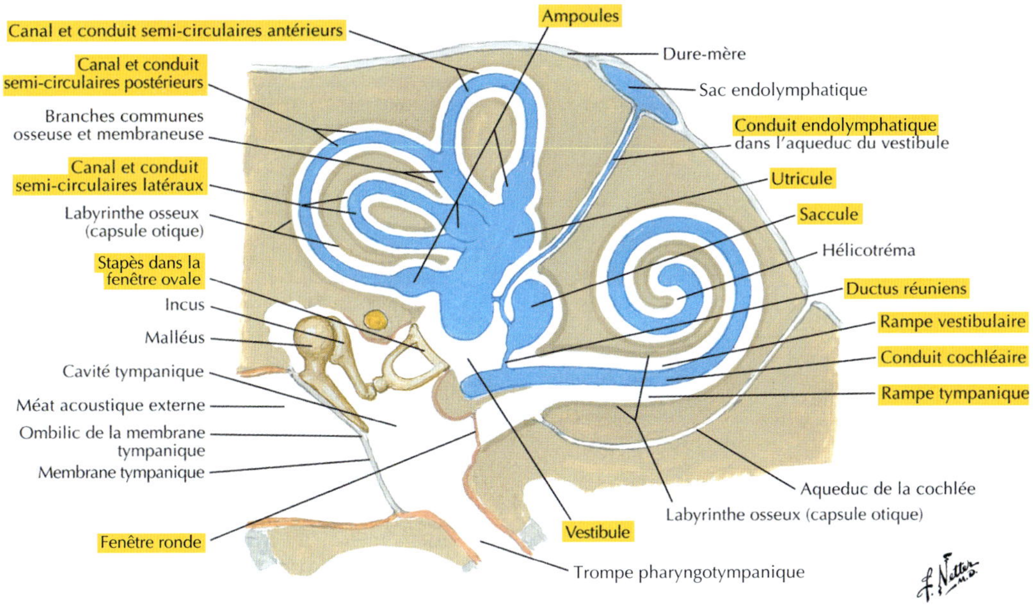

FIGURE 4.7. **Schéma des labyrinthes osseux et membraneux de l'oreille interne.**
Source : Netter illustration used with permission of Elsevier Inc.

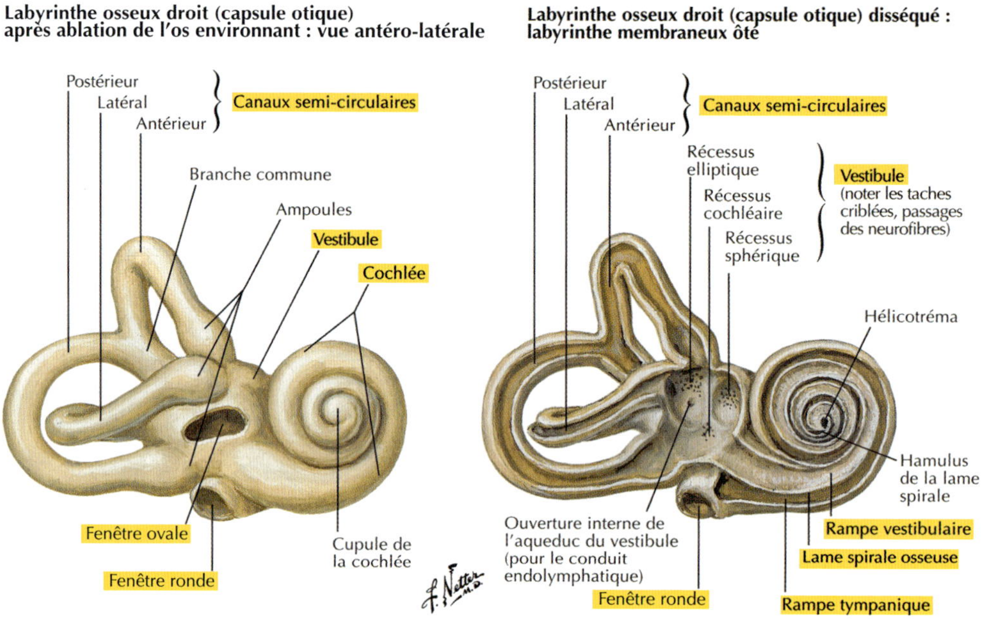

FIGURE 4.8. **Le labyrinthe osseux droit de l'oreille interne.**
Source : Netter illustration used with permission of Elsevier Inc. All rights reserved.

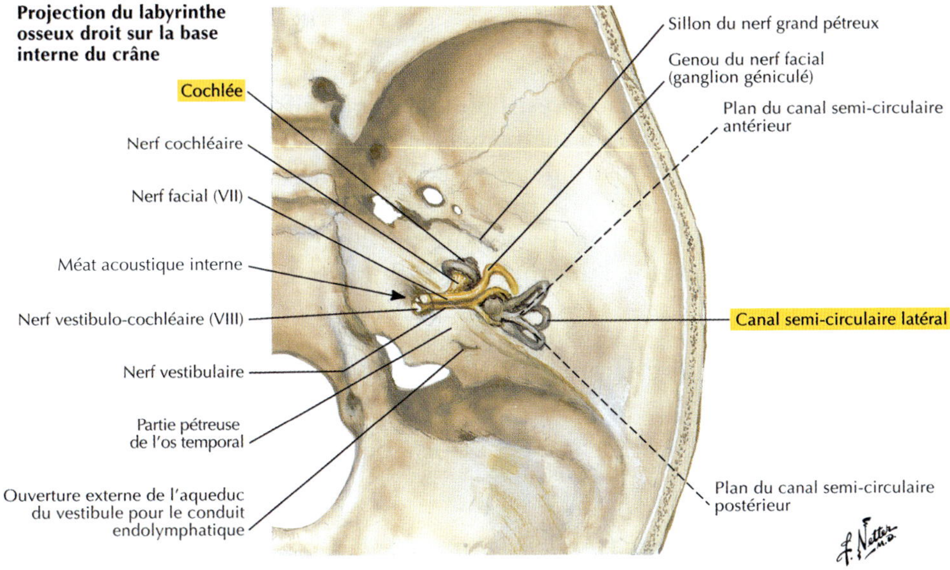

FIGURE 4.9. **Orientation du labyrinthe osseux dans le crâne.**
Source : Netter illustration used with permission of Elsevier Inc. All rights reserved.

Labyrinthe membraneux

Le labyrinthe membraneux est suspendu à l'intérieur du labyrinthe osseux et contient les organes sensoriels vestibulaires et auditifs. Il est rempli d'endolymphe. Le labyrinthe membraneux peut être divisé en deux régions fonctionnelles : le labyrinthe vestibulaire et le labyrinthe cochléaire. Les organes sensoriels contenus dans le labyrinthe vestibulaire sont impliqués dans le maintien de l'équilibre et dans l'orientation du corps, alors que les organes sensoriels contenus dans le labyrinthe cochléaire sont impliqués dans l'audition.

Labyrinthe vestibulaire (figures 4.10 et 4.11 ; voir également figure 4.7)

Le labyrinthe vestibulaire est formé de trois conduits semi-circulaires et deux organes otolithiques.

Conduits semi-circulaires (semicircular ducts)

Les trois conduits semi-circulaires membraneux occupent chacun approximativement le quart de l'espace du canal semi-circulaire osseux dans lequel ils se trouvent. Ils communiquent avec l'utricule. Les trois conduits s'élargissent à leur extrémité latérale pour former les ampoules (*ampullae*). Une portion des murs de chaque ampoule est légèrement surélevée et forme d'importants récepteurs vestibulaires appelés crêtes ampullaires (*ampullary crests*) qui contiennent les cellules sensorielles (ciliées) sensibles aux mouvements de rotation de la tête. Au sommet de chaque cellule ciliée (*hair cell*), on retrouve des *stéréocils* (*stereocilia*) qui sont enchâssés dans une masse gélatineuse appelée cupule (*cupula*) qui occupe la majeure partie des ampoules (figure 4.11).

Organes otolithiques (otolithic organs)

Les organes otolithiques consistent en deux sacs membraneux situés dans le vestibule : l'utricule (*utricle*) et le saccule (*saccule*). L'utricule est plus gros et occupe la portion postéro-supérieure du vestibule, alors que le saccule est plus petit et est situé dans le récessus sphérique du vestibule. L'utricule et le saccule communiquent ensemble via le conduit utrico-sacculaire (*utriculosaccular duct*) (qui donne naissance au conduit endolymphatique ou *endolymphatic duct* en anglais). Le saccule communique également avec le conduit cochléaire par l'intermédiaire du ductus reuniens (*ductus reuniens*). Une partie de l'épithélium tapissant l'intérieur des organes otolithiques se différencie en épithélium sensoriel spécialisé et forme des récepteurs vestibulaires importants, les macules (*maculae*). Ces épithéliums sensoriels spécialisés sont constitués de cellules ciliées sensibles aux mouvements verticaux et horizontaux de la tête. Les stéréocils que l'on retrouve au sommet des cellules ciliées sont enchâssés dans des membranes otolithiques gélatineuses (*otolithic membranes*) qui sont recouvertes de petits cristaux de calcium appelés otolithes (*otoconia, otoliths or statoliths*) (figure 4.11). Dans la position anatomique, les macules des utricules sont orientées horizontalement, alors que celles des saccules sont orientées verticalement.

Labyrinthe membraneux droit avec ses nerfs : vue postéro-médiale

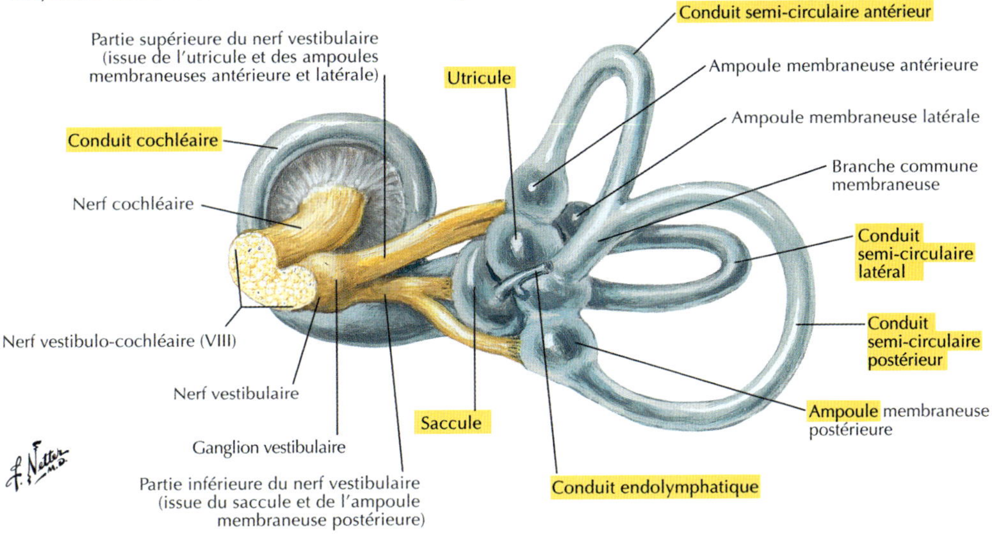

Projection latérale du labyrinthe membraneux droit

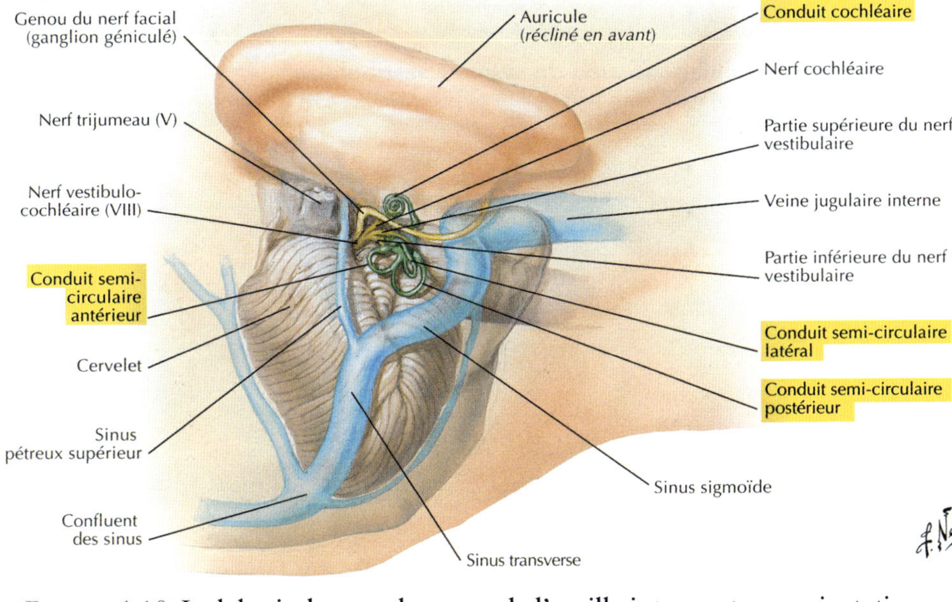

FIGURE 4.10. **Le labyrinthe membraneux de l'oreille interne et son orientation dans le crâne.**

Source : Netter illustration used with permission of Elsevier Inc. All rights reserved.

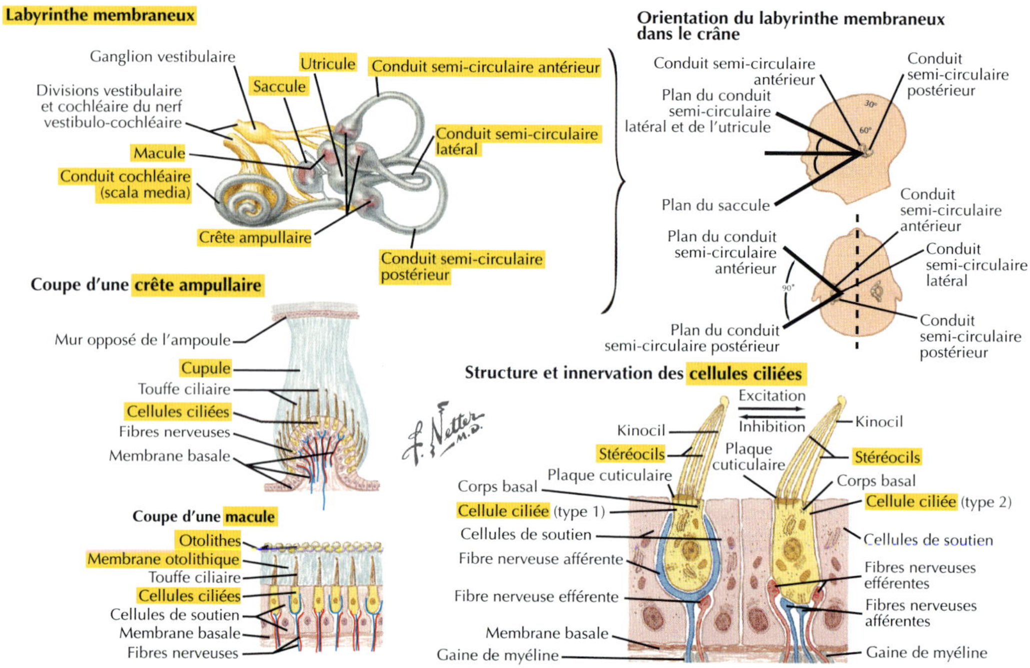

Figure 4.11. Récepteurs sensoriels du système vestibulaire.
Source : Netter illustration used with permission of Elsevier Inc.

Labyrinthe cochléaire

Scala media ou conduit cochléaire (cochlear duct or scala media) (figure 4.12 ; voir également figures 4.7 et 4.10)

Le labyrinthe cochléaire consiste en un conduit cochléaire (également appelé scala media), qui est un tube spiralé d'une longueur approximative de 33 mm suspendu dans le canal spiral de la cochlée osseuse. Les limites supérieure et inférieure du conduit cochléaire sont formées respectivement par la membrane vestibulaire (de Reissner) et la membrane basilaire. Le conduit cochléaire contient l'organe sensoriel de l'audition appelé *organe de Corti.*

Membrane vestibulaire (de Reissner) (Reissner's membrane) (figures 4.12 et 4.13)

La membrane vestibulaire s'étend obliquement au-dessus de la membrane basilaire, de la lame spirale osseuse au mur externe de la cochlée osseuse. Elle se joint à la membrane basilaire à l'hélicotréma (*helicotrema*) situé à l'apex de la cochlée. Cette membrane sépare la rampe vestibulaire du conduit cochléaire.

Membrane basilaire (basilar membrane) (figures 4.12 et 4.13)

La membrane basilaire se projette de la lame spirale osseuse et se lie au mur externe de la cochlée osseuse via le ligament spiral. Elle sépare le conduit cochléaire de la rampe tympanique. Bien que la région transversale du labyrinthe osseux, ou canal spiral de la cochlée, devienne plus petite à l'apex, la membrane basilaire devient plus large. Ainsi, la membrane basilaire est plus large et plus flasque à l'apex, et plus étroite et rigide à la base, ce qui influence ses propriétés de résonance et ses caractéristiques de réponses aux fréquences. Assis sur la membrane basilaire, on retrouve l'organe de Corti qui contient des cellules ciliées (cellules sensorielles) et des cellules de soutien.

Organe de Corti (organ of Corti) (figures 4.12 et 4.13)

L'organe de Corti contient les cellules sensorielles (ciliées) et les cellules de soutien.

Cellules ciliées internes (*inner hair cells*)
Une rangée d'approximativement 3 500 cellules ciliées est située le long de la cochlée sur la face interne du tunnel de Corti. Sur chaque cellule, environ 40 *stéréocils* (les cils situés au sommet des cellules ciliées) sont organisés en rangées parallèles de hauteur décroissante en direction du modiolus.

Cellules ciliées externes (*outer hair cells*)
Trois à cinq rangées d'approximativement 12 000 cellules sont présentes. Environ 150 stéréocils par cellule ciliée sont organisés en forme de V ou de W, avec la base de la lettre pointant en direction du ligament spiral et une hauteur allant en décroissant en direction du modiolus.

Membrana tectoria ou membrane tectorielle (*tectorial membrane*)
La membrana tectoria est semi-transparente et gélatineuse. Les sommets de la plus haute rangée de cellules ciliées externes sont en contact avec la membrana tectoria, qui s'étend au-dessus des cellules ciliées du limbe spiral.

Cellules de soutien
Les cellules ciliées ainsi que leurs *stéréocils* sont maintenus en place par plusieurs cellules de soutien, incluant les cellules des piliers externes et internes (*pillars or rods cells*) qui forment le tunnel interne de Corti (*tunnel of Corti*), les cellules phalangées internes (*inner phalangeal cells*) et les cellules phalangées externes ou de Deiters (*outer phalangeal cells*). Une lame réticulaire délicate maintient le sommet des cellules ciliées en place et permet la déformation des stéréocils par le mouvement de la membrana tectoria.

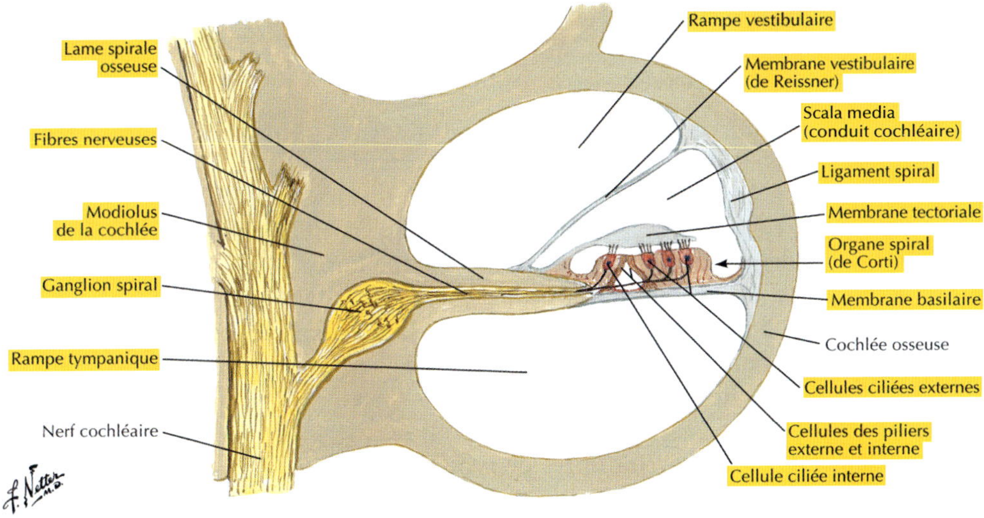

FIGURE 4.12. **Coupe transversale dans une spire de la cochlée.**

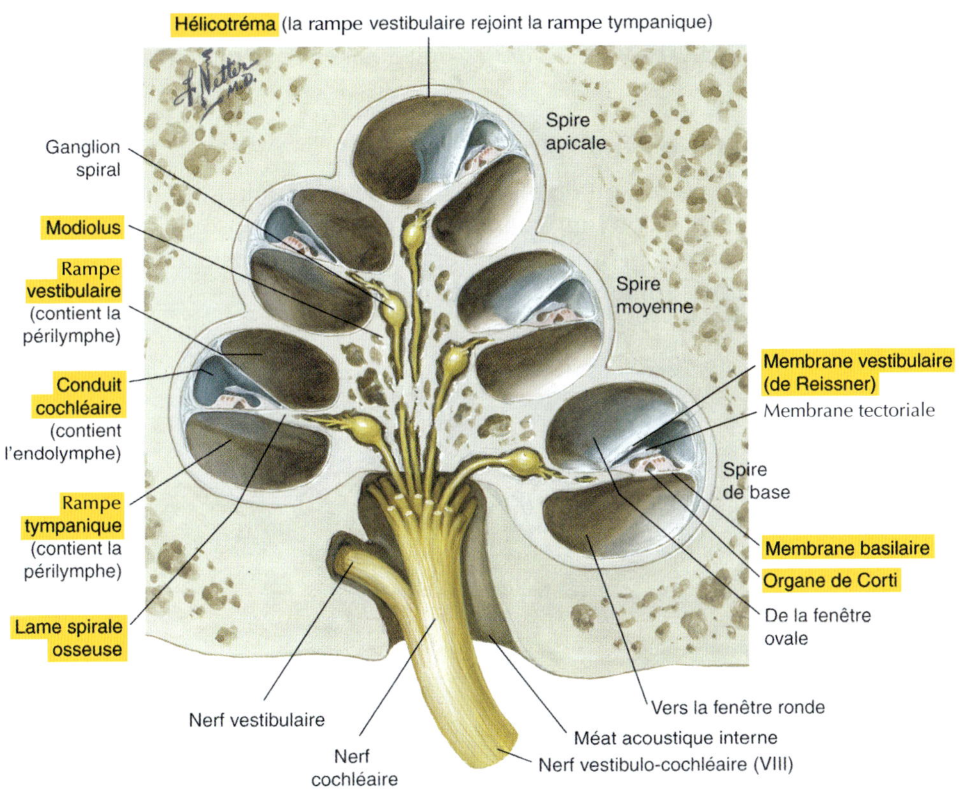

FIGURE 4.13. **Coupe transversale de la cochlée entière.**

Innervation afférente et efférente de la cochlée

Innervation afférente

La cochlée est innervée par plus de 30 000 neurones sensoriels. Les fibres du VIIIe nerf crânien afférent transmettent l'information de la cochlée au système nerveux central. Les cellules bipolaires ont leur corps cellulaire dans le ganglion spiral à l'intérieur du modiolus de la cochlée. Elles envoient une projection qui fait synapse sur les cellules ciliées et une autre projection, plus longue (axone), au noyau cochléaire. La projection innervant les cellules ciliées passe sous les cellules à travers des ouvertures dans la lame spirale appelées *habenula perforata*. Il y a deux types de fibres sensorielles (afférences) provenant des récepteurs auditifs de la cochlée :

1. fibres radiales internes (ou fibres de type I) ;
2. fibres spirales externes (ou fibres de type II).

Fibres radiales internes (ou fibres de type I)

Les fibres radiales internes, ou de type I, représentent 90 à 95 % des afférences et innervent les cellules ciliées internes exclusivement. Chacune des fibres radiales internes se dirige vers une cellule ciliée interne, mais chaque cellule ciliée interne reçoit environ 20 fibres radiales internes (innervation « plusieurs à un »).

Ces fibres sont appelées *fibres radiales* puisqu'elles se déploient en direction radiale.

Fibres spirales externes (ou fibres de type II)

Les fibres spirales externes, ou de type II, traversent le tunnel de Corti et « spiralent » (s'étendent de façon longitudinale) pour faire synapse sur de multiples cellules ciliées externes. Une fibre spirale externe rejoint plusieurs (environ 10) cellules ciliées externes (innervation « un à plusieurs »).

Voie auditive centrale afférente (figures 4.14 et 4.15)

Les fibres nerveuses afférentes (axones) transportant de l'information sensorielle depuis les récepteurs sensoriels de la cochlée, des canaux semi-circulaires et du vestibule forment le nerf vestibulo-cochléaire (*vestibulocochlear nerve*) (nerf crânien VIII). Ce nerf voyage à travers le méat acoustique interne (conduit auditif interne) et entre dans le tronc cérébral à la jonction du pont (protubérance) et de la moelle allongée (bulbe rachidien). Les fibres provenant des récepteurs sensoriels de la cochlée (parfois appelé nerf cochléaire ou *cochlear nerve* en anglais) font tout d'abord synapse sur leur noyau cochléaire respectif (postérieur ou antérieur) situés à la jonction ponto-médullaire. Ces fibres peuvent être qualifiées de *fibres primaires* ou *fibres de premier ordre*.

Au-delà, se trouve la voie auditive centrale. Les réseaux de fibres, constitués d'axones communicants provenant de chaque oreille, voyagent jusqu'aux niveaux supérieurs du système nerveux en suivant un trajet ipsilatéral (du même côté) et controlatéral (du côté opposé), assurant ainsi une redondance de l'information auditive en cas de pathologie ou de dommage.

Le long du trajet, l'information sensorielle auditive est transmise ou traitée par une série de noyaux (groupes de corps cellulaires neuronaux). Les noyaux auditifs regroupent le complexe olivaire supérieur (*superior olivary complex*) (dans la protubérance), lemniscus latéral (*lateral lemnicus*) (dans la protubérance), le colliculus inférieur (*inferior colliculus*) (dans le mésencéphale) et le noyau, ou corps, géniculé médian (*medial geniculate body or nucleus*) (noyau thalamique auditif de relais). À partir de ce point, les fibres sont distribuées (radiations auditives) au cortex auditif primaire (*primary auditory cortex*) localisé sur le gyrus temporal transverse (le gyrus de Heschl) sur la surface supérieure du lobe temporal de chaque hémisphère cérébral.

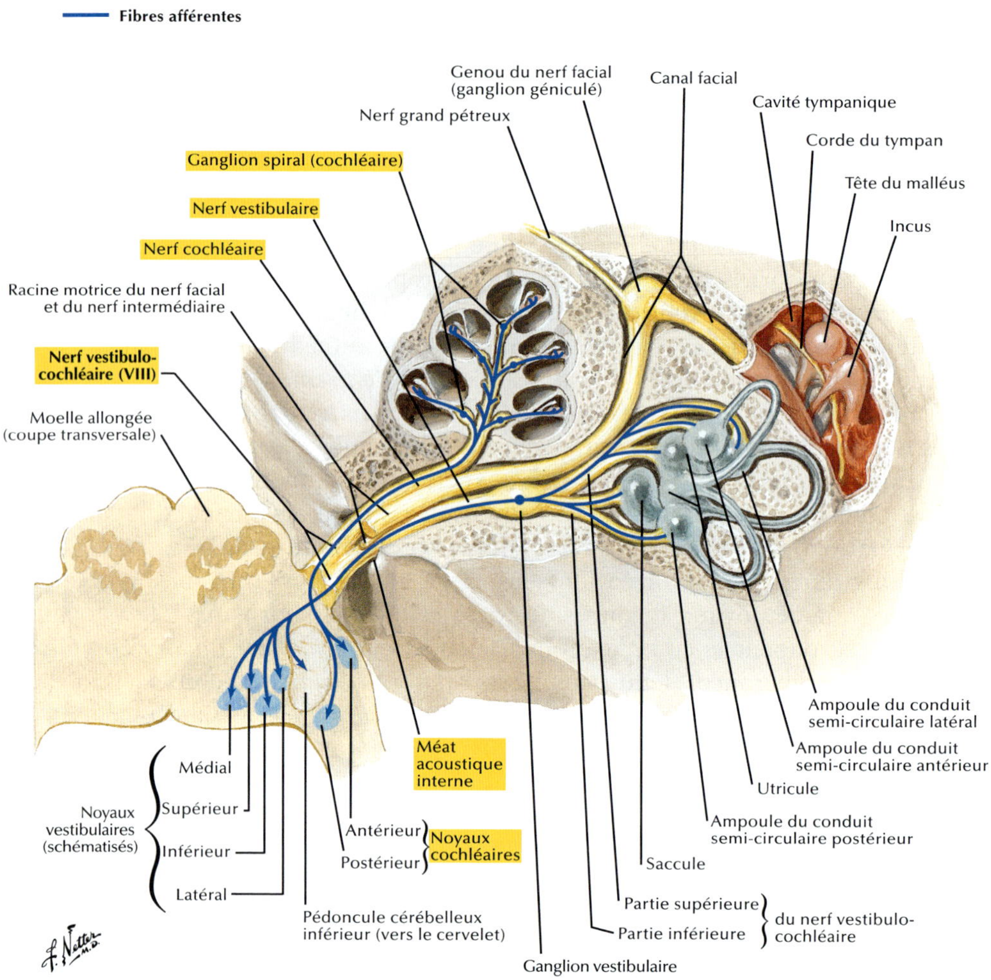

FIGURE 4.14. **Le nerf vestibulo-cochléaire (nerf crânien VIII).**
Source : Netter illustration used with permission of Elsevier Inc.

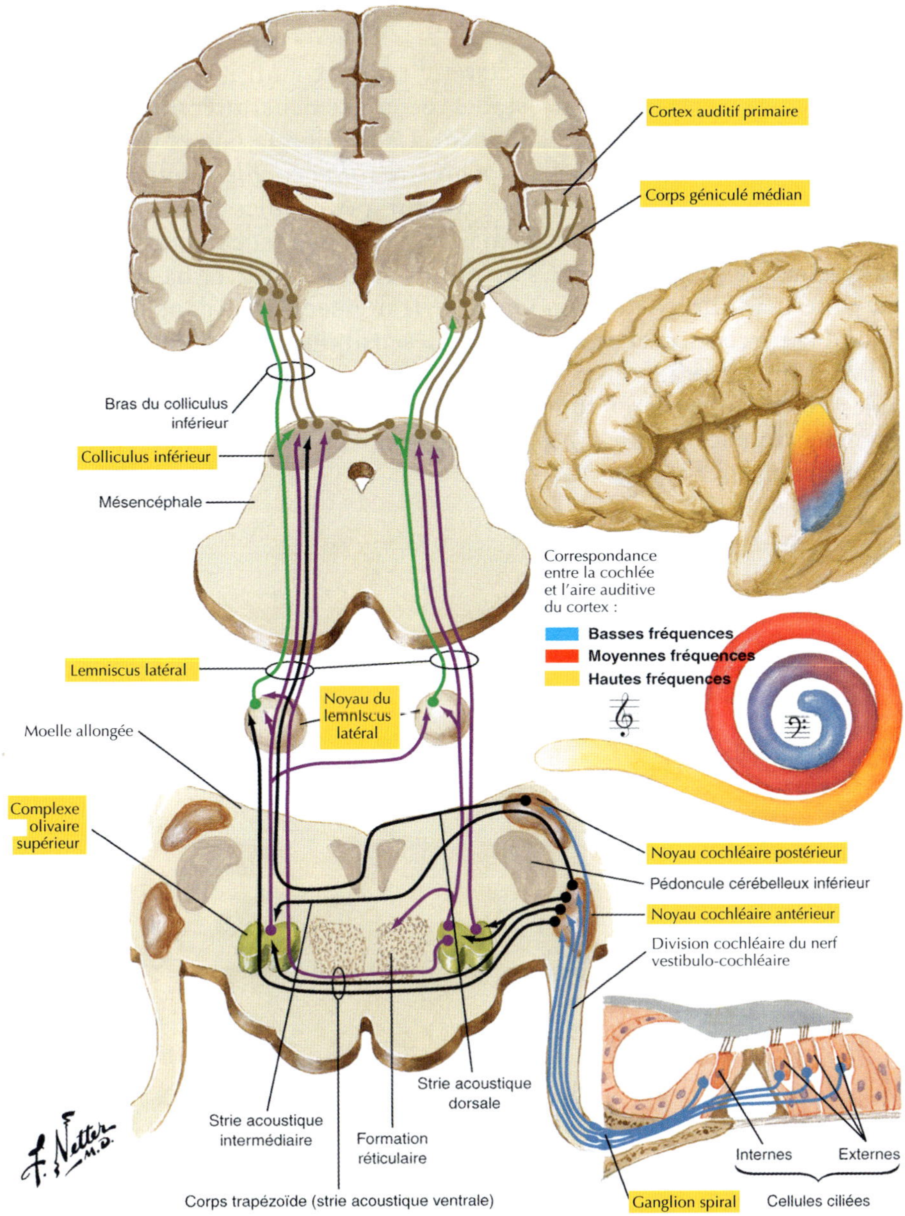

FIGURE 4.15. **Les voies auditives afférentes.**
Source : Netter illustration used with permission of Elsevier Inc. All rights reserved.

Voie auditive centrale efférente

Une voie efférente descendante s'étend du cortex auditif aux cellules ciliées et interagit avec les différents stades de traitement afférent (noyaux) du système ascendant décrit précédemment. La portion la mieux comprise de la voie efférente est le faisceau olivocochléaire (*olivocochlear bundle*), qui part du complexe olivaire supérieur pour revenir aux cellules ciliées de la cochlée. Les fibres du faisceau olivocochléaire médial innervent majoritairement les cellules ciliées externes et font synapse directement sur la base des cellules. Cette voie peut directement moduler le traitement actif dans la cochlée en raffinant la perception et en améliorant la sensibilité auditive des sons faibles. Les fibres du faisceau olivocochléaire latéral innervent essentiellement les cellules ciliées internes et font synapse sur les fibres afférentes plutôt que directement sur les cellules. L'action de cette voie n'est à ce jour pas encore très bien comprise.

Chapitre 5
Le système nerveux

Plan du chapitre

Nerfs crâniens
- I. Nerf olfactif (sensitif)
- II. Nerf optique (sensitif)
- III. Nerf oculomoteur (moteur)
- IV. Nerf trochléaire (moteur)
- V. Nerf trijumeau (moteur et sensitif)
- VI. Nerf abducens (moteur)
- VII. Nerf facial (moteur et sensitif)
- VIII. Nerf vestibulo-cochléaire (sensitif)
- IX. Nerf glossopharyngien (moteur et sensitif)
- X. Nerf vague (moteur et sensitif)
- XI. Nerf spinal accessoire (moteur)
- XII. Nerf hypoglosse (moteur)

Nerfs spinaux

Introduction

La production de la parole est un comportement sensorimoteur extrêmement complexe impliquant l'activité coordonnée d'une vaste gamme de muscles distribués à travers plusieurs systèmes physiologiques, incluant le système respiratoire, ainsi que les systèmes laryngé-phonatoire et oropharyngé-articulatoire. De multiples mécanismes de contrôle neuronal sont impliqués dans la régulation de cette dynamique complexe, incluant un système supérieur de contrôle moteur, des composantes cognitives et linguistiques en interaction avec les systèmes du tronc cérébral et du cervelet, et un système de rétroaction permettant de traiter les informations sensorimotrices provenant de différentes sources.

Les structures respiratoires, laryngées-phonatoires et oropharyngées-articulatoires sont également impliquées dans la déglutition. La déglutition a comme double fonction de transporter la nourriture et la salive et de protéger les voies respiratoires, et ce autant durant la phase d'éveil que pendant le sommeil. Comme la production de la parole, la déglutition est un processus complexe impliquant plusieurs niveaux de fonctionnement du système nerveux, incluant des circuits de générateurs de patrons centraux interagissant avec un système de signaux de rétroaction sensorielle et des mécanismes de contrôle cortical. La parole et la déglutition semblent partager plusieurs éléments communs de contrôle neuronal.

Le système nerveux est divisé en deux parties : le système nerveux central (l'encéphale et la moelle épinière) et le système nerveux périphérique (les nerfs crâniens et spinaux). Les différentes structures du système nerveux central seront examinées en premier lieu dans ce chapitre et nous nous attarderons ensuite sur l'étude des nerfs crâniens et spinaux.

L'encéphale (*brain*) se développe à partir de trois structures primaires (figure 5.1) : le rhombencéphale (ou cerveau postérieur), le mésencéphale et le prosencéphale (ou cerveau antérieur). Le rhombencéphale se divise à son tour en deux parties : le métencéphale (la protubérance et le cervelet) et le myélencéphale (le bulbe rachidien). Le prosencéphale se divise également pour former le télencéphale (les hémisphères cérébraux et les noyaux gris centraux) et le diencéphale (le thalamus, l'hypothalamus, l'épithalamus et le sous-thalamus). La protubérance, le bulbe rachidien et le mésencéphale forment ensemble le tronc cérébral (*brainstem*).

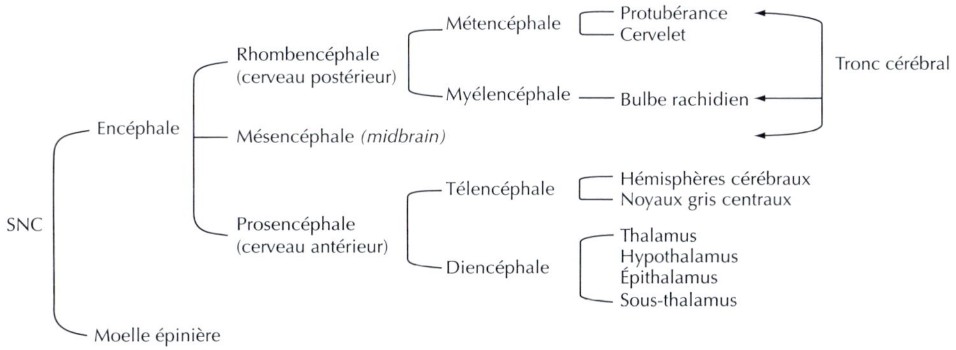

FIGURE 5.1. **Divisions anatomiques et développementales du système nerveux central (SNC).**
Source : David H. McFarland.

Nomenclature neuroanatomique (figure 5.2)

Lorsqu'on veut décrire la localisation des structures cérébrales, il est important de savoir que l'axe longitudinal du système nerveux (*neuroaxis*) fléchit au niveau du mésencéphale au cours du développement. Ainsi, dans la description des hémisphères cérébraux et des portions supérieures du tronc cérébral (au-dessus du diencéphale), le terme rostral (ou antérieur) est utilisé pour désigner la partie antérieure de l'encéphale et le terme caudal (ou postérieur) est utilisé pour désigner la partie postérieure. Le terme dorsal (ou supérieur) signifie vers le haut de l'encéphale alors que le terme ventral (ou inférieur) signifie qu'une structure est loin de la portion supérieure de l'encéphale. En raison de l'orientation supérieure-inférieure de la moelle épinière et des portions inférieures du tronc cérébral, les termes de direction décrits dans l'introduction de ce livre s'appliquent (voir p. 10-11).

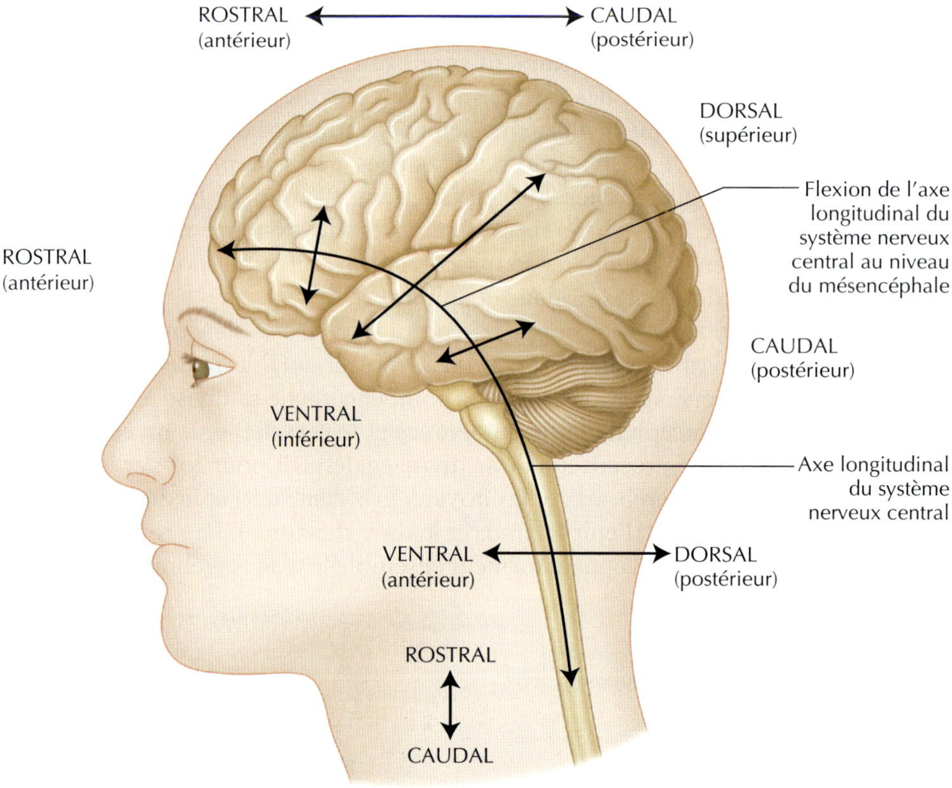

Figure 5.2. **Nomenclature neuroanatomique.**
Source : Éléonore Lamoglia.

Télencéphale (hémisphères cérébraux, ou cerveau, et noyaux gris centraux) (figures 5.3, 5.4, 5.5, 5.6 et 5.7)

Structures de surface

Éléments caractéristiques

Le télencéphale est composé des deux hémisphères cérébraux (*cerebral hemispheres*), séparés par la fissure longitudinale (figure 5.4). Chacun des hémisphères est composé de nombreux gyrus irréguliers (circonvolutions) séparés par des sillons (ou fissures). Les hémisphères cérébraux sont faits de substance grise (corps cellulaires) et de substance blanche (fibres myélinisées). Les trajets des fibres de substance blanche sont catégorisés selon qu'ils projettent sur d'autres régions cérébrales (fibres de projection), qu'ils relient différentes aires à l'intérieur d'un même hémisphère cérébral (fibres d'association) ou qu'ils relient les deux hémisphères cérébraux (fibres commissurales).

Le cortex cérébral (*cerebral cortex*) est la mince couche externe de substance grise coiffant la substance blanche, qui est beaucoup plus volumineuse, des hémisphères cérébraux. Le cortex contient six couches cellulaires horizontales numérotées de I à VI à partir de la couche la plus superficielle. Cette organisation en couches (souvent appelée organisation laminaire) varie considérablement d'une région à l'autre, témoignant des fonctions des différentes régions du cortex.

L'organisation laminaire des aires corticales motrices (c'est-à-dire l'aire motrice primaire, l'aire motrice supplémentaire et le cortex prémoteur latéral) est souvent décrite comme étant *agranulaire*. Elle est caractérisée par une faible quantité de cellules granulaires en raison d'une couche IV d'apparence très mince ou absente, ainsi que par la présence d'un grand nombre de cellules pyramidales dans la couche V. La taille de ces cellules pyramidales et leur nombre sont plus grands dans la couche V de l'aire motrice primaire que dans celle des aires motrices non primaires (l'aire motrice supplémentaire et le cortex prémoteur latéral). Les cellules pyramidales géantes de l'aire motrice primaire sont souvent appelées *cellules de Betz*. Les axones (fibres myélinisées) des cellules pyramidales contribuent à former deux voies motrices importantes pour la production des mouvements fins (c'est-à-dire qui nécessitent un contrôle moteur précis), comme ceux impliqués dans la production de la parole, dans la déglutition et dans les mouvements des mains. Ces voies (souvent appelées « voies pyramidales » dans la littérature sur les troubles moteurs de la parole) sont : (1) les voies corticonucléaires (historiquement appelées corticobulbaires) qui projettent au tronc cérébral et aux motoneurones crâniens et (2) les voies corticospinales qui projettent à la moelle épinière et aux motoneurones spinaux. Les fibres corticonucléaires et corticospinales passent d'abord par un large faisceau de fibres blanches en forme d'éventail localisé à la hauteur du ventricule latéral et convergeant vers la capsule interne, appelée *corona radiata*. Elles voyagent ensuite au travers du genou et de la branche postérieure de la capsule interne, un important faisceau de fibres blanches en forme de V dont la limite supérieure est localisée entre le noyau caudé et le thalamus (voir plus loin figures 5.6 et 5.7). Puis, elles poursuivent leur descente au travers du tronc cérébral. Les fibres corticonucléaires se terminent dans les noyaux moteurs des nerfs crâniens III-VII et IX-XII (situés dans le tronc cérébral) controlatéraux à leur origine dans le cortex. En plus de cette innervation corticale controlatérale, certaines fibres corticonucléaires se terminent dans les noyaux moteurs de nerfs crâniens ipsilatéraux à leur origine dans le cortex, fournissant ainsi une innervation corticale bilatérale à certains nerfs crâniens (pour un sommaire de l'innervation corticale des noyaux moteurs des nerfs crâniens importants pour la parole et la déglutition, voir tableau 5.2 [p. 274]). Les fibres corticospinales poursuivent quant à elles leur descente vers la moelle épinière. Environ 90 % des fibres corticospinales traversent la ligne médiane au niveau du tronc cérébral (ce que l'on appelle parfois la décussation des pyramides) pour se terminer dans les corps cellulaires des motoneurones spinaux controlatéraux à leur origine dans le cortex cérébral (figure 5.6), mais certaines vont poursuivre leur descente du côté de leur origine dans le cortex (ipsilatéralement) et traverser la ligne médiane (décusser) plus bas dans la moelle épinière. Une très faible proportion des fibres corticospinales ne décusssent à aucun niveau du tronc cérébral ou de la moelle épinière et se terminent dans les corps cellulaires des motoneurones spinaux ipsilatéraux. Les cellules pyramidales dont les axones forment les voies corticonucléaires et corticospinales sont parfois appelées *motoneurones supérieurs*, alors que les motoneurones crâniens et spinaux qu'elles innervent sont appelés *motoneurones inférieurs*. Il existe des voies motrices autres que les voies corticonucléaires et corticospinales dont l'origine se situe au niveau du cortex cérébral ou du tronc cérébral et qui projettent aux motoneurones crâniens et spinaux, comme les voies réticulospinales qui régulent le tonus musculaire. Ces voies sont souvent appelées « voies extrapyramidales » dans la littérature sur les troubles moteurs de la parole. En comparaison à ces « voies extrapyramidales », les voies corticonucléaires et corticospinales ont un accès privilégié aux motoneurones crâniens et spinaux, respectivement.

L'organisation laminaire de l'aire sensorielle primaire (adjacente à l'aire motrice primaire) est souvent décrite comme étant *granulaire*. Elle est caractérisée par la présence d'un grand nombre de cellules étoilées (un type de cellules granulaires) en raison d'une large couche IV et par peu de cellules de Betz. Les cellules étoilées sont importantes pour le traitement des rétroactions sensorielles, puisque ce sont les neurones recevant la majorité des informations sensorielles (incluant celles reliées à la parole, à la déglutition et à d'autres mouvements).

Fissures importantes

Le télencéphale contient les fissures importantes suivantes :

• fissure longitudinale (*longitudinal fissure*), également nommée fissure sagittale (*sagittal fissure*) ou fissure cérébrale longitudinale (*longitudinal cerebral fissure*) (figure 5.4) ;

• sillon latéral (*lateral sulcus*), situé sur la surface latérale, également connu sous le nom de *sillon de Sylvius* (*fissure of Sylvius*) ou *fissure sylvienne* (*silvian fissure*) (figure 5.3) ;

• sillon central (*central sulcus*), situé sur la surface latérale, également appelé *sillon de Rolando* (*fissure of Rolando*) (figure 5.3) ;

• sillon pariéto-occipital (*parietooccipital sulcus*), situé sur la face médiale (figure 5.5) ;

• sillon calcarin (*calcarine sulcus*), situé sur la surface postéro-médiale (figures 5.4 et 5.5).

Lobes cérébraux

La surface externe de chaque hémisphère cérébral peut être divisée anatomiquement en quatre lobes cérébraux (figure 5.3) en utilisant les fissures :

1. le lobe frontal (*frontal lobe*) est rostral au sillon central et dorsal au sillon latéral ;
2. le lobe pariétal (*parietal lobe*) est caudal au sillon central. Sa limite caudale consiste en un prolongement imaginaire du sillon pariéto-occipital sur la surface latérale. Sa limite inférieure est un prolongement de la fissure sylvienne ;
3. le lobe occipital (*occipital lobe*) est caudal à la frontière postérieure du lobe pariétal, qui est un prolongement du sillon pariéto-occipital ;
4. le lobe temporal (*temporal lobe*), inférieur aux lobes frontal et pariétal, est rostral au lobe occipital.

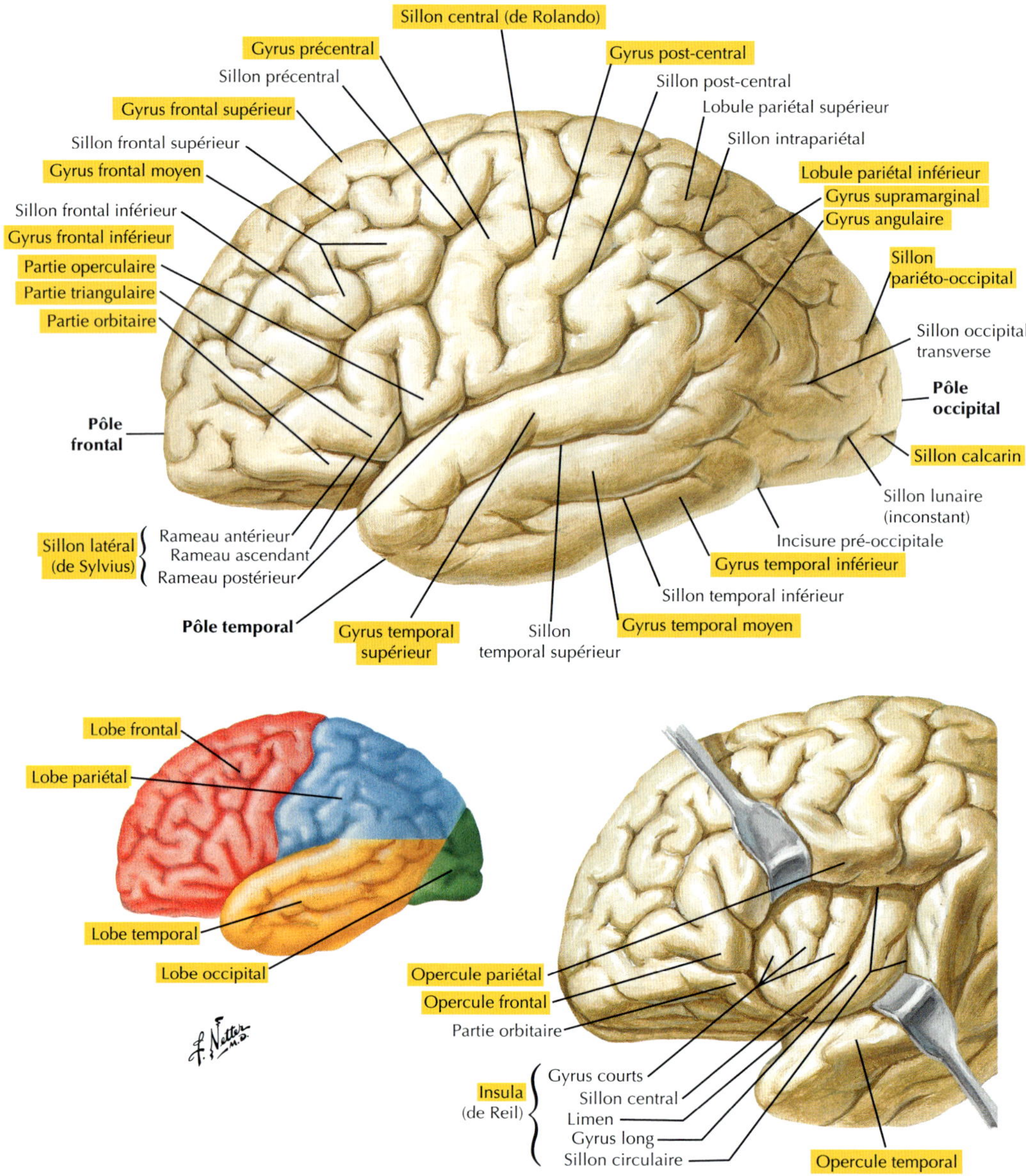

FIGURE 5.3. **Vues latérales du cerveau.**
Observer les lobes des hémisphères cérébraux.

➾ Certaines légendes des figures sont surlignées en jaune afin de mettre l'accent sur les éléments mentionnés dans le texte correspondant à la figure.

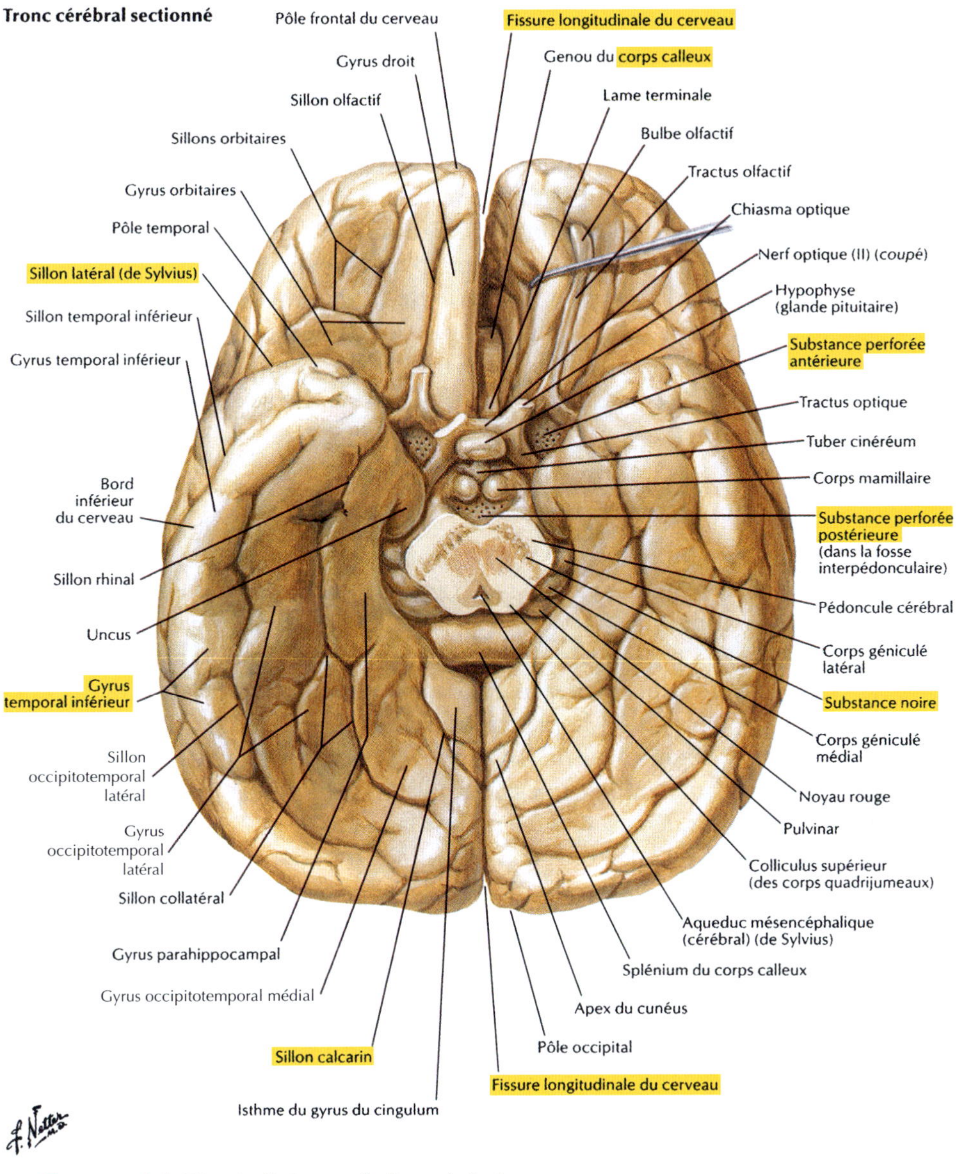

FIGURE 5.4. Vue inférieure de l'encéphale.
Source : Netter illustration used with permission of Elsevier Inc.

Surface interne

Le troisième ventricule fait partie du système ventriculaire, qui est une série de conduits impliqués dans la production et la circulation du liquide cérébrospinal.

Le corps calleux (*corpus callosum*) et la commissure antérieure (*anterior commissure*) (figure 5.5 ; voir également plus loin figure 5.7) sont les deux faisceaux d'axones qui relient les deux hémisphères entre eux.

Le gyrus du cingulum (circonvolution cingulaire) se trouve au-dessus du corps calleux (figure 5.5). Ce gyrus contient plusieurs aires anatomiquement et fonctionnellement distinctes. À la hauteur de la commissure antérieure, le gyrus du cingulum se divise en une région caudale et une région rostrale (agranulaire), cette dernière étant impliquée dans la préparation des mouvements. Chacune de ces deux régions (caudale et rostrale) se subdivise en plusieurs aires fonctionnellement distinctes.

Surface externe

Sur le lobe frontal, on peut identifier les structures suivantes (figure 5.3) :

- le segment médial du gyrus frontal supérieur contient deux aires motrices (agranulaires) importantes qui sont désignées collectivement comme le complexe moteur supplémentaire : (1) l'aire motrice supplémentaire et (2) l'aire motrice pré-supplémentaire qui est plus rostrale. Ces aires sont organisées somatotopiquement et sont impliquées dans la production de la parole, de la déglutition et d'autres mouvements, notamment dans la sélection, la préparation, l'initiation, ainsi que le séquencement temporel des composantes du mouvement ;
- la portion caudale du gyrus précentral est adjacente au sillon central et s'étend du sillon latéral jusqu'à la surface médiale supérieure du lobe frontal. Cette portion contient l'aire motrice primaire (ou le cortex moteur primaire) agranulaire. Ce cortex moteur primaire est organisé somatotopiquement avec les parties du corps souvent représentées par une carte topographique d'un corps déformé appelée *homonculus*. Le visage, le larynx et le pharynx ont une large représentation dans la partie inférieure du gyrus (figure 5.6), ce qui reflète le contrôle musculaire précis requis par ces structures pour la parole et l'alimentation/déglutition (et d'autres mouvements oro-faciaux) ;
- la portion antérieure du gyrus précentral, près du sillon précentral, contient le cortex prémoteur (cortex prémoteur latéral). Le cortex prémoteur se divise en un segment ventral et un segment dorsal, approximativement à la hauteur du sillon frontal inférieur. Ces deux segments se divisent ensuite en régions fonctionnellement distinctes. Le cortex prémoteur est impliqué dans la production de la parole (autant pour la production que la perception), la déglutition et d'autres comportements moteurs, particulièrement au niveau de la planification sensorimotrice des mouvements, de même qu'au niveau des aspects plus cognitifs de la préparation motrice tels que la sélection de réponse (*response selection*) ;

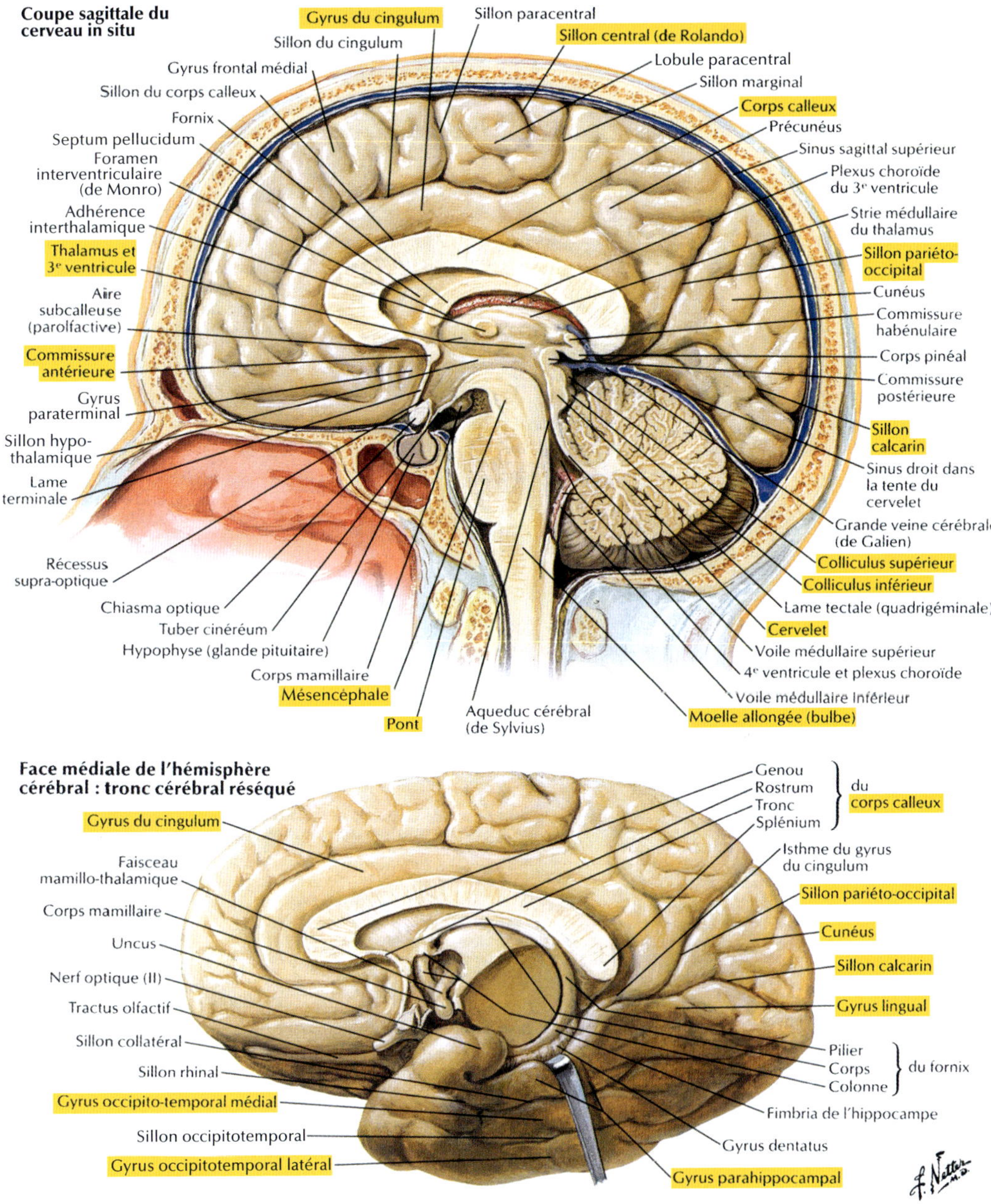

FIGURE 5.5. Vues médiales du cerveau.
Source : Netter illustration used with permission of Elsevier Inc. All rights reserved.

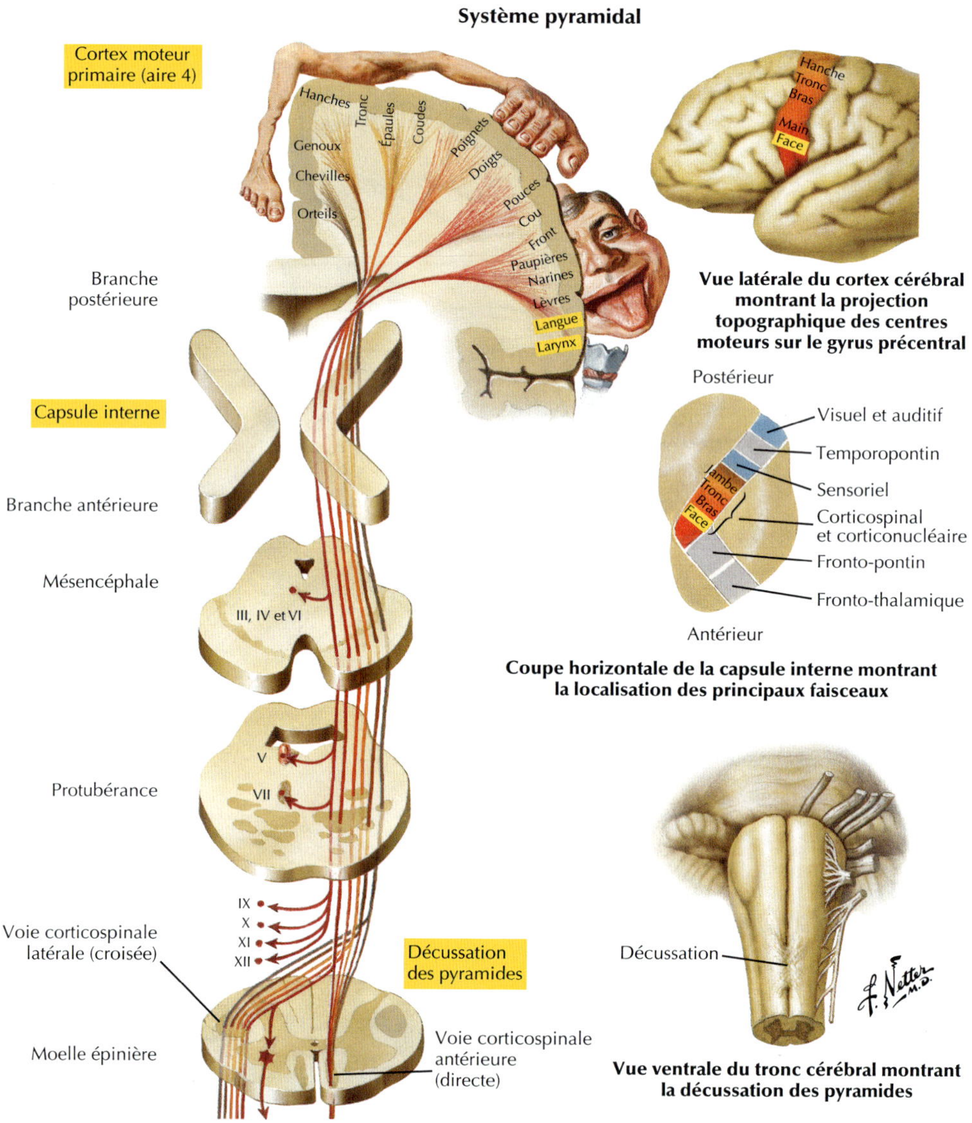

FIGURE 5.6. Le système pyramidal, représentant les parties du corps sur le cortex moteur.

Source : Netter illustration used with permission of Elsevier Inc. All rights reserved.

• le gyrus frontal inférieur se divise en une aire orbitaire ventrale (*pars orbitalis*), une aire triangulaire (*pars triangularis*) et une aire operculaire caudale (*pars opercularis*). Les régions operculaire et triangulaire de l'hémisphère gauche correspondent à l'*aire de Broca* et ont une implication importante dans la planification et l'articulation de la parole (région operculaire), de même que dans la compréhension du langage, incluant les aspects sémantiques et syntaxiques (région triangulaire). Les données en imagerie cérébrale ont révélé une activation reliée à la déglutition dans l'aire de Broca.

Sur le lobe pariétal, on peut identifier les structures suivantes (figure 5.3) :

• le gyrus postcentral, situé postérieurement ou caudal au sillon central, est important pour le traitement de l'information sensorielle, d'où son appellation *cortex, ou aire, sensoriel* (*somatosensoriel*) *primaire*. De façon similaire au cortex moteur primaire, les parties du corps sont représentées topographiquement dans le cortex sensoriel primaire ;

• le gyrus supramarginal est situé autour de l'extrémité caudale de la fissure latérale ;

• le gyrus angulaire est situé autour de l'extrémité caudale du sillon temporal supérieur.

Ces deux dernières régions, le gyrus supramarginal et le gyrus angulaire, reçoivent des informations à la fois auditives, visuelles et somatosensorielles. Le gyrus supramarginal participe au traitement phonologique et le gyrus angulaire est impliqué dans le traitement sémantique.

Sur le lobe temporal, on peut identifier les structures suivantes (voir figure 5.3) :

• les gyrus temporaux supérieur, moyen et inférieur sont situés sur le lobe temporal. L'*opercule temporal* est formé par le gyrus temporal supérieur et le gyrus temporal transverse. Opercule signifie « couvercle » ; dans ce cas, l'opercule couvre l'insula ;

• le gyrus de Heschl (non identifié sur la figure) est situé profondément à l'intérieur du sillon latéral sur l'opercule temporal. Le gyrus de Heschl contient le cortex (ou aire) auditif primaire ;

• le planum temporal est également situé sur l'opercule temporal, postérieurement au gyrus de Heschl ;

• l'aire de Wernicke comprend la moitié supérieure du gyrus temporal supérieur de l'hémisphère gauche et inclut le planum temporal. Cette aire est particulièrement importante sur le plan de la compréhension du langage.

Située profondément dans le sillon latéral et complètement recouverte par les opercules frontal, temporal et pariétal (figure 5.3), on retrouve l'insula (cortex insulaire). Cette structure est parfois décrite comme faisant partie d'un groupe structurel ou fonctionnel spécifique (par exemple, lobe temporal), comme une région corticale distincte n'appartenant à aucun lobe cérébral ou comme étant un lobe cérébral interne distinct appelé *lobe insulaire*. L'insula est fréquemment divisée en les cortex insulaires antérieur et postérieur. Les données en imagerie cérébrale et stimulation électrique ont révélé une activation de l'insula lors des mouvements de la parole et de la déglutition. Sur le cortex insulaire antérieur et l'opercule frontal, on peut identifier le cortex gustatif, une aire impliquée dans l'intégration des informations sensorielles olfactives et gustatives lors de l'ingestion d'aliments.

Sur le lobe occipital (figures 5.3 et 5.5), on peut identifier le cortex visuel primaire (aussi appelé aire visuelle primaire ou cortex strié). Cette aire est située sur chaque côté du sillon calcarin, le cunéus et le gyrus lingual. Elle reçoit la majorité des informations visuelles.

Structures internes des hémisphères cérébraux

Sous la couche de cortex, on retrouve les structures suivantes :
- des faisceaux de substance blanche reliant différentes parties du cortex entre elles ou se dirigeant vers (ou provenant du) le tronc cérébral et la moelle épinière ;
- la formation hippocampique (*hippocampal formation*), les amygdales (*amygdala*) et les noyaux gris centraux.

Noyaux gris centraux (*basal ganglia*)

Les noyaux gris centraux comprennent (figure 5.7) :
- les structures anatomiques suivantes :
  - le noyau caudé (*caudate nucleus*),
  - le putamen (*putamen*),
  - le globus pallidus (*globus pallidus*) (segments internes et externes) ;
- les composantes fonctionnelles suivantes :
  - la substance noire (*substantia nigra*),
  - le noyau sous-thalamique (*subthalamic nucleus*).

Les noyaux gris centraux, qui sont situés profondément dans le télencéphale, sont également appelés « ganglions de la base ». Ils sont impliqués dans le contrôle de la posture et du tonus musculaire, ainsi que dans la préparation et l'initiation des mouvements. Le putamen et le globus pallidus forment une unité appelée *noyau lenticulaire* (*lentiform or lenticular nucleus*). Le noyau caudé et le putamen forment ensemble le *corps strié* ou *striatum* (*striate body or corpus striatum*). La substance noire (mésencéphale) et le noyau sous-thalamique (diencéphale), quoique non anatomiquement localisés dans le télencéphale, constituent des structures fréquemment considérées comme des composantes fonctionnelles des noyaux gris centraux.

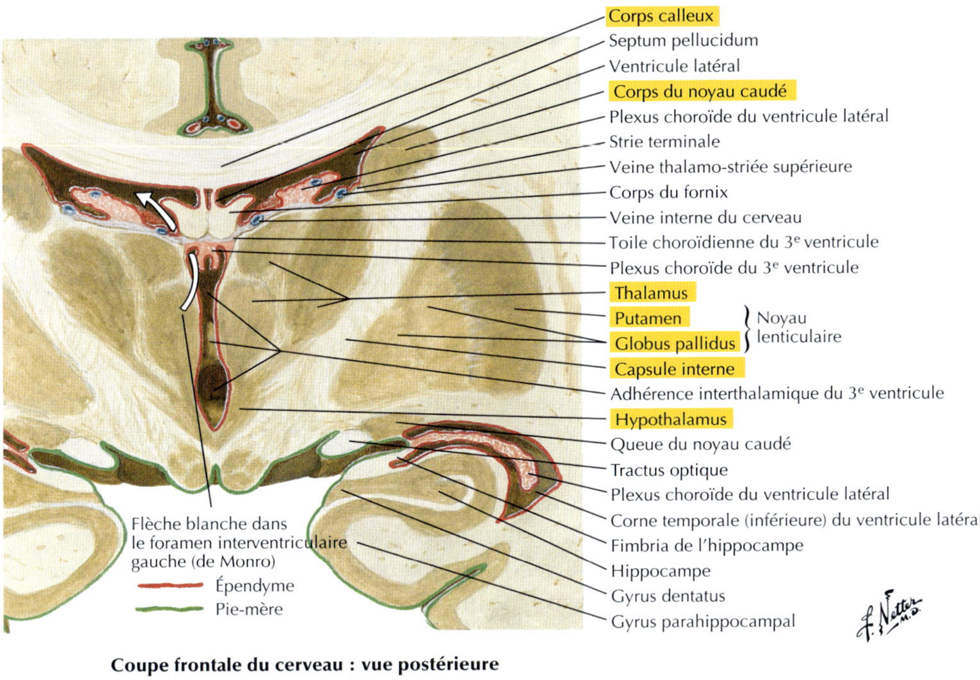

FIGURE 5.7. **Une coupe coronale des noyaux gris centraux, du thalamus et des structures associées.**

Source : Netter illustration used with permission of Elsevier Inc. All rights reserved.

Diencéphale (thalamus, hypothalamus, épithalamus et sous-thalamus) (voir figure 5.7)

Éléments caractéristiques

Le diencéphale est situé profondément à l'intérieur des hémisphères cérébraux et presque entièrement encerclé par ceux-ci. Il comprend les structures suivantes : (1) le thalamus (*thalamus*), (2) l'hypothalamus (*hypothalamus*), (3) l'épithalamus (*epithalamus*) et (4) le sous-thalamus (*subthalamus*).

Importance pour la parole et la déglutition

Le thalamus contient une multitude de noyaux intégrés à des circuits moteurs, sensoriels et associatifs. Tous les signaux sensoriels, à l'exception des sensations olfactives, passent d'abord par le thalamus avant d'atteindre le cortex. Le thalamus est donc souvent considéré comme étant seulement un « centre de relais » sensoriel. Toutefois, le thalamus possède en réalité des connexions bidirectionnelles avec le cortex. Il reçoit non seulement des signaux sensoriels, mais également des signaux moteurs, ce qui lui attribue un rôle supplémentaire lié à la production des mouvements.

Le noyau ventrolatéral et le noyau ventro-antérieur relient les noyaux gris centraux et le cervelet à leurs aires motrices et prémotrices respectives. Ils sont par conséquent impliqués dans l'initiation et la planification motrices des mouvements.

Mésencéphale (*mesencephalon or midbrain*) (voir figures 5.5 et 5.11)

Éléments caractéristiques

Le mésencéphale constitue la plus petite partie du tronc cérébral et se situe juste au-dessus de la protubérance. Il contient un certain nombre de noyaux, incluant la substance noire, qui fait partie des noyaux gris centraux, ainsi que les colliculi inférieurs et supérieurs, qui forment ensemble les *tubercules quadrijumeaux* (*corpora quadrigemina*). Les colliculi inférieurs (*inferior colliculi*) sont d'importants noyaux de la voie auditive centrale, alors que les colliculi supérieurs (*superior colliculi*) sont d'importants noyaux de la voie visuelle centrale.

Les fibres des voies corticospinales, corticonucléaires et corticopontiques passent par le mésencéphale. La base du mésencéphale contient les pédoncules cérébelleux supérieurs (*superior cerebellar peduncles*).

Importance pour la parole et la déglutition

La substance noire est impliquée de façon importante dans la régulation de l'activité motrice, particulièrement au niveau de l'initiation et de la cessation des mouvements. Le mésencéphale contient les noyaux de plusieurs nerfs crâniens (voir plus loin Nerfs crâniens [p. 252-274]). Les colliculi inférieurs constituent pour leur part des noyaux importants pour le relais et le traitement des informations auditives.

Métencéphale (protubérance, ou pont, et cervelet) (figure 5.8 ; voir également figures 5.5 et 5.11)

Éléments caractéristiques

Le métencéphale est composé de la protubérance (*pons*) et du cervelet (dont il sera question plus loin [p. 236-239]). La protubérance contient des fibres verticales et horizontales. Les fibres horizontales sont situées sur la surface antérieure de la protubérance et forment les pédoncules cérébelleux (*cerebellar peduncles*), lesquels relient le tronc cérébral au cervelet. Les fibres verticales (longitudinales) du métencéphale sont continues avec les fibres longitudinales du myélencéphale et transmettent des informations sensorielles et motrices.

Importance pour la parole et la déglutition

La protubérance contient les noyaux moteurs de deux nerfs crâniens importants pour la parole et la déglutition : le nerf trijumeau (V) et le nerf facial (VII).

Myélencéphale (bulbe rachidien ou moelle allongée) (figure 5.8 ; voir également figure 5.5)

Éléments caractéristiques

Le bulbe rachidien (*medulla oblongata*) est la portion la plus caudale du tronc cérébral. Il est situé entre la protubérance et la moelle épinière, antérieurement au cervelet. Visuellement, le bulbe se présente comme un élargissement de la moelle épinière.

Importance pour la parole et la déglutition

Le bulbe rachidien renferme le noyau ambigu (*ambiguous nucleus*) qui contient les noyaux moteurs de deux nerfs crâniens impliqués dans la parole et la déglutition : le nerf glossopharyngien (IX) et le nerf vague (X). Quoique le noyau ambigu reçoive une innervation provenant des deux hémisphères cérébraux, la majorité provient de l'hémisphère controlatéral.

Générateurs de patrons centraux du tronc cérébral (*brainstem central pattern generators*)

La protubérance et le bulbe rachidien contiennent des noyaux importants générateurs de patrons, parfois appelés *générateurs de patrons centraux* du tronc cérébral. Ce terme est utilisé puisque ces ensembles de neurones contiennent les circuits neuraux nécessaires à la génération de certains mouvements rythmiques et répétitifs fondamentaux tels que la déglutition, la mastication, la respiration et la locomotion. Les générateurs de patrons pour ces mouvements pourraient partager des neurones multifonctionnels destinés à produire l'un ou l'autre de ces comportements ou à coordonner deux comportements, par exemple dans le cas de la respiration et de la déglutition. Bien que des patrons de base puissent être générés par les noyaux du tronc cérébral, l'adaptation des mouvements selon le changement de conditions environnementales externes ou internes (par exemple, différents types de bols alimentaires) requiert de la rétroaction sensorielle et des signaux provenant de niveaux supérieurs du système nerveux (par exemple, des signaux corticaux). Ainsi, les générateurs de patrons centraux ne constituent qu'une partie du mécanisme neuronal contrôlant ces comportements complexes. Il a également été suggéré que la production de la parole utilise ou partage certains circuits du tronc cérébral de la respiration, de la mastication et de la déglutition.

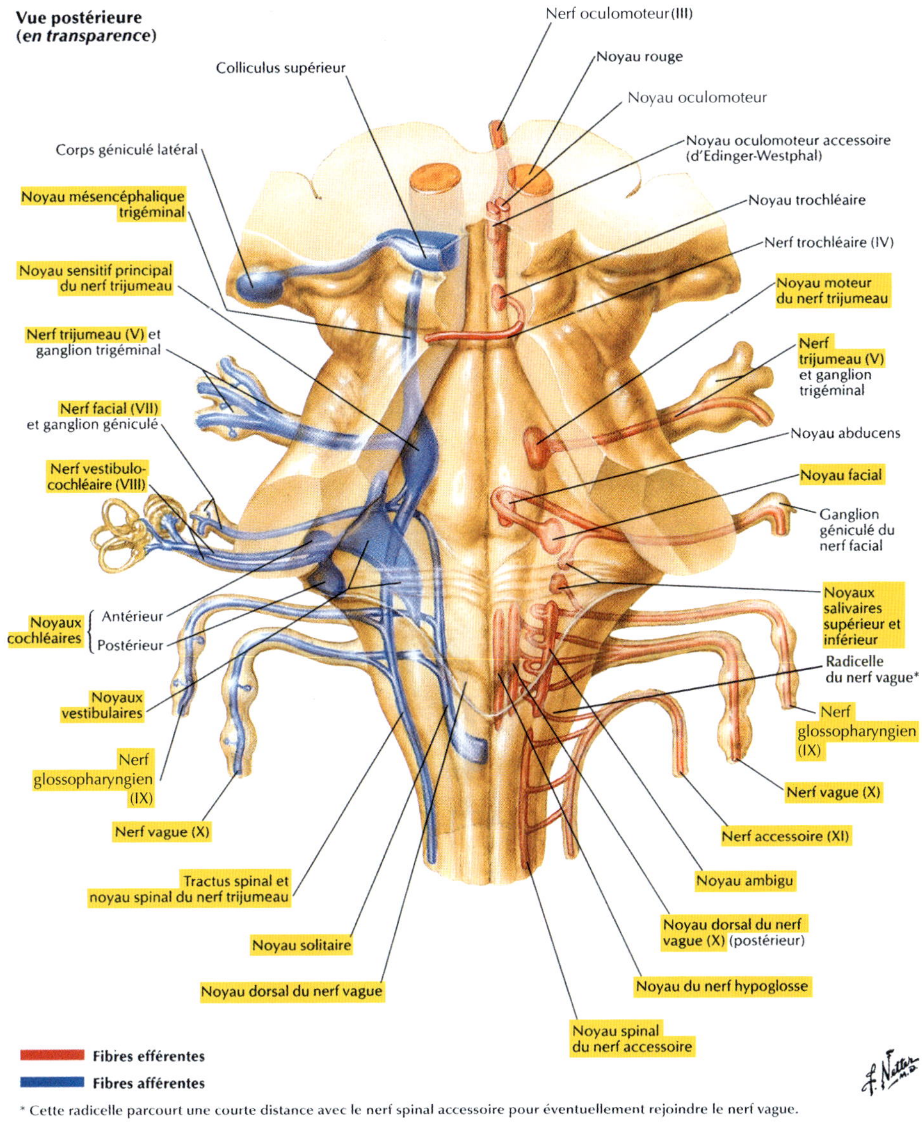

FIGURE 5.8. **La localisation des noyaux des nerfs crâniens et du trajet des fibres nerveuses afférentes (en bleu) et efférentes (en rouge) dans le tronc cérébral.**
Source : Netter illustration used with permission of Elsevier Inc. All rights reserved.

Moelle épinière (*spinal cord*) (figure 5.9)

Éléments caractéristiques

La moelle épinière est la structure allongée et cylindrique du système nerveux central comprise à l'intérieur de la colonne vertébrale. Sa limite supérieure constitue la base du bulbe rachidien, et sa limite inférieure est la première ou la deuxième vertèbre lombaire.

La moelle épinière est protégée par la colonne vertébrale et les méninges spinales.

La moelle épinière est divisée en 31 segments. Chacun de ces segments donne naissance à des racines ventrales (efférentes) et dorsales (afférentes), lesquelles fusionnent pour former un nerf spinal (voir plus loin Nerfs spinaux [p. 272]).

Structures internes

Dans une coupe transversale de la moelle épinière, les structures suivantes peuvent être observées :

- la substance grise, dont la forme est semblable à un papillon, située profondément dans la moelle ;
- la substance blanche qui entoure la substance grise et contient des faisceaux ascendants et descendants. Les faisceaux de substance blanche transportent l'information de l'encéphale à la périphérie (information motrice) et de la périphérie à l'encéphale (information sensorielle).

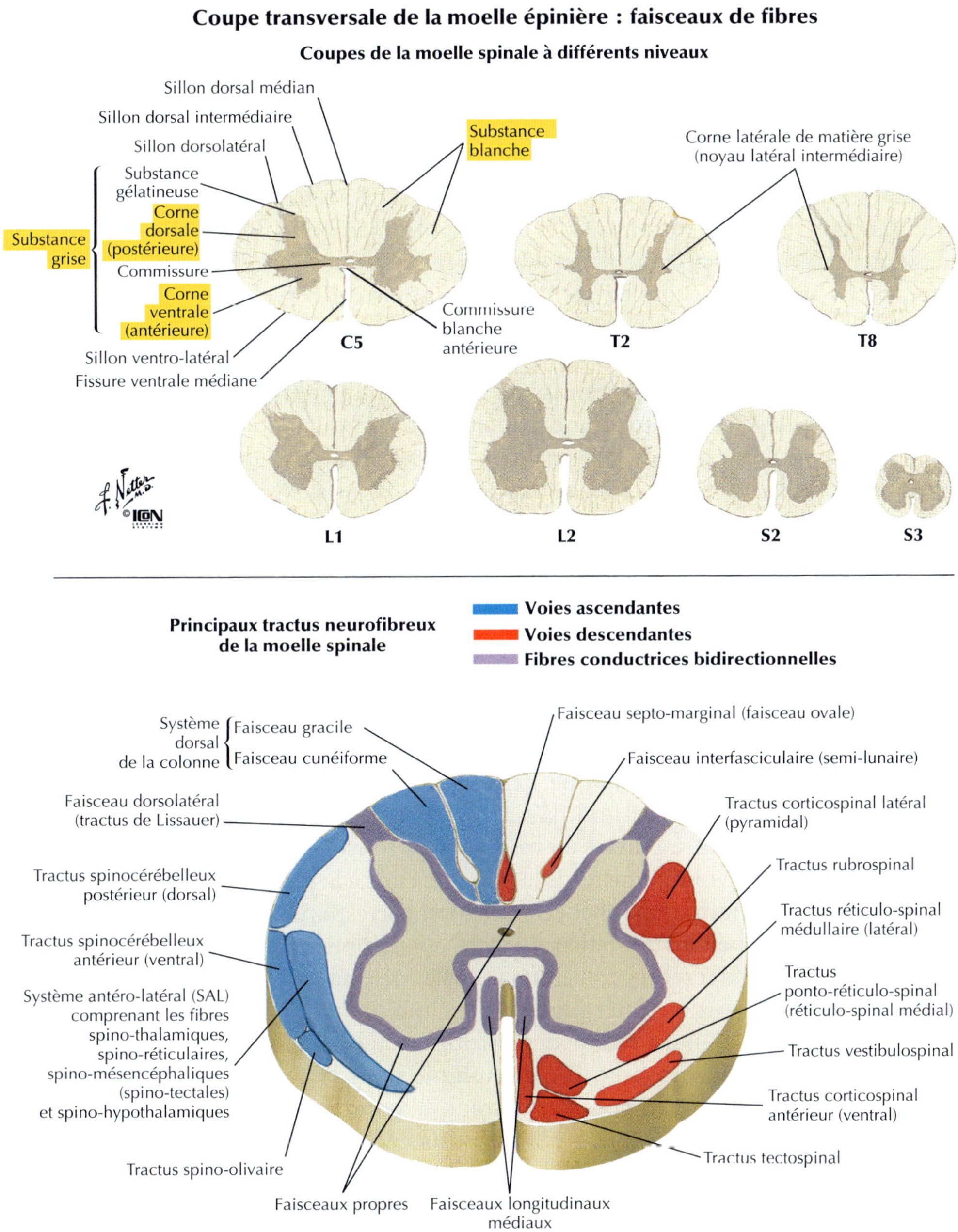

FIGURE 5.9. Trajet des fibres de la moelle épinière.
Source : Netter illustration used with permission of Elsevier Inc.

Cervelet (*cerebellum*) (figures 5.10 et 5.11)

Éléments caractéristiques

Le cervelet (« petit cerveau ») est une structure anatomique complexe située postérieurement à la protubérance et au bulbe rachidien et inférieurement au lobe occipital qu'il chevauche partiellement. Il est relié au tronc cérébral et au reste de l'encéphale par l'entremise des pédoncules cérébelleux inférieurs, moyens et supérieurs qui contiennent des fibres afférentes et efférentes. Nous sommes encore en train de découvrir les rôles potentiels du cervelet dans la parole et la déglutition, mais tout comme pour les autres mouvements complexes, il est fort probable que le cervelet participe à la planification et à la régulation des mouvements ainsi qu'à l'apprentissage moteur et la mémoire.

Le cervelet est composé d'une couche externe de matière grise (le cortex cérébelleux), d'une portion interne de matière blanche et de plusieurs noyaux profonds, incluant (du latéral au médial) le noyau denté, le noyau interposé (composé des noyaux globuleux et emboliforme) et le noyau fastigial. Ces noyaux agissent comme des relais pour les voies efférentes et afférentes du cervelet. Une coupe sagittale du cervelet (figure 5.11) révèle sa structure semblable à un arbre appelé à l'origine « l'arbre de vie » (*arbor vitae*). Une coupe transversale permet d'observer la structure complexe de la surface du cortex cérébelleux qui, contrairement aux circonvolutions du cortex cérébral, ressemble aux « feuilles » d'un arbre, d'où leur appellation *folia*.

Le cervelet comprend une structure médiane appelée *vermis* qui relie les deux hémisphères cérébelleux. Chaque hémisphère est divisé en trois lobes : antérieur, postérieur et flocculo-nodulaire.

Le cervelet peut être subdivisé en trois régions fonctionnelles et phylogénétiques (d'un point de vue évolutionniste, de la plus ancienne à la plus récente) (figure 5.12) : le vestibulocérébellum (ou archéocervelet), qui correspond au lobe flocculo-nodulaire ; le spinocérébellum (ou paléocervelet), qui comprend les régions du vermis et du paravermis ; et le cérébrocérébellum (aussi appelé néocervelet ou pontocervelet), qui comprend les portions latérales des lobes antérieurs et postérieurs.

Le vestibulocérébellum reçoit des informations des noyaux vestibulaires et projette à ces mêmes noyaux. Il est impliqué dans la régulation de la posture et de l'équilibre. Les efférences permettent de coordonner les mouvements des yeux, de la tête et du corps en réponse aux informations des conduits semicirculaires et des organes otolithiques de l'oreille interne.

Le spinocérébellum reçoit des afférences proprioceptives de la moelle épinière et du système trigéminal. Les projections venant des noyaux profonds du cervelet (interposé et fastigial) régulent le tonus musculaire et la posture par l'entremise des voies sous-corticales des motoneurones supérieurs. Tant les sorties (*outputs*) motrices que les entrées (*inputs*) sensorielles sont organisées somatotopiquement dans le spinocérébellum.

Le cérébrocérébellum est impliqué dans la planification, l'initiation et la régulation des mouvements fins, incluant la parole. Le cérébrocérébellum reçoit des informations indirectement du cortex cérébral et projette du noyau denté aux cortex prémoteur et d'association du lobe frontal via le thalamus.

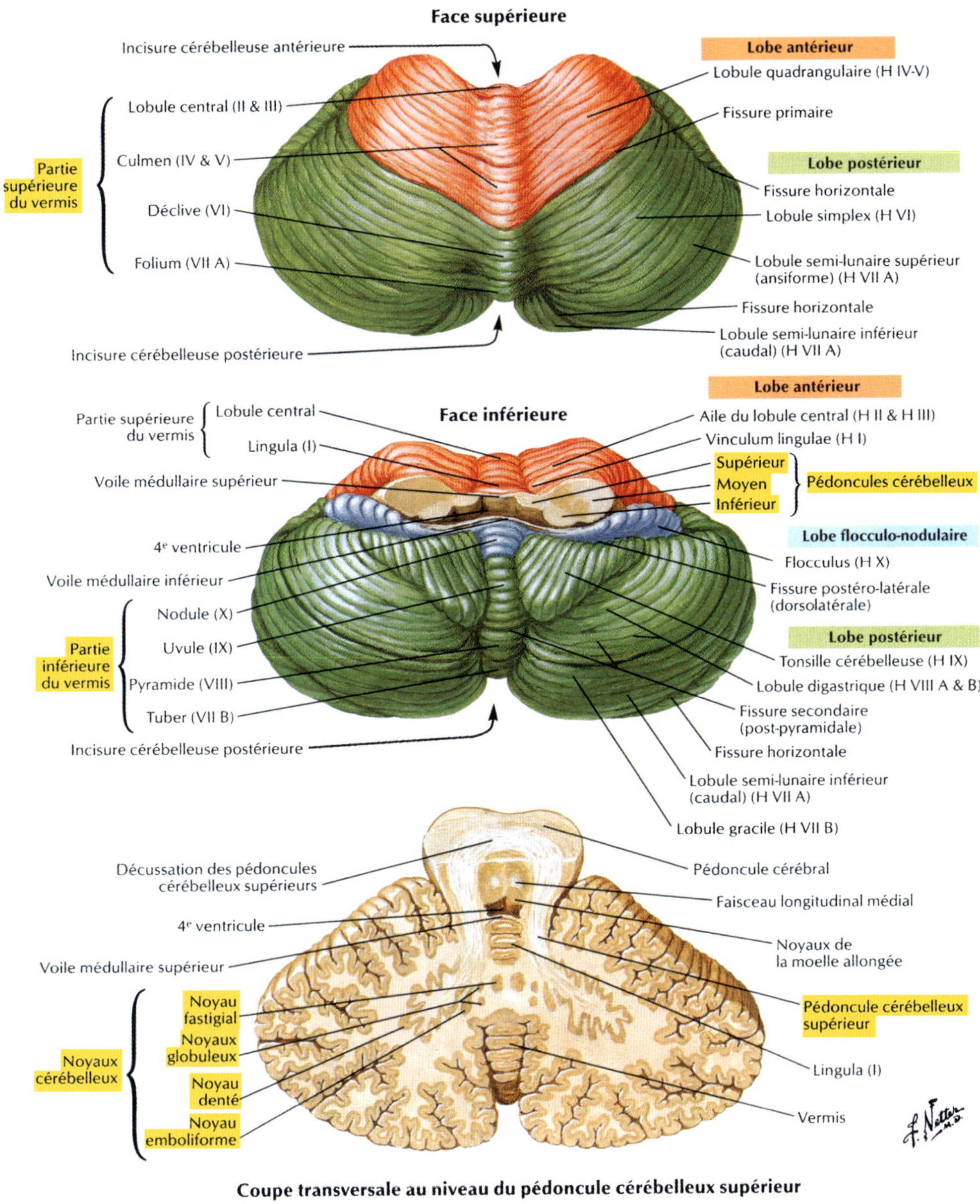

FIGURE 5.10. **Le cervelet.**
Source : Netter illustration used with permission of Elsevier Inc. All rights reserved.

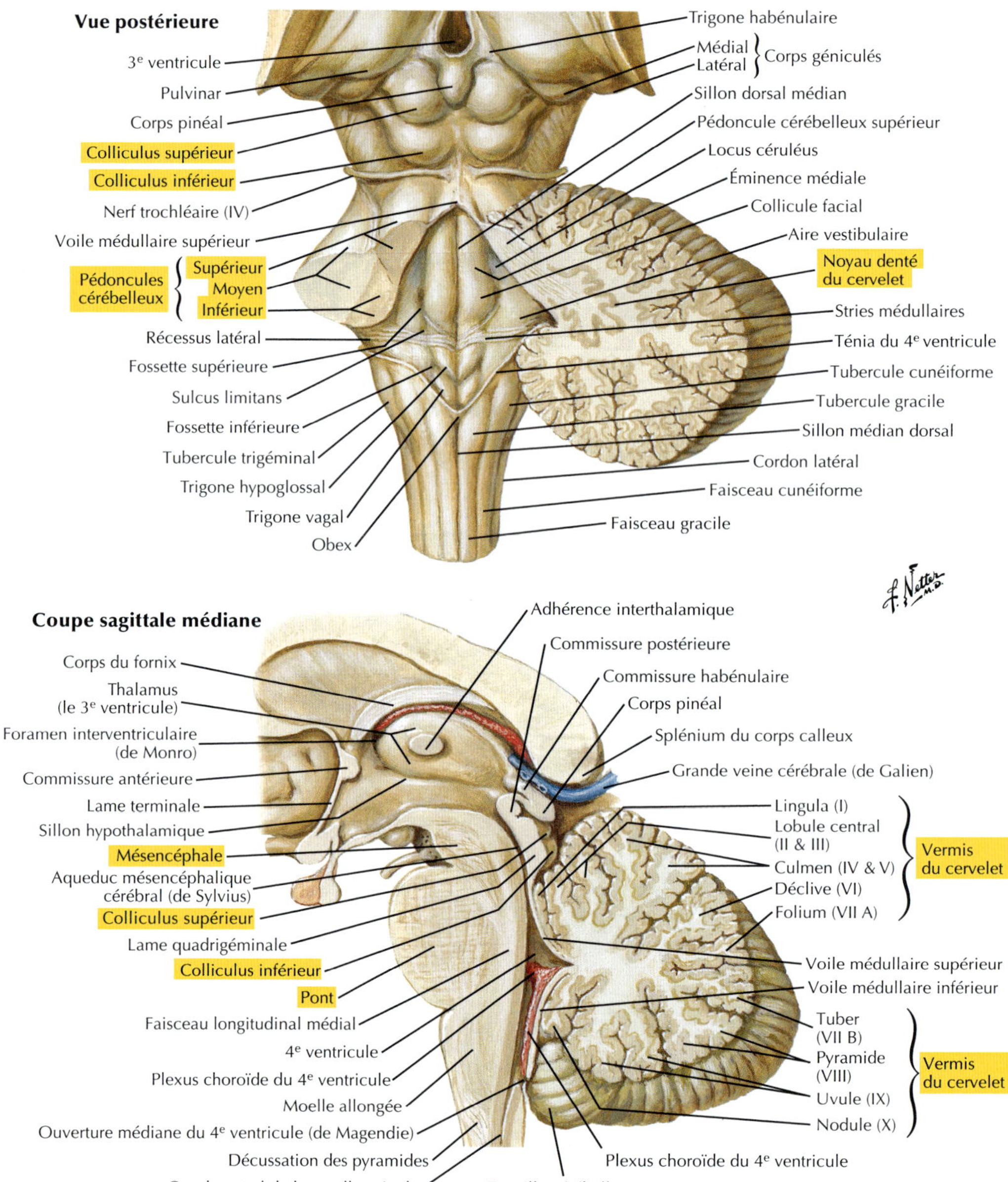

FIGURE 5.11. Une coupe sagittale du cervelet et des structures associées.
Source : Netter illustration used with permission of Elsevier Inc. All rights reserved.

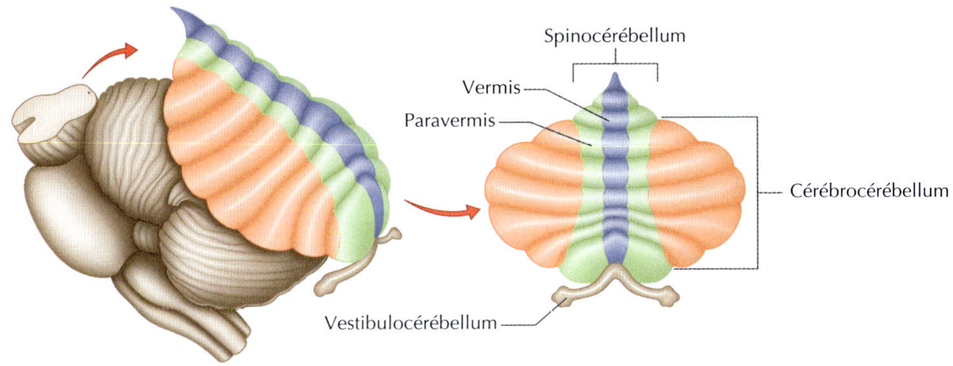

Figure 5.12. **Aplanissement de la surface externe du cervelet montrant la région du vestibulocérébellum, du spinocérébellum et du cérébrocérébellum.**
Source : Éléonore Lamoglia.

Méninges (*meninges*) (figure 5.13; voir également figure 5.15)

Les trois couches protectrices suivantes entourent l'encéphale (et la moelle épinière) :

1. la dure-mère (*dura mater*) ;
2. l'arachnoïde (*arachnoid mater*) ;
3. la pie-mère (*pie mater*).

Dure-mère

La dure-mère est une couche dure, externe et fibreuse, composée en réalité de deux couches (la couche interne méningée et la couche externe périostée). Ces deux couches sont contiguës, à l'exception de l'endroit où elles se séparent afin d'accommoder les sinus veineux de la dure-mère (par exemple, le sinus sagittal supérieur).

Arachnoïde

L'arachnoïde constitue la couche médiale. Plus mince que la dure-mère, elle suit les circonvolutions du cerveau, mais pas d'aussi près que la pie-mère. L'espace subarachnoïdien (*subarachnoid space*), situé entre l'arachnoïde et la pie-mère, contient le liquide cérébrospinal.

Pie-mère

La pie-mère constitue la couche la plus profonde, extrêmement mince. Elle recouvre la surface du cerveau et épouse les fissures et les sillons. L'arachnoïde et la pie-mère forment ensemble les *leptoméninges* (*leptomeninges*).

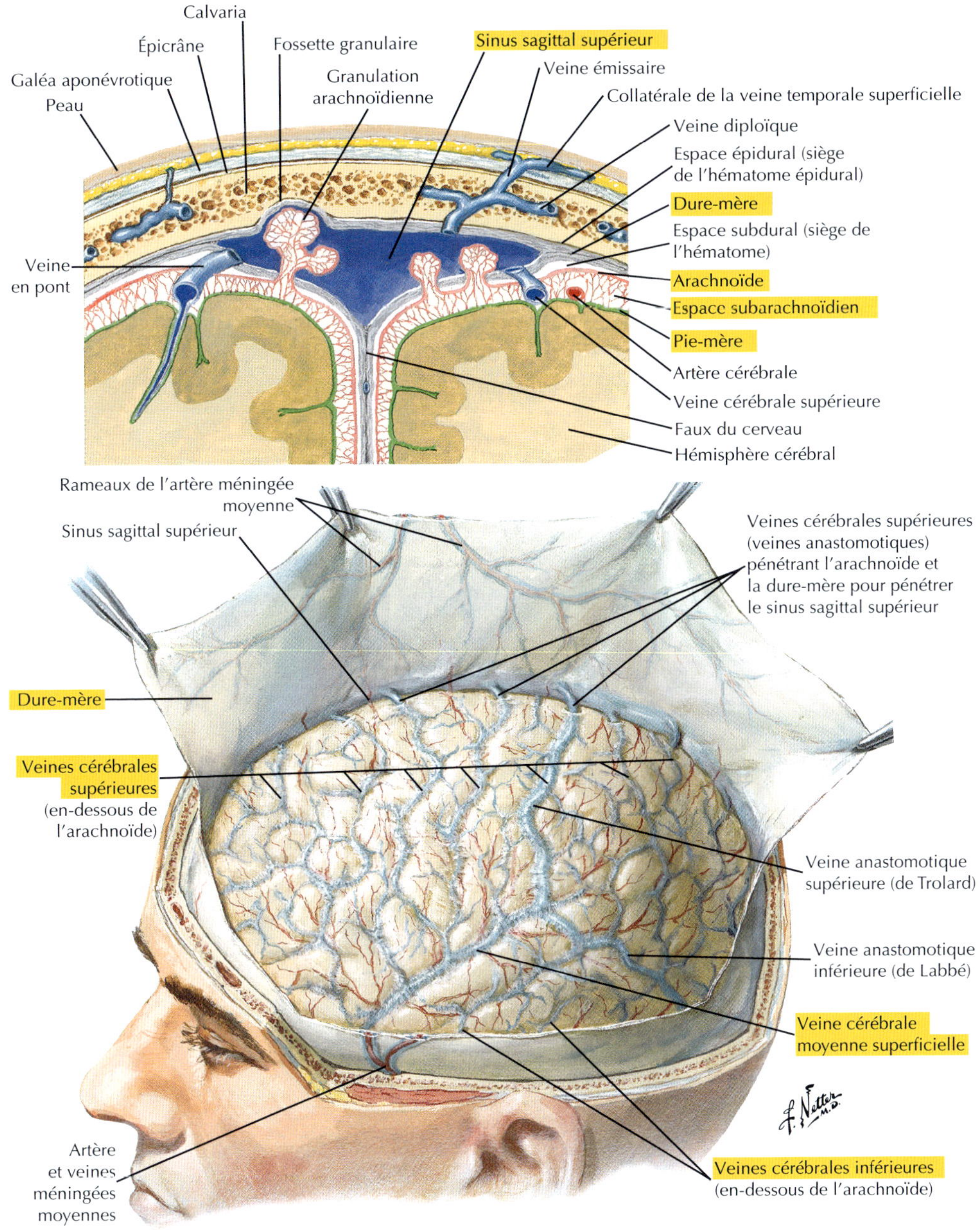

FIGURE 5.13. **Les méninges et les veines cérébrales superficielles.**

Liquide cérébrospinal (*cerebrospinal fluid*) (figures 5.14 et 5.15)

La principale source de liquide cérébrospinal est le plexus choroïde (*choroid plexus*) dans les ventricules latéraux, avec la contribution d'autres sites ventriculaires et extraventriculaires.

Le liquide cérébrospinal circule des troisième et quatrième ventricules jusque dans l'espace subarachnoïdien. Il est réabsorbé dans les sinus veineux de la dure-mère ainsi que dans d'autres endroits.

Il supporte le poids de l'encéphale et fournit une capacité d'absorption des chocs en cas de traumatisme cranio-cérébral. Le liquide cérébrospinal transporte également les nutriments et élimine les déchets.

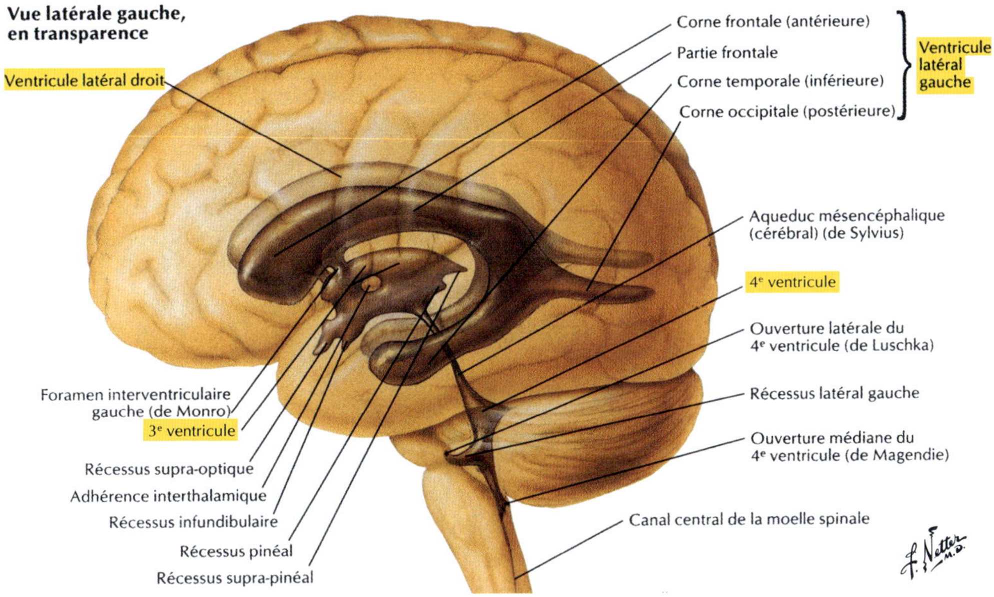

FIGURE 5.14. **Les ventricules de l'encéphale.**

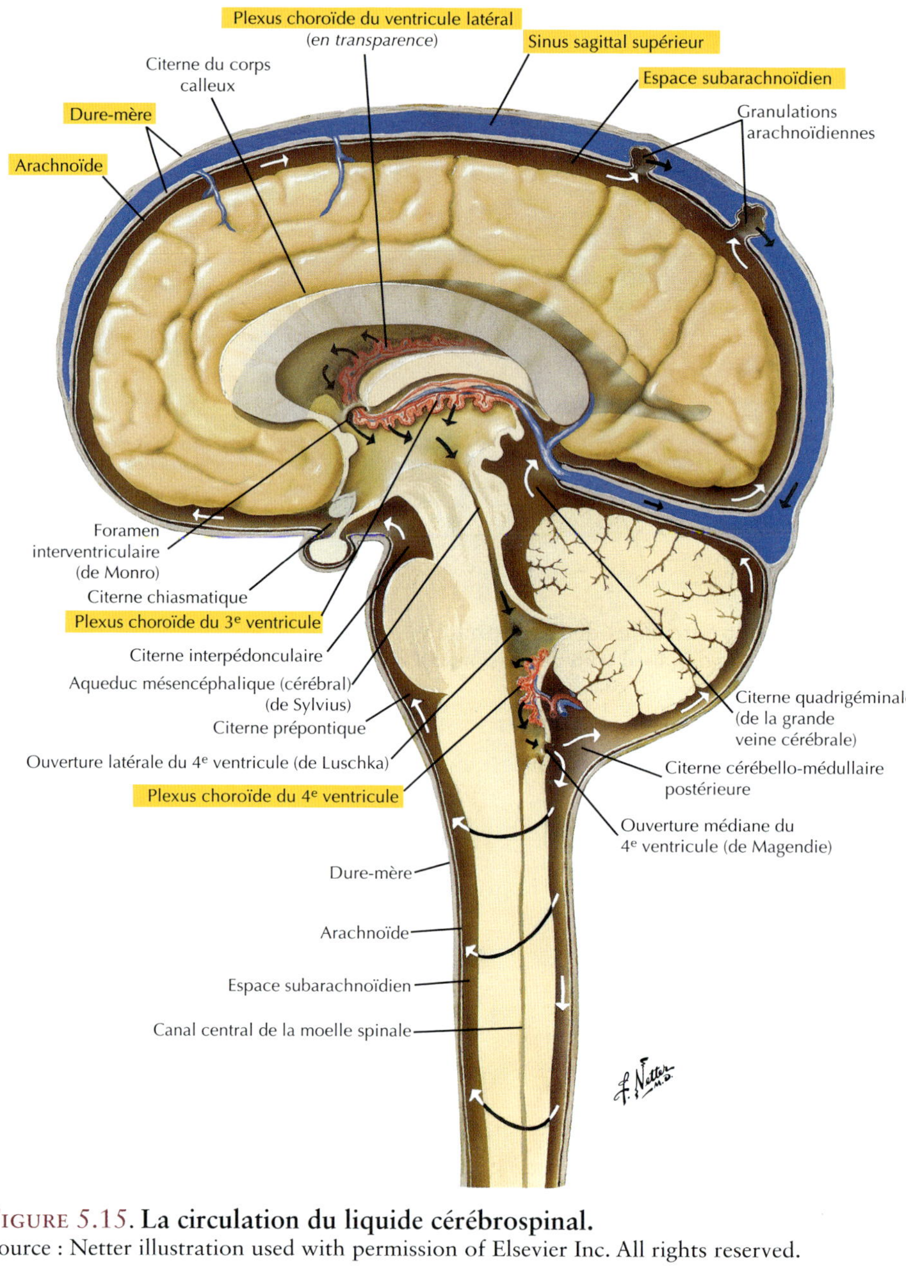

FIGURE 5.15. **La circulation du liquide cérébrospinal.**
Source : Netter illustration used with permission of Elsevier Inc.

Circulation cérébrale (figures 5.16, 5.17 et 5.18 ; voir également figure 5.13)

Vascularisation cérébrale

Les tissus cérébraux ayant un haut rythme métabolique, une circulation sanguine appropriée est donc fondamentale. L'encéphale consomme approximativement 25 % des apports en oxygène du corps.

La vascularisation cérébrale est assurée par les *artères carotides internes* (un branchement des artères carotides communes) et les *artères vertébrales* (un branchement des artères subclavières). Ces deux paires d'artères se subdivisent ensuite pour assurer l'apport sanguin à l'ensemble de l'encéphale. Les artères carotides internes forment notamment les artères cérébrales antérieures et les artères cérébrales moyennes. Les artères vertébrales se fusionnent au niveau du pont pour former l'artère basilaire et cette artère bifurque ensuite pour former les artères cérébrales postérieures. Les artères vertébrales et l'artère basilaire sont responsables de l'apport sanguin du tronc cérébral et du cervelet.

- Les artères cérébrales antérieures se subdivisent en des branches corticales et centrales. Les branches corticales irriguent les portions supérieure et médiale du cortex (incluant les gyrus frontaux supérieurs, les gyrus frontaux médiaux, les gyrus du cingulum, le précunéus et le corps calleux). Les branches centrales passent au travers de la substance perforée antérieure (voir figure 5.4) pour contribuer à l'apport sanguin des structures internes, incluant les portions inférieures et antérieures des noyaux gris centraux (contenant une partie du putamen et de la tête du noyau caudé) et les régions adjacentes de la capsule interne.
- Les artères cérébrales moyennes se subdivisent en des branches corticales et centrales. Les branches corticales irriguent la majeure partie des surfaces latérales des hémisphères cérébraux (incluant les gyrus frontaux moyens et inférieurs, les gyrus temporaux supérieurs et moyens, les gyrus supramarginaux et angulaires, les parties inférieures des gyrus précentraux et postcentraux et l'insula). Les branches centrales passent au travers de la substance perforée antérieure pour participer à l'apport sanguin des structures internes, incluant la portion supérieure des noyaux gris centraux (portion du noyau lenticulaire et partie supérieure de la tête et du corps du noyau caudé) et la portion supérieure de la capsule interne (voir figure 5.17).
- Les branches corticales des artères cérébrales postérieures irriguent le lobe occipital, la majeure partie des gyrus temporaux inférieurs et une partie de la surface inférieure des hémisphères cérébraux, incluant les gyrus parahippocampal, occipitotemporal latéral et occipitotemporal médial (voir figure 5.5). Les branches centrales des artères cérébrales postérieures passent au travers de la substance perforée postérieure (voir figure 5.4) pour fournir l'apport sanguin au thalamus et au mésencéphale.

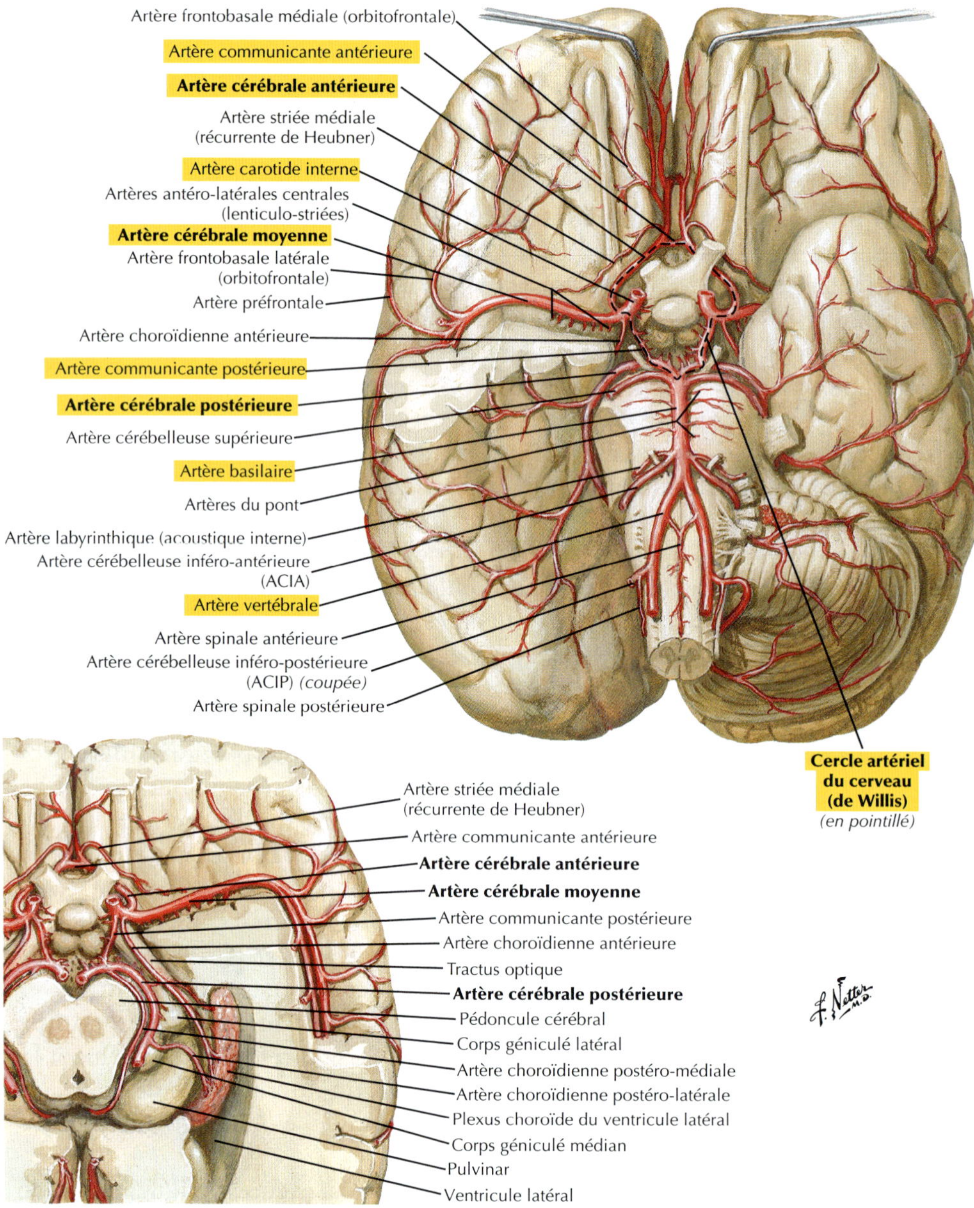

FIGURE 5.16. **Vues inférieures des artères de l'encéphale.**
Source : Netter illustration used with permission of Elsevier Inc. All rights reserved.

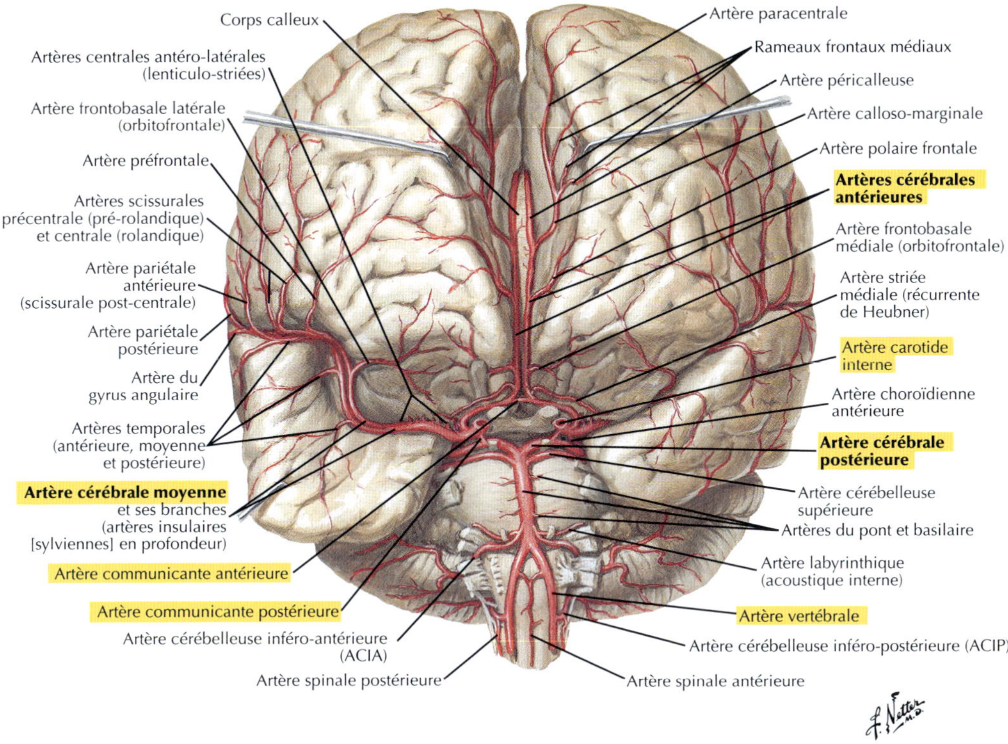

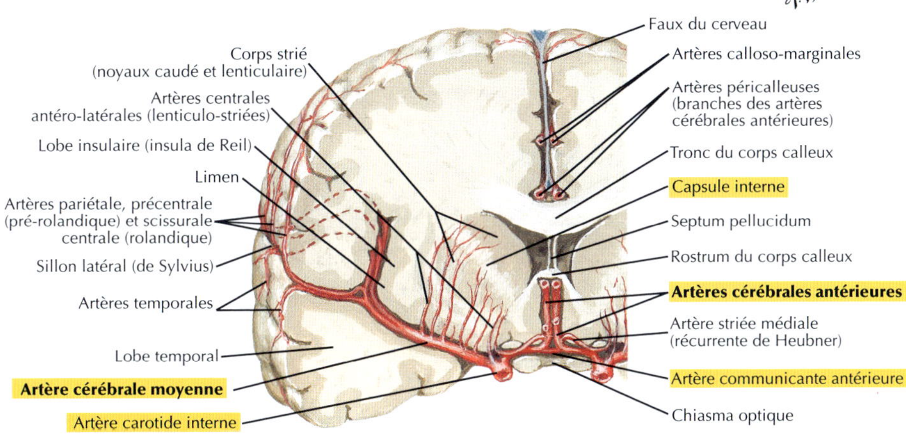

FIGURE 5.17. **Vue et coupe frontales des artères de l'encéphale.**
Source : Netter illustration used with permission of Elsevier Inc.

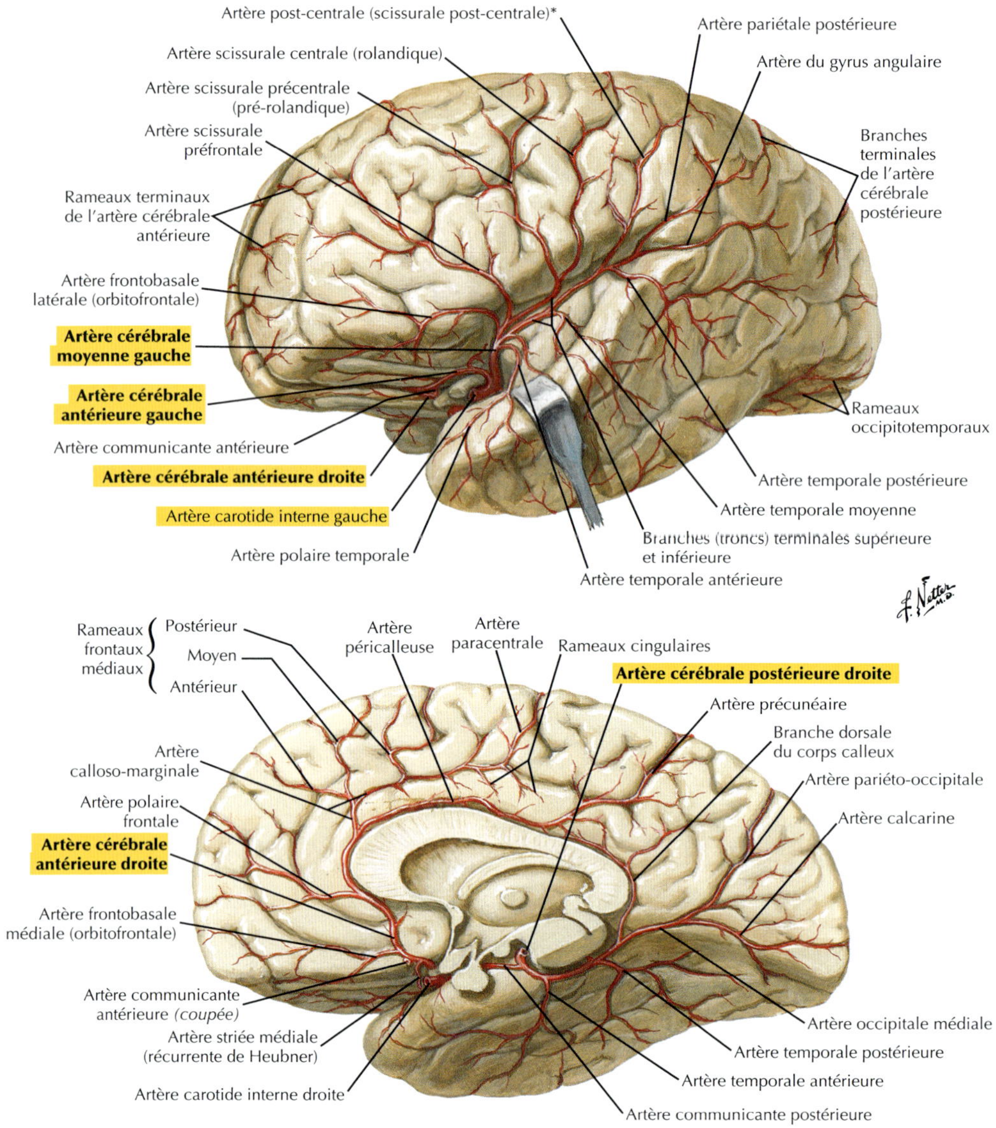

*Note : il peut arriver que l'artère pariétale antérieure (scissurale post-centrale) se divise en artères scissurales post-centrale et pariétale antérieure.

FIGURE 5.18. Vues médiale et latérale des artères de l'encéphale.
Source : Netter illustration used with permission of Elsevier Inc.

Cercle de Willis (*circle of Willis*) (figure 5.19)

Le *cercle de Willis* est un réseau de distribution sanguin cérébral important. Il est formé par l'artère basilaire, les artères carotides internes, les artères cérébrales moyennes, les artères cérébrales antérieures, l'artère communicante antérieure qui relie les artères cérébrales antérieures droite et gauche, et les artères cérébrales postérieures qui rejoignent les artères carotides internes par les artères communicantes postérieures. À travers les artères communicantes, cette vascularisation forme un cercle d'irrigation sanguine cérébrale et permet une irrigation sanguine collatérale en cas d'interruption de la vascularisation cérébrale secondaire à une pathologie ou à un accident (par exemple, accident vasculaire cérébral).

Drainage veineux

Un système de veines superficielles et profondes assure le drainage veineux de l'encéphale. Les veines cérébrales supérieures et inférieures, ainsi que les veines cérébrales moyennes superficielles participent au drainage veineux du cortex cérébral. Les veines cérébrales internes, les veines basales et la grande veine cérébrale participent au drainage du mésencéphale et des structures situées profondément à l'intérieur des hémisphères cérébraux (par exemple, l'insula, le thalamus et les noyaux gris centraux). Les veines cérébelleuses inférieures et supérieures participent au drainage du cervelet.

Les veines traversent l'arachnoïde et la couche interne méningée de la dure-mère et convergent vers les sinus veineux duraux, qui sont des espaces situés entre les deux couches de la dure-mère (voir figures 5.13 et 5.15). La majorité du sang veineux est ensuite drainée des sinus veineux vers les veines jugulaires internes.

Vaisseaux isolés : vue inférieure

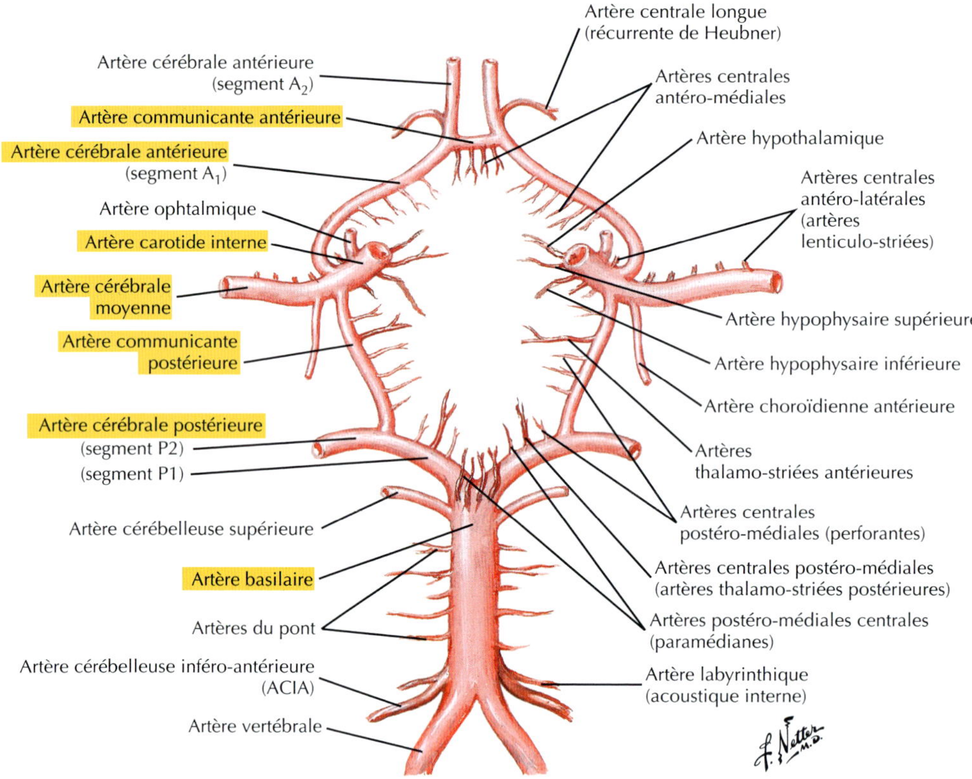

FIGURE 5.19. **Le cercle artériel du cerveau (de Willis).**
Source : Netter illustration used with permission of Elsevier Inc. All rights reserved.

Nerfs

Le système nerveux périphérique comprend les nerfs crâniens et les nerfs spinaux. Un nerf est composé de fibres nerveuses entourées d'une enveloppe membraneuse. Selon sa fonction, un nerf est formé de fibres motrices, de fibres sensorielles ou d'une combinaison des deux types de fibres.

Types de fibres

Les nerfs crâniens et spinaux peuvent comporter jusqu'à six types de fibres fonctionnellement distinctes : trois types de fibres sensorielles et trois types de fibres motrices. Le terme *afférent* pour sensoriel et le terme *efférent* pour moteur sont souvent utilisés.

Fibres sensorielles

- Les fibres sensorielles générales transmettent le toucher, la douleur, la température et la proprioception.
- Les fibres sensorielles spéciales supportent l'audition, l'équilibre, la vision, le goût et l'odorat ; elles sont parfois divisées en fibres somatiques spéciales (audition, vision et équilibre) et en fibres viscérales spéciales (goût et odorat). On les retrouve uniquement dans certains nerfs crâniens.
- Les fibres sensorielles viscérales transportent l'information sensorielle (à l'exception de la douleur) provenant des viscères.

Fibres motrices

- Les fibres motrices somatiques innervent les muscles squelettiques somatiques.
- Les fibres motrices branchiales innervent les muscles squelettiques qui se développent à partir des arcs branchiaux (branchiométriques). On les retrouve uniquement dans certains nerfs crâniens.
- Les fibres motrices viscérales (parasympathiques efférentes) innervent les muscles lisses et les glandes.

Innervation des nerfs crâniens et spinaux par les aires corticales

Le contrôle neurologique de la parole et de la déglutition est potentiellement différent du contrôle neurologique des membres. Les mouvements oropharyngés-articulatoires, comme ceux impliqués dans la parole et dans la déglutition, nécessitent une précise activation bilatérale de muscles jumelés médians (par exemple, les muscles linguaux intrinsèques). Pour cette raison, certains nerfs crâniens reçoivent des voies motrices une innervation corticale davantage bilatérale que les nerfs spinaux. Par exemple, une portion des nerfs faciaux et hypoglosses reçoivent une innervation davantage bilatérale (provenant des deux hémisphères cérébraux) que controlatérale (provenant de l'hémisphère du côté opposé). En contraste, les nerfs spinaux qui contrôlent les mouvements des membres reçoivent une innervation principalement controlatérale.

Nerfs crâniens (*cranial nerves*) (figures 5.20, 5.21 et 5.22 ; voir également figure 5.8)

Douze paires de nerfs crâniens émergent de l'encéphale à travers divers foramens du crâne pour innerver les structures de la tête et du cou. Certains nerfs, comme le nerf vague, innervent également des structures autres que celles reliées à la tête et au cou, telles les cavités thoracique et abdominale.

Les nerfs crâniens sont numérotés en chiffres romains allant de I à XII, en fonction de leur position, des plus rostraux aux plus caudaux :

- I. nerfs olfactifs (*olfactory nerves*) ;
- II. nerfs optiques (*optic nerves*) ;
- III. nerfs oculomoteurs (*oculomotor nerves*) ;
- IV. nerfs trochléaires (*trochlear nerves*) ;
- V. nerfs trijumeaux (*trigeminal nerves*) ;
- VI. nerfs abducens (*abducens nerves*) ;
- VII. nerfs faciaux (*facial nerves*) ;
- VIII. nerfs vestibulo-cochléaires (*vestibulocochlear nerves*) ;
- IX. nerfs glossopharyngiens (*glossopharyngeal nerves*) ;
- X. nerfs vagues (*vagus nerves*) ;
- XI. nerfs spinaux accessoires (*spinal accessory nerves*) ;
- XII. nerfs hypoglosses (*hypoglossal nerves*).

Ces nerfs émergent du télencéphale (I), du diencéphale (II), du mésencéphale (III, IV), de la protubérance (V), de la jonction bulbo-protubérantielle (ponto-médullaire) (VI, VIII) et du bulbe rachidien (IX-XII). Cinq (III, IV, VI, XI, XII) ont une fonction purement motrice ; trois (I, II, VIII) ont une fonction purement sensorielle ; quatre (V, VII, IX, X) ont une fonction mixte, à la fois motrice et sensorielle.

Les corps cellulaires des neurones sensoriels de premier ordre des nerfs crâniens (à l'exception des nerfs I et II) sont regroupés dans des ganglions (par exemple, le ganglion trigéminal) et ils font synapse sur les neurones de deuxième ordre dans les noyaux de leur nerf crânien respectif. Ensuite, ils font synapse sur les neurones sensoriels de troisième ordre dans le thalamus. Les corps cellulaires des neurones sensoriels des nerfs crâniens I et II sont situés à l'intérieur des organes qu'ils innervent (le nez et les yeux).

À l'exception des neurones moteurs viscéraux post-ganglionnaires (parasympathiques), les corps cellulaires de tous les neurones moteurs des nerfs crâniens sont situés dans les noyaux du tronc cérébral. Les motoneurones des nerfs crâniens (et des nerfs spinaux), leurs axones et les fibres musculaires qu'ils innervent forment des unités fonctionnelles importantes appelées *unités motrices*. Les unités motrices représentent la « voie finale commune » pour le contrôle du mouvement (telle que définie par Charles Sherrington, un pionnier dans le domaine de la neurophysiologie).

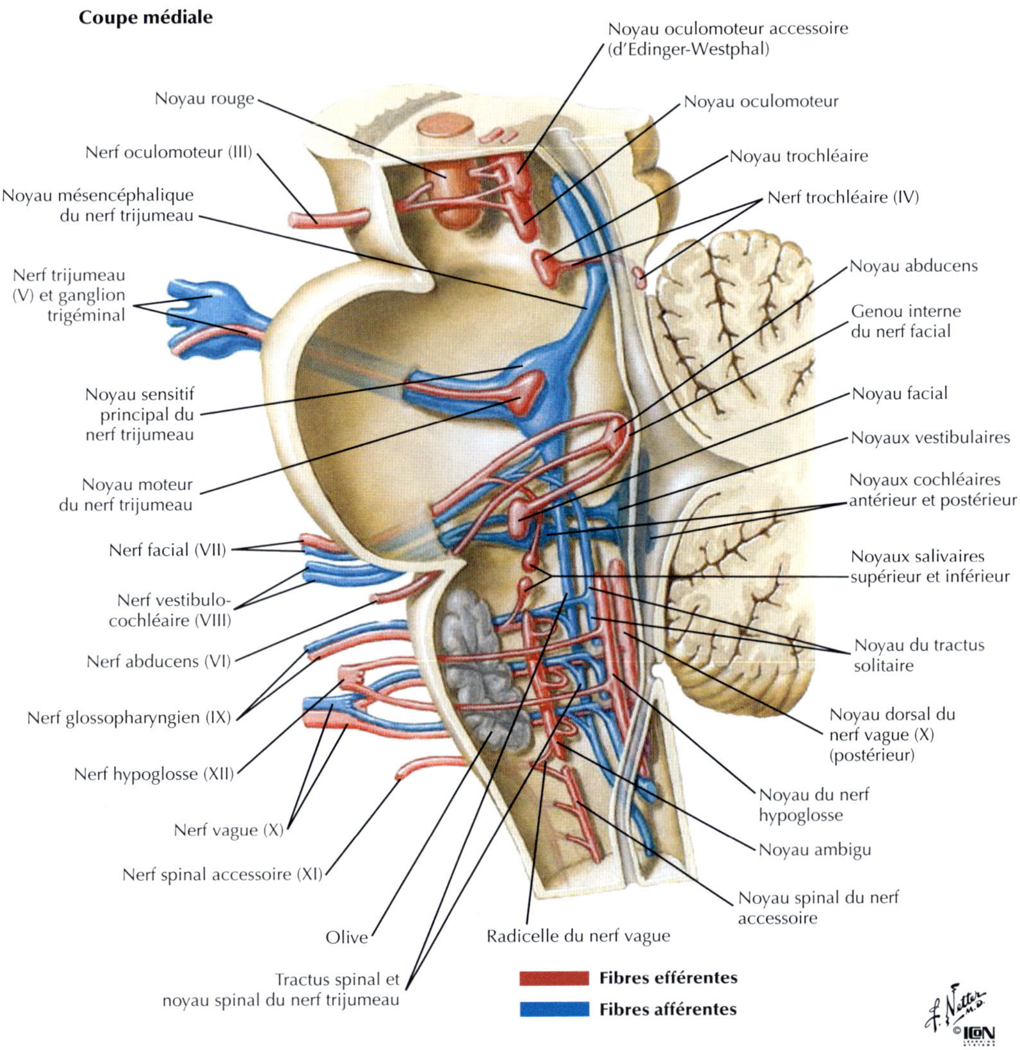

FIGURE 5.20. **Une coupe médiale des noyaux des nerfs crâniens et du trajet de leurs fibres nerveuses efférentes (en rouge) et afférentes (en bleu) dans le tronc cérébral.**

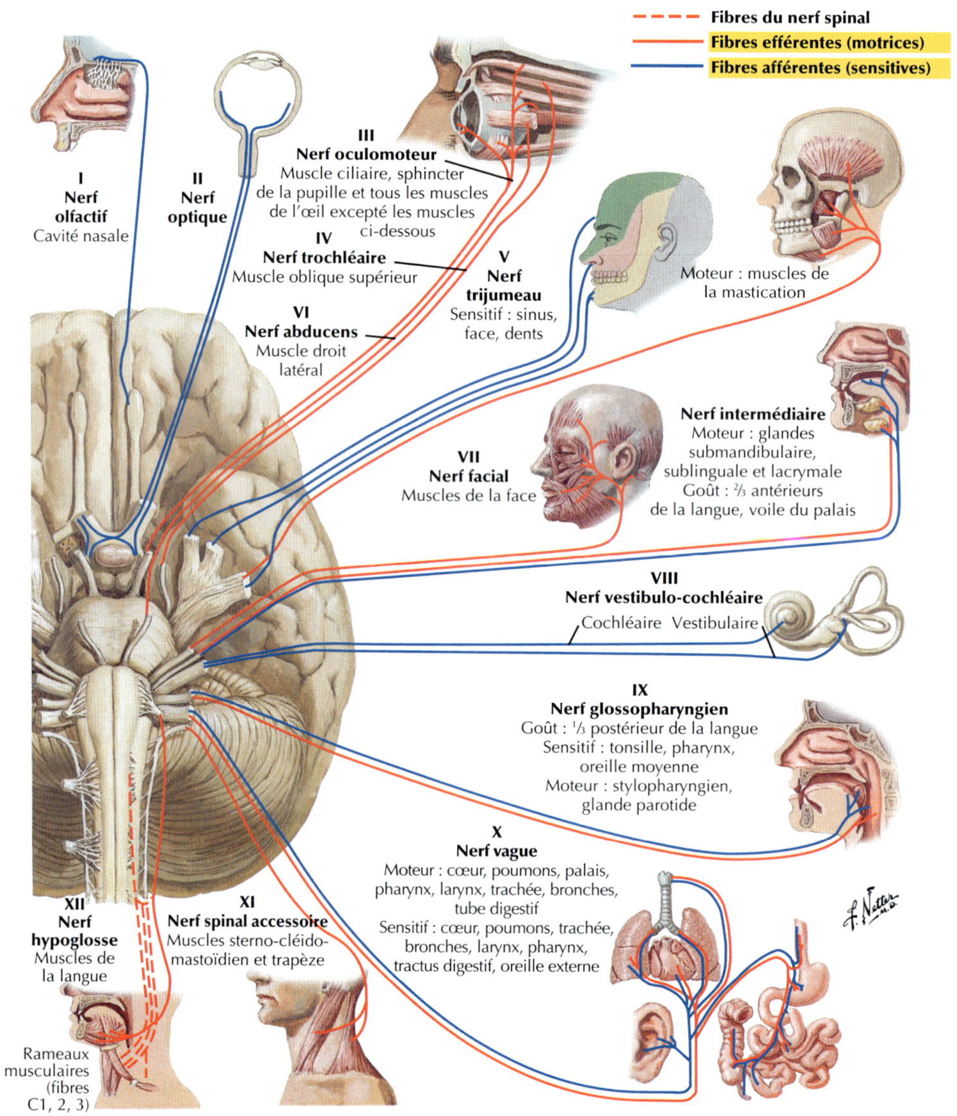

FIGURE 5.21. **Distribution motrice et sensitive des nerfs crâniens.**
Source : Netter illustration used with permission of Elsevier Inc. All rights reserved.

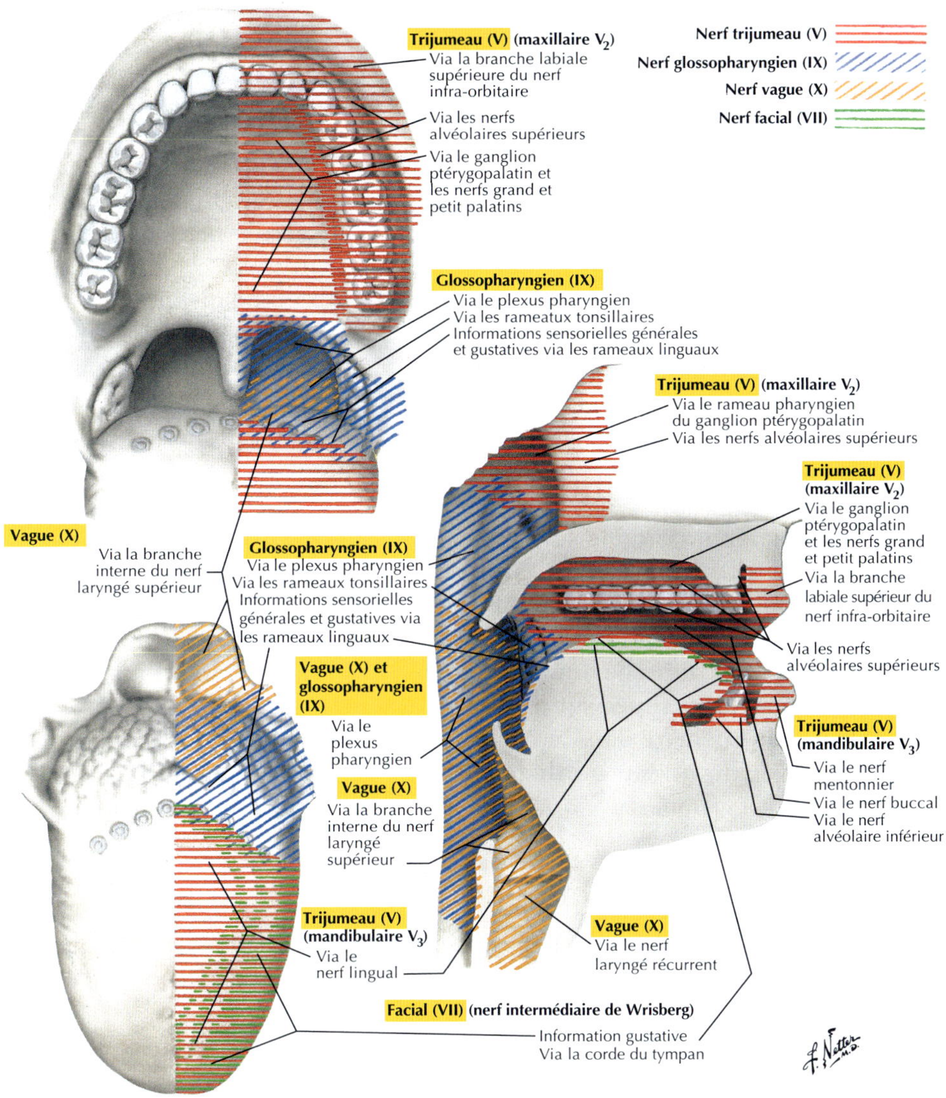

FIGURE 5.22. **Innervation sensorielle du larynx et des cavités orale et pharyngée.**
Source : Netter illustration used with permission of Elsevier Inc. All rights reserved.

I. Nerf olfactif (sensitif)

Les neurones olfactifs de premier ordre transmettent les signaux des récepteurs situés dans la région de la muqueuse nasale à travers la lame criblée de l'os ethmoïde et font synapse sur les neurones de deuxième ordre dans le bulbe olfactif. Les fibres olfactives de deuxième ordre voyagent ensuite caudalement à travers le tractus olfactif, lequel s'étend sous le lobe frontal, pénètre dans les hémisphères cérébraux et se termine dans l'aire olfactive primaire située sur le lobe temporal.

Les neurones de premier ordre entrent dans la cavité crânienne par la lame criblée de l'os ethmoïde et les neurones de deuxième ordre projettent au cortex cérébral (télencéphale) à travers le tractus olfactif. La fonction est sensorielle spéciale : l'olfaction.

II. Nerf optique (sensitif)

Le nerf optique prend origine sur la rétine. Ses fibres voyagent à l'intérieur du canal optique, formé par la portion postérieure de l'os sphénoïde, et convergent pour former le chiasma optique. À ce niveau, les fibres bifurquent dans le tractus optique, qui s'étend vers le thalamus, où elles font synapse dans le corps géniculé latéral. Les fibres nerveuses quittent ensuite le thalamus pour rejoindre l'aire visuelle primaire située sur le lobe occipital.

Le nerf optique pénètre dans la cavité crânienne par le canal optique et entre dans l'encéphale au niveau du thalamus (diencéphale). Sa fonction est sensorielle spéciale : la vision.

III. Nerf oculomoteur (moteur)

Le nerf oculomoteur émerge de la partie antérieure du mésencéphale et sort de la cavité crânienne par la fissure orbitaire supérieure de l'os sphénoïde pour entrer dans l'orbite.

Sa fonction est :

- motrice somatique : du noyau oculomoteur localisé dans le mésencéphale aux six muscles extrinsèques de l'œil et au muscle releveur de la paupière supérieure ;
- motrice viscérale : du noyau oculomoteur accessoire (Edinger-Westphal) localisé dans le mésencéphale au muscle sphincter de la pupille et au muscle ciliaire, lesquels sont impliqués dans les réactions de constriction pupillaire à la lumière et d'accommodation.

IV. Nerf trochléaire (moteur)

Le plus petit des nerfs crâniens provient du noyau trochléaire situé dans le mésencéphale. Ses fibres motrices s'étendent postérieurement et inférieurement, traversent la ligne médiane (décussent) au niveau du quatrième ventricule et émergent de la portion postérieure du mésencéphale en dessous du colliculus inférieur. Ses fibres font ensuite le tour du tronc cérébral et s'étendent vers l'avant en direction de l'œil dans l'espace subarachnoïdien.

Le nerf crânien (IV) sort de la cavité crânienne et entre dans l'orbite à travers la fissure orbitaire supérieure.

La fonction de ce nerf est motrice somatique pour le muscle oblique supérieur de l'œil.

V. Nerf trijumeau (moteur et sensitif) (figure 5.23 ; voir également figure 5.22)

Le nerf trijumeau est composé de trois divisions principales : ophtalmique, maxillaire et mandibulaire. Ces divisions convergent au niveau de la partie pétreuse de l'os temporal pour former le ganglion trigéminal (ou semi-lunaire). Du ganglion, les fibres sensitives du nerf trijumeau entrent dans l'encéphale au niveau du métencéphale (protubérance) et se terminent dans le noyau sensitif du trijumeau. Le noyau sensitif du trijumeau s'étend du mésencéphale à la portion cervicale de la moelle épinière et comprend trois divisions : le noyau mésencéphalique, le noyau sensitif principal (situé dans la protubérance) et le noyau spinal (situé le long du bulbe rachidien et de la portion supérieure de la moelle épinière cervicale). La composante motrice du trijumeau prend son origine dans le noyau moteur du nerf trijumeau (situé dans la protubérance et recevant une innervation corticale bilatérale).

Les fibres motrices spéciales (autonomes) des nerfs facial et glossopharyngien terminent dans des ganglions (par exemple, le ganglion otique, le ganglion submandibulaire et le ganglion ptérygo-palatin). Les fibres provenant de ces ganglions et qui innervent les glandes parotide, lacrymale, submandibulaire et sublinguale font partie du nerf trijumeau.

Nerf, ou division, ophtalmique (V_1) (sensitif)

Le point d'entrée dans le crâne du nerf ophtalmique est la fissure orbitaire supérieure de l'os sphénoïde.

Sa fonction est sensorielle générale pour les régions suivantes : la peau du front, des paupières supérieures et du nez ; les membranes muqueuses des portions supérieure et antérieure de la cavité nasale et des sinus paranasaux ; la cornée de l'œil.

Nerf, ou division, maxillaire (V_2) (sensitif)

Le lieu d'entrée dans le crâne du nerf maxillaire est le foramen rond de l'os sphénoïde.

Sa fonction est sensorielle générale pour les régions suivantes : la peau des côtés du front, de la portion antérieure de la joue et des côtés du nez, les paupières inférieures, la lèvre supérieure, les dents supérieures, la mâchoire supérieure, le palais, le septum nasal, la partie postérieure et inférieure de la cavité nasale, le sinus maxillaire, les gencives et les membranes muqueuses de la cavité orale supérieure.

Nerf, ou division, mandibulaire (V_3) (sensitif et moteur)

Le point d'entrée et de sortie du crâne du nerf mandibulaire est le foramen ovale de l'os sphénoïde.

Sa fonction est la suivante :

- sensorielle générale : les deux tiers antérieurs de la langue, les membranes muqueuses du plancher de la bouche et des joues, les dents inférieures, une partie de l'oreille externe (la partie antérieure de l'auricule, le méat acoustique externe, la surface externe de la membrane tympanique), la peau de la lèvre inférieure, du menton, des joues et des tempes ;
- motrice branchiale : pour les muscles de la mastication (masséter, temporal et ptérygoïdien médial et latéral), le muscle mylo-hyoïdien, le ventre antérieur du muscle digastrique, le muscle tenseur du tympan et le muscle tenseur du voile du palais.

Voie trigéminale mésencéphalique

Les neurones sensoriels primaires transportent l'information sensorielle proprioceptive des muscles de la mastication et projettent essentiellement au noyau moteur du trijumeau pour le contrôle réflexe des mouvements de la mastication.

VI. Nerf abducens (moteur)

Le nerf abducens, qui prend son origine dans le noyau abducens (localisé dans la protubérance), émerge de la portion inférieure de la protubérance et entre dans l'orbite pour rejoindre l'œil. Le lieu de sortie de l'encéphale de ce nerf est situé à la jonction entre le métencéphale (protubérance) et le myélencéphale (bulbe rachidien ou moelle allongée), et son lieu de sortie du crâne est la fissure orbitaire supérieure de l'os sphénoïde.

Sa fonction est motrice somatique pour le muscle droit latéral de l'orbite ipsilatérale.

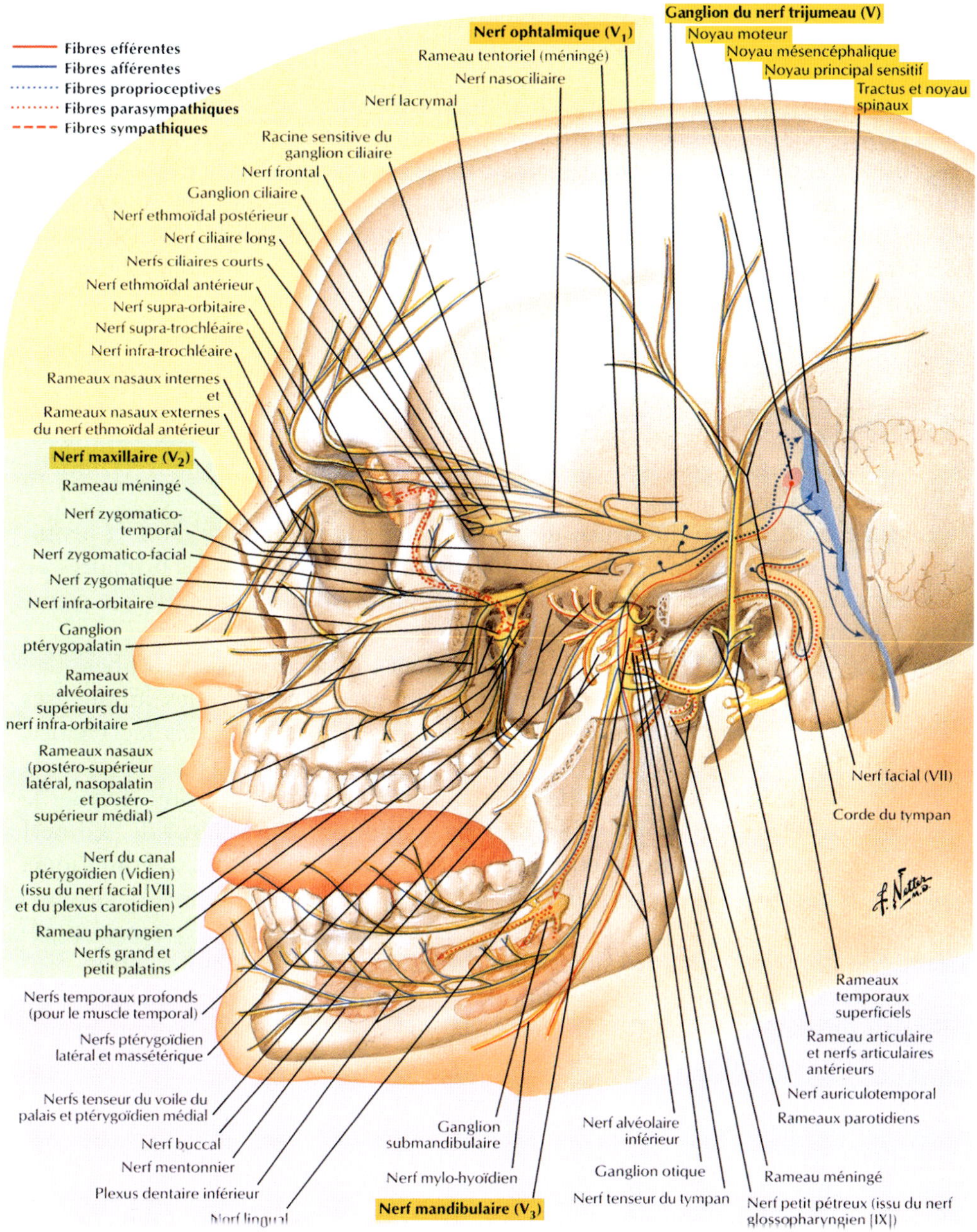

FIGURE 5.23. **Le nerf trijumeau (V).**

VII. Nerf facial (moteur et sensitif) (figure 5.24 ; voir également figure 5.22)

Le nerf facial provient de la protubérance, entre dans l'os temporal et émerge du crâne en cinq branches distinctes. Le lieu de sortie de l'encéphale de ce nerf est situé à la jonction entre le métencéphale (protubérance) et le myélencéphale (bulbe rachidien ou moelle allongée). En ce qui concerne son lieu de sortie du crâne, le nerf facial court le long du méat acoustique interne, puis du canal du nerf facial dans la partie pétreuse de l'os temporal et quitte le crâne à travers le foramen stylomastoïdien de l'os temporal.

Sa fonction est mixte :

- sensorielle générale : de la peau de la conque de l'auricule et du méat acoustique externe jusqu'au noyau spinal du nerf trijumeau ;
- sensorielle spéciale : information gustative provenant des deux tiers antérieurs de la langue jusqu'au noyau du tractus solitaire situé dans la moelle allongée (bulbe rachidien) ;
- motrice branchiale : du noyau moteur du nerf facial (localisé dans la protubérance) aux muscles de l'expression faciale (excluant les muscles primaires de la mastication), au muscle stylohyoïdien, au ventre postérieur du muscle digastrique et au muscle stapédien ;
- motrice viscérale : du noyau salivaire supérieur (localisé dans la protubérance) en tant que fibres préganglionnaires autonomes aux membranes muqueuses du palais dur, du palais mou et du nez, de même qu'aux glandes lacrymales, submandibulaires et sublinguales.

Plusieurs branches terminales des nerfs faciaux se regroupent pour former le plexus parotidien, lequel est situé dans la glande salivaire parotide. Le nerf traverse la glande et se divise en plusieurs branches : temporale, zygomatique, buccale, mandibulaire et cervicale.

Le noyau moteur du nerf facial peut être divisé en deux. La portion supérieure (qui innerve la partie supérieure du visage) reçoit une innervation provenant des deux hémisphères cérébraux. En revanche, la portion inférieure du noyau (qui innerve la partie inférieure du visage) reçoit majoritairement une innervation corticale controlatérale.

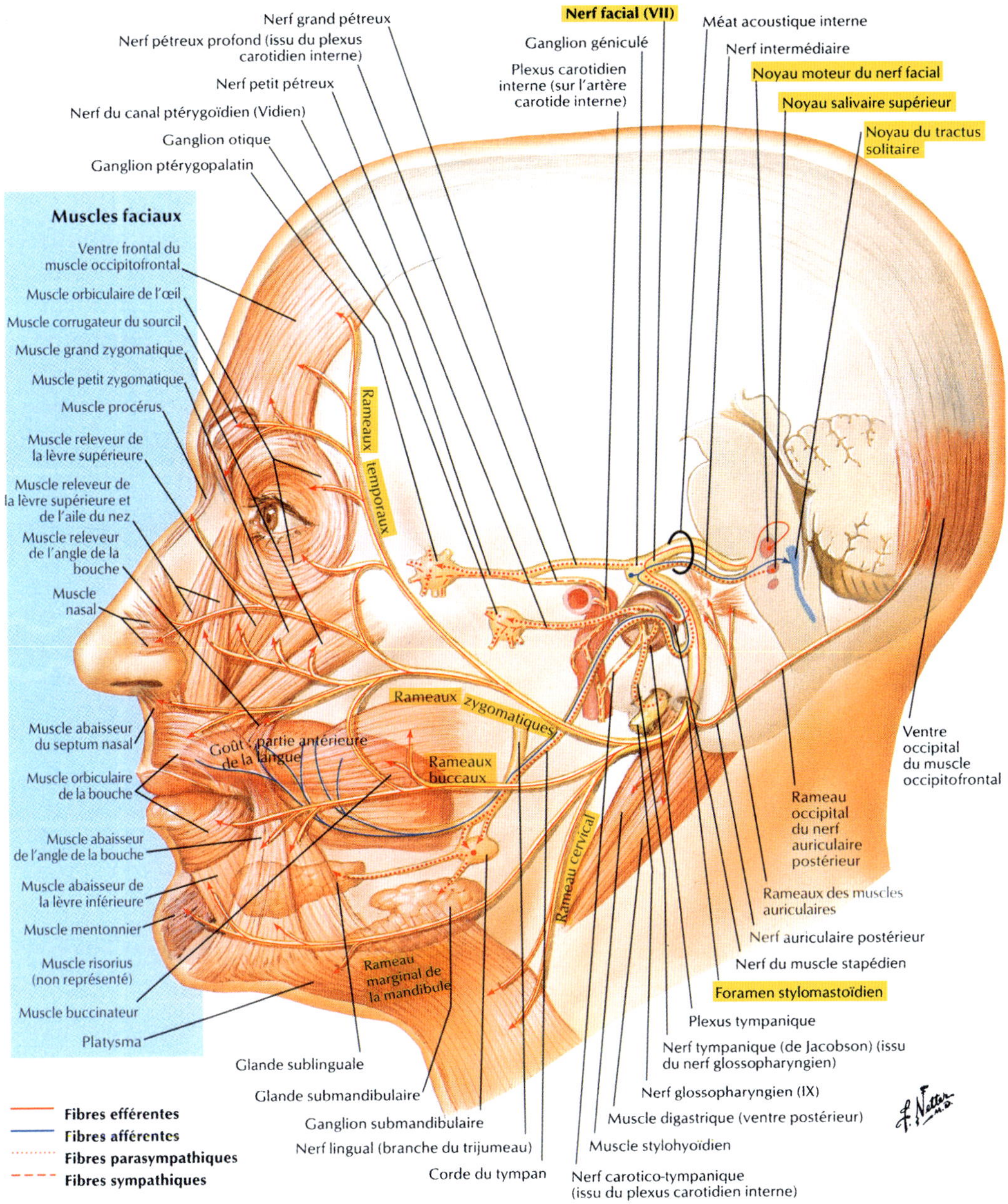

FIGURE 5.24. **Le nerf facial (VII).**
Source : Netter illustration used with permission of Elsevier Inc.

VIII. Nerf vestibulo-cochléaire (sensitif) (figure 5.25)

Le nerf vestibulo-cochléaire provient de l'oreille interne, située dans l'os temporal, traverse le méat acoustique interne, s'insère dans le tronc cérébral au niveau de la jonction entre le métencéphale (protubérance) et le myélencéphale (bulbe rachidien ou moelle allongée) et se termine dans les noyaux vestibulaires et les noyaux cochléaires (localisés à la jonction ponto-médullaire, ou bulbo-protubérantielle). Les fibres nerveuses en provenance des récepteurs auditifs de la cochlée forment le nerf cochléaire ; les fibres nerveuses provenant des récepteurs de l'équilibre dans les canaux semi-circulaires et le vestibule forment le nerf vestibulaire. Ces deux nerfs fusionnent pour former le nerf vestibulo-cochléaire. Son lieu d'entrée dans le crâne est le méat acoustique interne et son lieu d'entrée dans l'encéphale est situé à la jonction entre le métencéphale (protubérance) et le myélencéphale (bulbe rachidien ou moelle allongée).

Sa fonction est sensorielle spéciale pour l'audition, l'équilibre et l'orientation du corps.

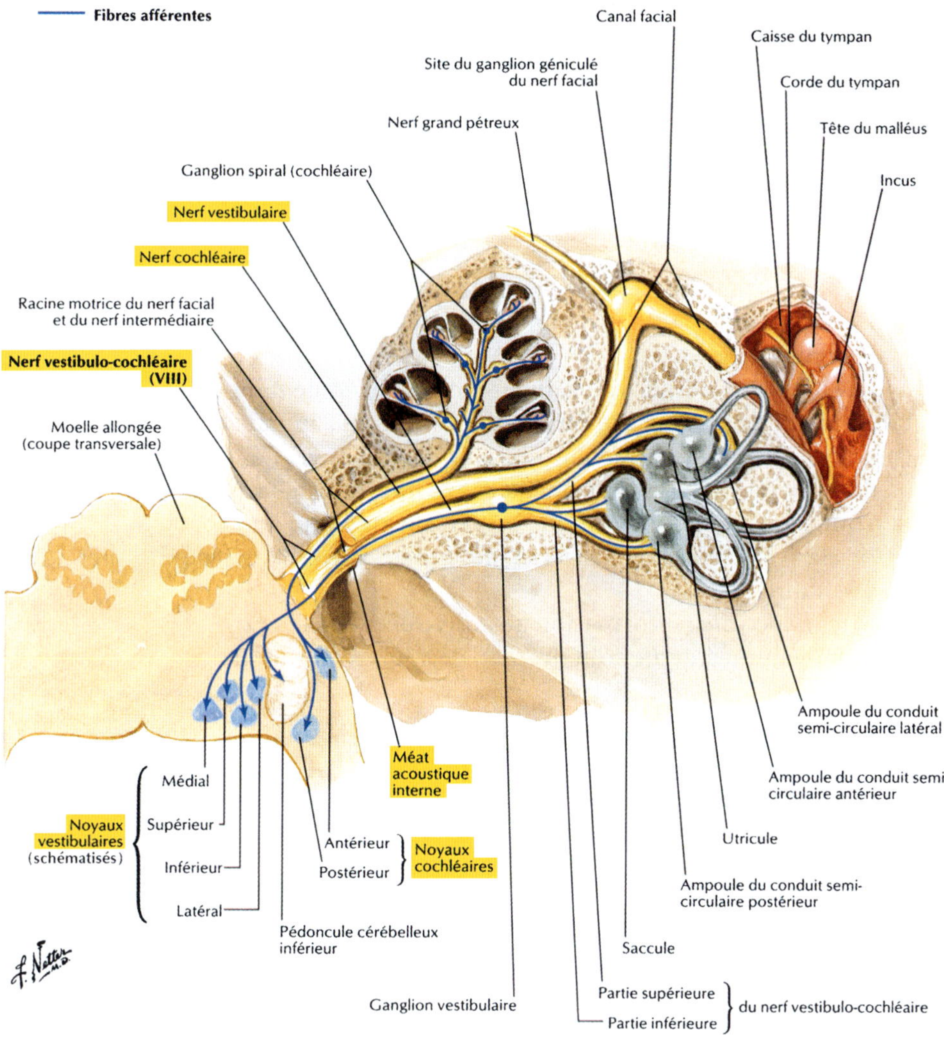

FIGURE 5.25. **Le nerf vestibulo-cochléaire (VIII).**

IX. Nerf glossopharyngien (moteur et sensitif) (figure 5.26 ; voir également figure 5.22)

Le nerf glossopharyngien émerge du myélencéphale (bulbe rachidien ou moelle allongée) et voyage du crâne jusqu'au pharynx. Le lieu de sortie de l'encéphale du nerf crânien IX est le myélencéphale (bulbe rachidien ou moelle allongée) et son lieu de sortie du crâne est le foramen jugulaire, entre l'os temporal et l'os occipital.

Sa fonction est mixte :

- motrice branchiale : du noyau ambigu (situé dans le bulbe rachidien) au muscle stylopharyngien ;
- motrice viscérale : du noyau salivaire inférieur (situé dans le bulbe rachidien) en tant que fibres préganglionnaires autonomes à la glande parotide ;
- sensorielle générale : du tiers postérieur de la langue, des amygdales, du pharynx, de la membrane tympanique (surface interne), de la cavité tympanique et de la trompe pharyngotympanique au noyau spinal du nerf trijumeau ;
- sensorielle viscérale : du corps et des sinus carotidiens jusqu'au noyau du tractus solitaire ;
- sensorielle spéciale : information gustative pour le tiers postérieur de la langue jusqu'au noyau du tractus solitaire.

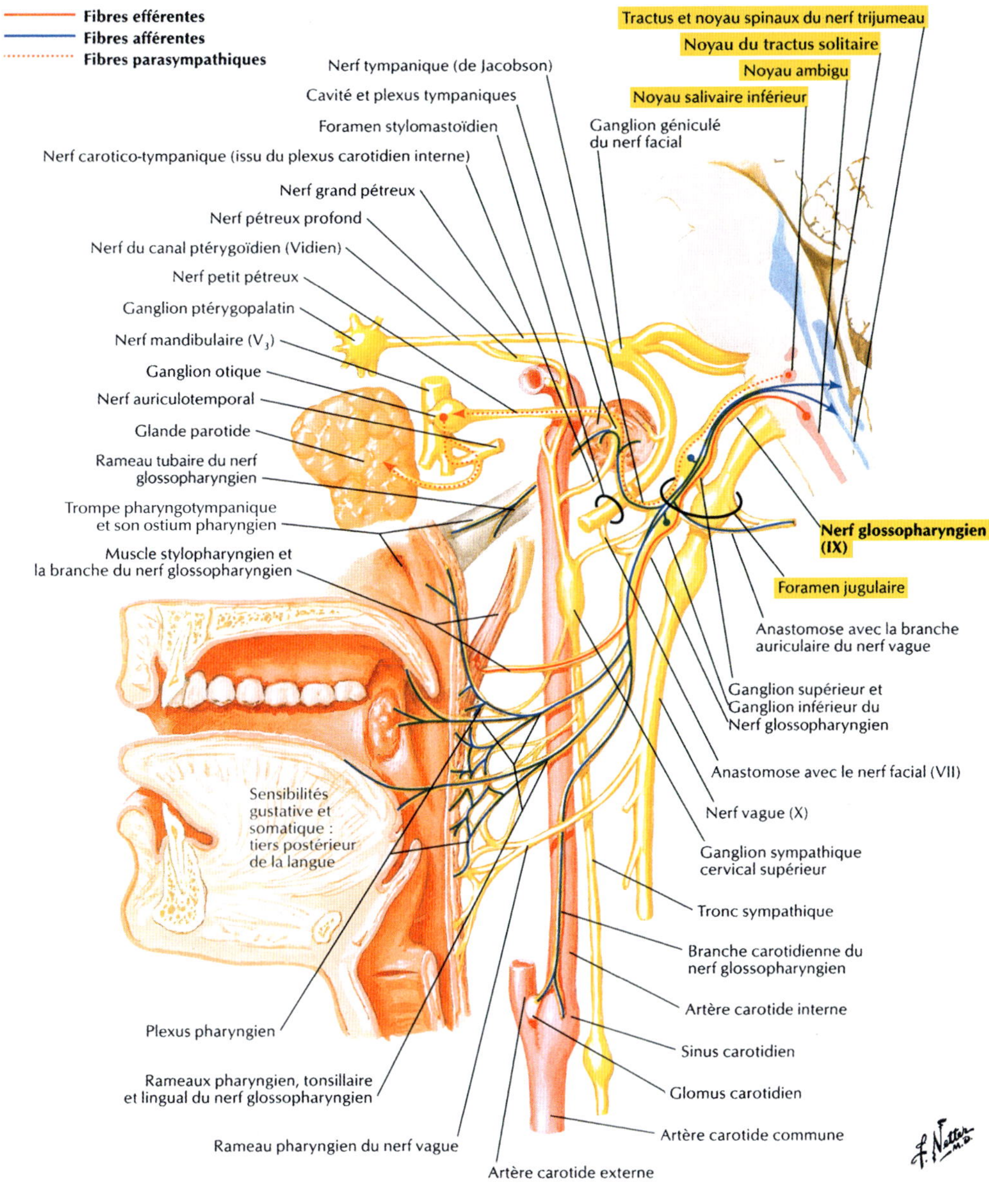

FIGURE 5.26. **Le nerf glossopharyngien (IX).**
Source : Netter illustration used with permission of Elsevier Inc.

X. Nerf vague (moteur et sensitif) (figure 5.27 ; voir également figure 5.22)

Le nerf vague provient du bulbe rachidien, voyage vers le bas jusqu'au foramen jugulaire et continue sa course jusqu'au cou, au thorax et à l'abdomen. Son lieu de sortie de l'encéphale est le myélencéphale (bulbe rachidien ou moelle allongée), et son point de sortie du crâne est le foramen jugulaire, entre l'os temporal et l'os occipital.

Sa fonction est mixte :

- motrice branchiale : du noyau ambigu aux muscles du pharynx (à l'exception du muscle stylopharyngien, innervé par le nerf glossopharyngien), aux muscles du larynx et aux muscles du palais mou (à l'exception du muscle tenseur du voile du palais, innervé par le nerf trijumeau) ;
- motrice viscérale : du noyau postérieur (dorsal) (situé dans le bulbe rachidien) aux muscles lisses et glandes du pharynx, du larynx et des viscères du thorax et de l'abdomen, incluant le muscle lisse de l'œsophage et le muscle cardiaque ;
- sensorielle générale : de portions de la peau de l'oreille externe et du méat acoustique externe, d'une partie de la surface externe de la membrane tympanique, du pharynx et du larynx, et de la dure-mère de la fosse crânienne postérieure jusqu'au noyau spinal du nerf trijumeau ;
- sensorielle viscérale : du larynx (au-dessus et en dessous des plis vocaux), de l'œsophage, de la trachée, du cœur et des viscères thoraciques et abdominaux (incluant les poumons et le tractus gastro-intestinal) jusqu'au noyau du tractus solitaire ;
- sensorielle spéciale : information gustative provenant de l'épiglotte et de la racine de la langue jusqu'au noyau du tractus solitaire.

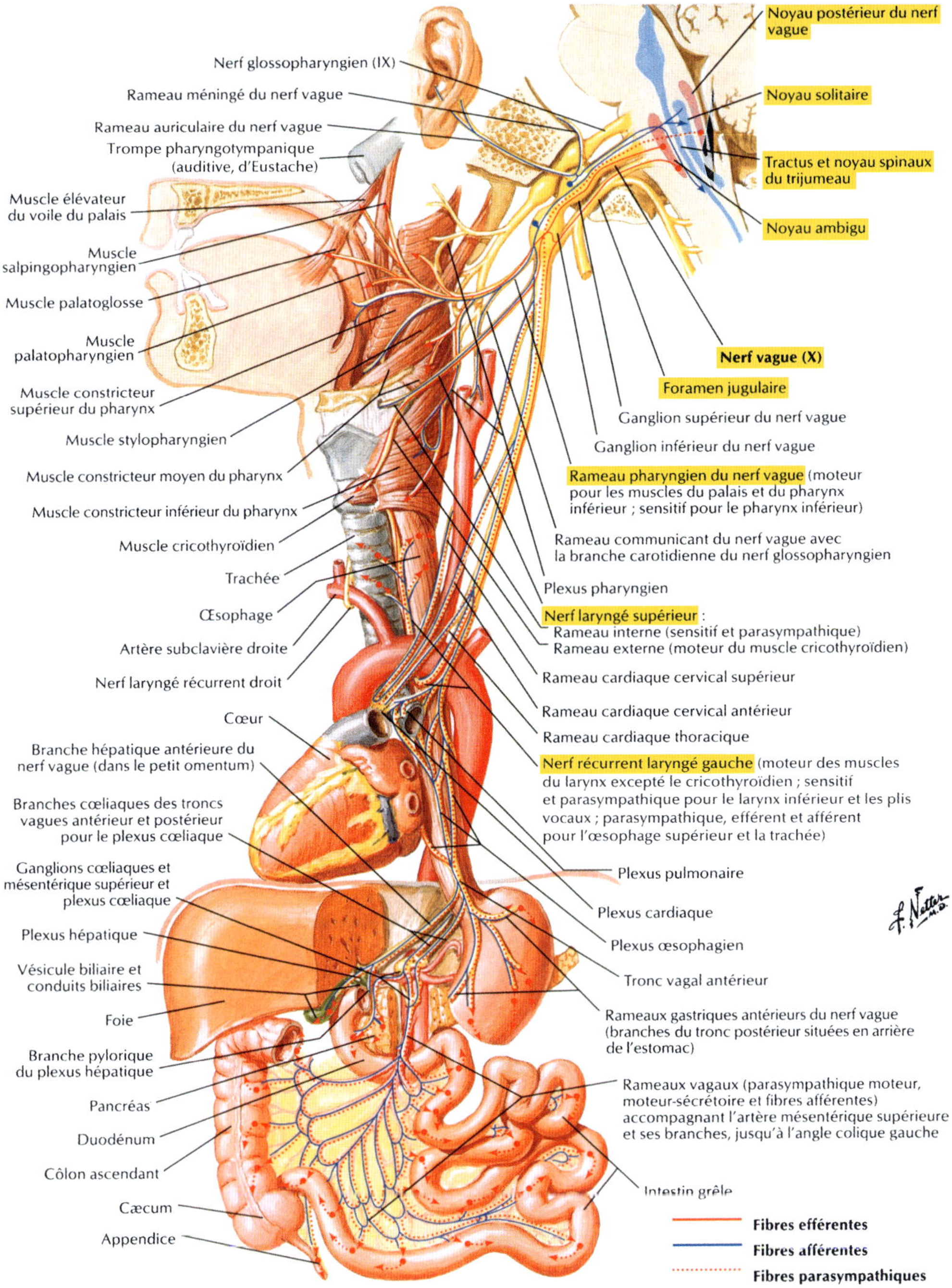

FIGURE 5.27. **Le nerf vague (X).**
Source : Netter illustration used with permission of Elsevier Inc. All rights reserved.

XI. Nerf spinal accessoire (moteur) (figure 5.28)

Le nerf spinal accessoire provient des cinq ou six premiers segments cervicaux de la moelle épinière (noyau spinal du nerf accessoire) et entre dans le crâne par le foramen magnum. Le nerf en sort ensuite par le foramen jugulaire entre l'os temporal et l'os occipital.

Sa fonction est motrice branchiale : aux muscles trapèze et sterno-cléido-mastoïdien.

Le noyau spinal du nerf accessoire peut être divisé en deux. La portion supérieure (qui innerve le muscle sterno-cléido-mastoïdien) reçoit une innervation provenant des deux hémisphères cérébraux. En revanche, la portion inférieure du noyau (qui innerve le muscle trapèze) reçoit majoritairement une innervation corticale controlatérale.

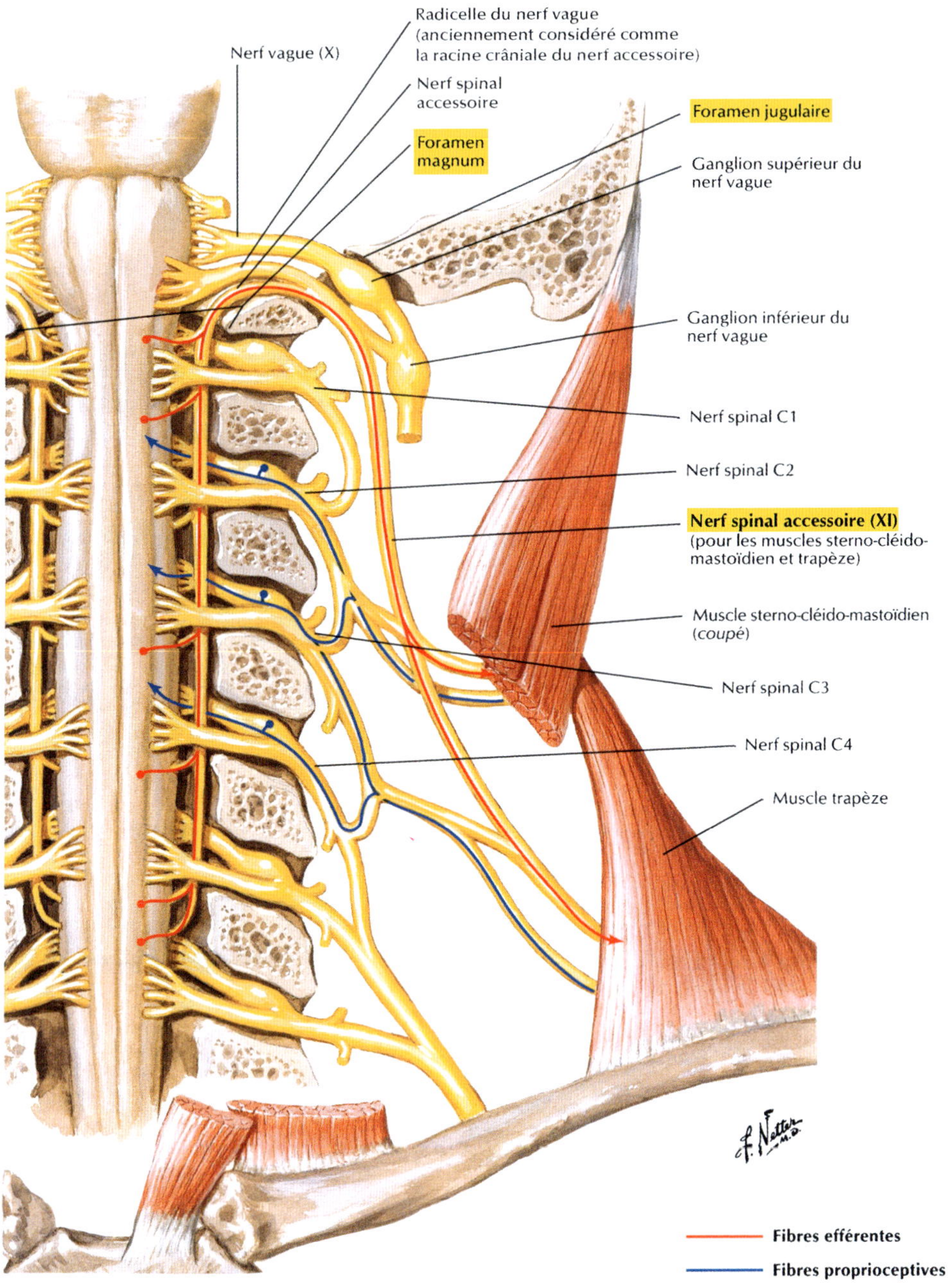

FIGURE 5.28. **Le nerf spinal accessoire (XI).**
Source : Netter illustration used with permission of Elsevier Inc. All rights reserved.

XII. Nerf hypoglosse (moteur) (figure 5.29)

Le nerf hypoglosse provient du noyau du nerf hypoglosse situé dans le bulbe rachidien et innerve les muscles de la langue. Le lieu de sortie de l'encéphale de l'hypoglosse est le myélencéphale (bulbe rachidien ou moelle allongée) et son lieu de sortie du crâne est le canal hypoglosse dans l'os occipital.

Sa fonction est motrice branchiale pour tous les muscles intrinsèques de la langue et trois des quatre muscles extrinsèques de la langue : le génioglosse, l'hyoglosse et le styloglosse. Le quatrième muscle, le palatoglosse, est innervé par le nerf vague.

Les muscles omohyoïdien, sterno-hyoïdien et sternothyroïdien sont innervés par les nerfs cervicaux C1-C3 (via l'anse de l'hypoglosse ou l'anse cervicale). Les muscles génio-hyoïdien et thyrohyoïdien sont innervés par le nerf C1, mais pas via l'anse cervicale. Les fibres nerveuses de ces muscles se trouvent à voyager avec le nerf hypoglosse.

Bien que le noyau du nerf hypoglosse reçoive majoritairement une innervation controlatérale, la partie la plus médiale du noyau (innervant le muscle génioglosse) reçoit une innervation bilatérale.

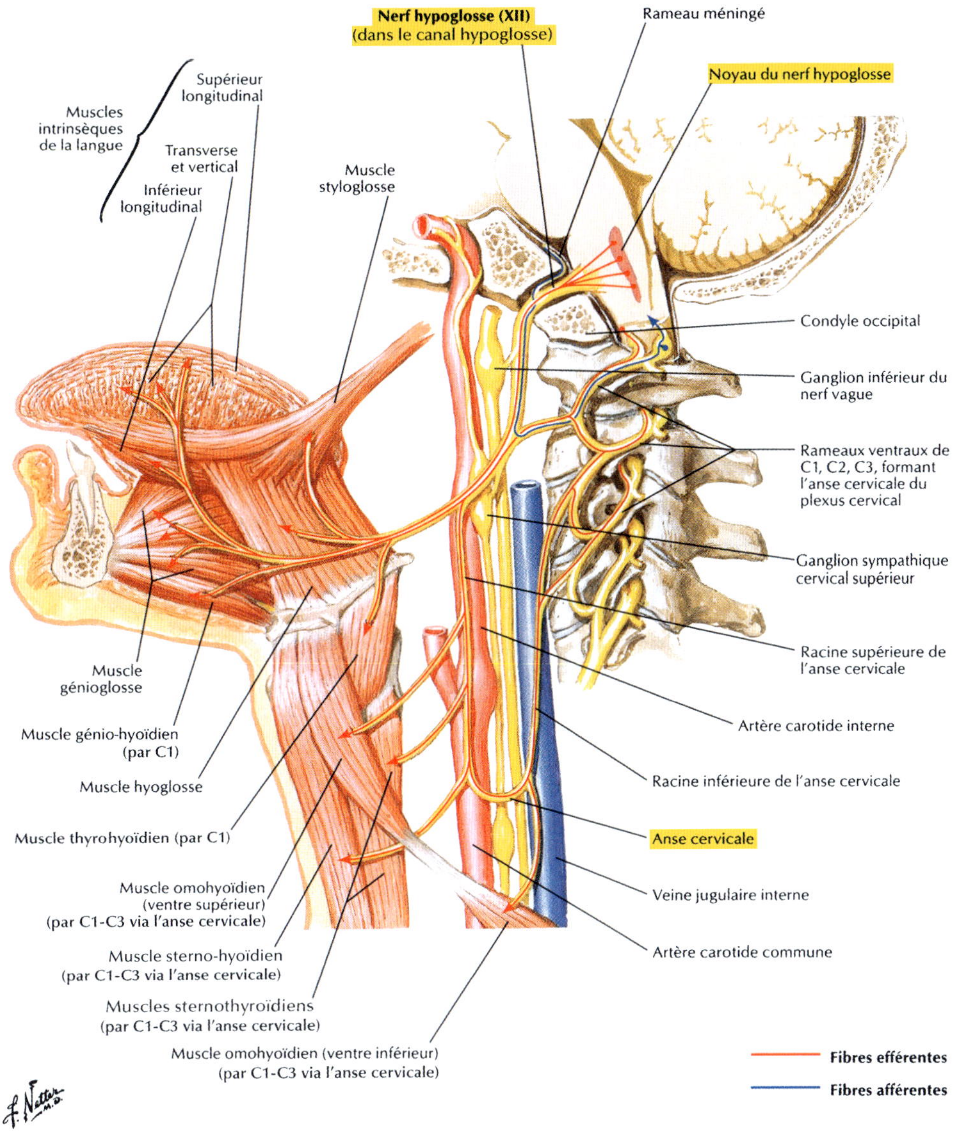

FIGURE 5.29. **Le nerf hypoglosse (XII) et les nerfs spinaux cervicaux C1-C3 associés.**

Source : Netter illustration used with permission of Elsevier Inc.

Nerfs spinaux (*spinal nerves*)

Trente et une paires de nerfs spinaux émergent de la moelle épinière pour aller innerver les structures du tronc (incluant les muscles de la respiration) et les membres inférieurs et supérieurs :

- C1-C8 (8 nerfs cervicaux) ;
- T1-T12 (12 nerfs thoraciques) ;
- L1-L5 (5 nerfs lombaires) ;
- S1-S5 (5 nerfs sacraux) ;
- Co (1 nerf coccygien).

Les fibres motrices et sensorielles des nerfs spinaux émergent respectivement des cornes ventrales et dorsales de la moelle épinière sous la forme de filets radiculaires et convergent pour créer deux racines nerveuses : une racine ventrale et une racine dorsale. Ces deux racines fusionnent à leur sortie du rachis dorsal, puis se divisent à nouveau en deux branches : une branche ventrale et une branche dorsale. Globalement, les branches ventrales innervent les membres inférieurs et supérieurs, ainsi que les muscles et la peau de la partie antérieure du tronc. Les branches dorsales innervent les muscles et la peau du dos.

Les corps cellulaires des fibres motrices se situent dans la corne ventrale (matière grise) de la moelle épinière (voir figure 5.9). Les corps cellulaires des fibres sensorielles se situent dans les ganglions spinaux dorsaux.

Tableau 5.1. **Sommaire des nerfs crâniens importants pour la parole, la mastication/déglutition et l'audition.**

Nerfs crâniens	Fonctions et structures innervées	Localisation des noyaux
V. Trijumeau (sensitif/moteur) (voir figures 5.22 et 5.23) Trois divisions : 1. ophtalmique ; 2. maxillaire ; 3. mandibulaire.	**Sensorielle** : visage, bouche, palais, dents, cavité nasale et deux tiers antérieurs de la langue **Motrice** : muscles de la mastication (à l'exception du ventre postérieur du muscle digastrique et du muscle génio-hyoïdien), muscle mylo-hyoïdien, muscles tenseur du voile du palais et tenseur du tympan	**Sensoriel** : depuis le mésencéphale jusqu'à la moelle épinière **Moteur** : protubérance
VII. Facial (sensitif/moteur) (voir figures 5.22 et 5.24)	**Sensorielle** : peau de la conque de l'auricule et du méat acoustique externe **Motrice** : muscles de l'expression faciale, muscles nasaux, ventre postérieur du muscle digastrique, muscles stylohyoïdien et stapédien ; responsable du tonus musculaire facial **Sécrétoire** : pour les glandes lacrymales, submandibulaires et sublinguales, et pour les membranes muqueuses du palais et du nez **Gustative** : pour les deux tiers antérieurs de la langue	**Sensoriel** : bulbe rachidien et portion supérieure de la moelle épinière cervicale **Moteur et sécrétoire** : protubérance **Goût** : bulbe rachidien
VIII. Vestibulo-cochléaire (sensitif) (voir figure 5.25)	**Sensorielle** : récepteurs auditifs (branche cochléaire) et récepteurs de l'équilibre (branche vestibulaire)	**Sensoriel** : jonction ponto-médullaire
IX. Glosso-pharyngien (sensitif/moteur) (voir figures 5.22 et 5.26)	**Sensorielle** : tiers postérieur de la langue, pharynx, amygdales, surface interne de la membrane tympanique, cavité tympanique et trompe pharyngotympanique **Motrice** : muscle stylopharyngien **Sécrétoire** : pour la glande parotide **Gustative** : pour le tiers postérieur de la langue	**Sensoriel** : bulbe rachidien et portion supérieure de la moelle épinière cervicale **Moteur, sécrétoire et goût** : bulbe rachidien
X. Vague (sensitif/moteur) (voir figures 5.22 et 5.27)	**Sensorielle** : larynx, pharynx, thorax, abdomen, surface externe de la membrane tympanique, partie de l'oreille externe et méat acoustique externe **Motrice** : muscles intrinsèques du larynx, muscles du pharynx (à l'exception du stylopharyngien), du voile du palais (à l'exception du tenseur du voile du palais) et de l'œsophage **Gustative** : pour la région épiglottique et la racine de la langue	**Sensoriel** : bulbe rachidien et portion supérieure de la moelle épinière cervicale **Moteur et goût** : bulbe rachidien
XI. Spinal accessoire (moteur) (voir figure 5.28)	**Motrice** : muscle trapèze et muscle sterno-cléido-mastoïdien	**Moteur** : cinq-six premiers segments cervicaux de la moelle épinière
XII. Hypoglosse (moteur) (voir figure 5.29)	**Motrice** : tous les muscles intrinsèques et extrinsèques de la langue (à l'exception du palatoglosse)	**Moteur** : bulbe rachidien

Tableau 5.2. **Sommaire de l'innervation corticale des noyaux moteurs des nerfs crâniens importants pour la parole et la mastication/déglutition.**

Noyaux moteurs	Nerf(s) crânien(s) associé(s)	Innervation par les aires corticales
Noyau moteur du nerf trijumeau	Nerf trijumeau (V)	Bilatérale
Noyau moteur du nerf facial	Nerf facial (VII)	**Portion supérieure** : bilatérale **Portion inférieure** : controlatérale
Noyau ambigu	Nerf glossopharyngien (IX) Nerf vague (X)	Bilatérale, mais avec une prédominance controlatérale
Noyau spinal du nerf accessoire	Nerf spinal accessoire (XI)	**Partie supérieure** : bilatérale **Partie inférieure** : controlatérale
Noyau hypoglosse	Nerf hypoglosse (XII)	Majoritairement controlatérale La partie la plus médiale reçoit toutefois une innervation davantage bilatérale

Index

L

M

N

O

P

R

S

T

U

V

Z

Elsevier Masson SAS
65, rue Camille-Desmoulins
92442 Issy-les-Moulineaux Cedex
Dépôt Légal : Août 2024
Composition : Thomson
Imprimé en Pologne par Dimograf